食品・医薬品のおいしさと安全・安心の確保技術

Science and Technology to Produce Deliciousness of Foods/Medicines and Ensure The Safety

《普及版／Popular Edition》

監修 都甲 潔

シーエムシー出版

はじめに

　「おいしさ」とは何であろうか？「おいしさは主観。人それぞれ違うもの」と答えるのは簡単である。実際，おいしさは，味やにおいだけではなく，テクスチャー（食感），見た目，音などにも左右されるため，客観的議論は難しそうである。加えて，その場の雰囲気，環境，食習慣，食文化なども影響するため，その解析は一筋縄でいきそうにない。

　しかし，食品業界が「いかに売れるか」を模索し，新しい食品作りに日夜努力しているのも，また事実である。日本古来の文化である日本酒や味噌，醤油などの製造においても例外ではなく，おいしさの追求が日々なされている。加えて，値上げや安全性の問題で食に対する関心が高まっている現在，科学的な知見から無駄をなくしたり，安全性を高めたりするために，食品メーカーだけではなく様々な分野が，新商品の開発にしのぎを削っている。

　またもちろん，食品には安全性が要求される。そのため，感染症予防ならびに食品産業分野における食中毒の発生予防のためには現場における簡易迅速な病原菌，ウイルスおよび毒素の検査が不可欠である。

　本書は，冒頭の疑問「おいしさとは何であろうか」に現時点での解を与え，さらに安全と安心を得る種々の試みに言及すると同時に，食品業界や大学，研究所における「おいしさ作り」の現状を紹介するものである。

　また，「新規需要の掘り起こし」「ジャンルとしての確立」「ライフスタイルの変化」「食の多様化」といった中で，新しい科学技術である「味覚センサ」「においセンサ」の価値がますます増してきており，この新規科学技術に言及するのも本書の大きな特徴である。加えて，食事は人の五感を総動員して行うものであるが，この五感全てに言及する初の成書とも言える。

　科学技術が進化し，私たちは，自分の感じる味，おいしさを客観的に議論できる世界に入っている。味覚や嗅覚といった五感最後の壁とも言われていた感覚に科学のメスが入り，触覚や視覚に関する技術の著しい発展と融合することで，おいしさを科学する新しい世紀に入ろうとしている，その現状を概観するものである。

　本書は，総論編，五感基礎編，応用編，商品開発編の4編から構成され，基礎から応用，現場まで網羅している。以上，本書は，食のおいしさと安全・安心に関する最新の研究開発，関連技術情報を種々の視点から議論，提供したものであり，食品メーカー，医薬品メーカー，化学メーカーの研究開発担当者や，大学，各種研究機関の研究者に幅広く，高い関心を持って読んで頂けるものと確信している。

2012年4月

九州大学

都甲　潔

普及版の刊行にあたって

本書は2012年に『食品・医薬品のおいしさと安全・安心の確保技術』として刊行されました。普及版の刊行にあたり，内容は当時のままであり加筆・訂正などの手は加えておりませんので，ご了承ください。

2019年2月

シーエムシー出版　編集部

執筆者一覧（執筆順）

都甲　潔	九州大学　大学院システム情報科学研究院　主幹教授
山本　隆	畿央大学　健康科学部　健康栄養学科　教授；大阪大学名誉教授
内田　享弘	武庫川女子大学　薬学部　臨床製剤学講座　教授
飯山　悟	近畿大学　産業理工学部　生物環境化学科　教授
柏柳　誠	旭川医科大学　生理学講座　神経機能分野　教授
神宮　英夫	金沢工業大学　情報フロンティア学部　心理情報学科　教授；感動デザイン工学研究所　所長
外池　光雄	藍野大学　医療保健学部　臨床工学科　教授
南戸　秀仁	金沢工業大学　高度材料科学研究開発センター　所長
山野　善正	㈳おいしさの科学研究所　理事長
東　輝明	ニッタ㈱　事業開発センター　センサグループ　部長
志堂寺　和則	九州大学　大学院システム情報科学研究院　教授
西津　貴久	岐阜大学　応用生物科学部　准教授
倉澤　郁文	松本歯科大学　歯学部　歯科補綴学講座　教授
高橋　浩二	昭和大学　歯学部　口腔リハビリテーション医学講座　教授
池崎　秀和	㈱インテリジェントセンサーテクノロジー　代表取締役社長
吉田　都	武庫川女子大学　薬学部　臨床製剤学講座　講師
田原　祐助	九州大学　大学院システム情報科学研究院　学術研究員
喜多　純一	㈱島津製作所　分析計測事業部　GCTA-BU　グループ長（マネージャー）
中本　高道	東京工業大学　大学院理工学研究科　電子物理工学専攻　准教授
松本　清	崇城大学　生物生命学部　教授
小林　弘司	福岡女子大学　国際文理学部　食・健康学科　講師

宮本　敬久	九州大学　大学院農学研究院　生命機能科学部門　食料化学工学講座　食品衛生化学研究室　教授	
千国　幸一	㈱農業・食品産業技術総合研究機構　畜産草地研究所　専門員	
肥後　温子	文教大学　健康栄養学部　教授	
大熊　廣一	東洋大学　生命科学部　食環境科学科　教授	
佐藤　稔英	(地独)岩手県工業技術センター　食品醸造技術部　専門研究員	
杉山　純一	㈱農業・食品産業技術総合研究機構　食品総合研究所　食品工学研究領域　計測情報工学ユニット　上席研究員；ユニット長	
北村　雅弘	沢井製薬㈱　製剤技術センター　製剤技術グループ　副主任研究員	
若生　直浩	㈱キンレイ　食品事業カンパニー　商品開発部　副主任研究員	
田嶋　徹	㈱キンレイ　食品事業カンパニー　品質保証部　部長	
石脇　智広	石光商事㈱　研究開発室　室長	
原田　努	エーザイ㈱　エーザイ・ジャパン　CJ部　企画推進室　課長	
櫻井　真帆	エーザイ㈱　Pharmaceutical Science & Technology　製剤研究部　主任	
土居　幹治	マルトモ㈱　開発本部　常務執行役員開発本部長	
永井　元	サントリービジネスエキスパート㈱　価値フロンティアセンター　部長	
蟻川　幸彦	長野県工業技術総合センター　食品技術部門　食品バイオ部長	
丹尾　式希	味の素㈱　イノベーション研究所　主席研究員	
野口　愛子	日本有機㈱　代表取締役社長	
井上　恵介	森永乳業㈱　食品総合研究所　副主任研究員	
小柳　道啓	㈱味香り戦略研究所　代表取締役社長	
荒谷　和博	㈱味香り戦略研究所　研究開発部　部長	

執筆者の所属表記は，2012年当時のものを使用しております。

目　次

【総論編】

第1章　おいしさのしくみ　　山本　隆

1　おいしさ発現の意義 ……………………… 1
2　おいしさ発現の感覚要素 ………………… 1
3　おいしさの成り立ち ……………………… 2
　3.1　本能的なおいしさ …………………… 2
　3.2　学習によるおいしさ ………………… 2
4　おいしさの脳のしくみ …………………… 2
　4.1　神経回路によるおいしさ …………… 2
　4.2　脳内物質によるおいしさ …………… 3
5　おいしさと自律神経活動 ………………… 4
6　おいしさの学習・記憶 …………………… 5
7　おいしさとやみつき ……………………… 5

第2章　医薬品の味について　　内田享弘

1　官能試験による医薬品の味評価 ………… 8
2　味覚センサによる医薬品の味評価 ……… 9
3　フレーバー添加による経腸栄養剤服用
　　性改善の解析 …………………………… 12
　3.1　SD法について ……………………… 12
　3.2　各種経腸栄養剤評価スコア（SD法）
　　　の解析（フレーバーの添加効果）
　　　　…………………………………………… 13
4　市販ドリンク剤・生薬成分の評価 …… 18

【五感基礎編】

第3章　味覚　　飯山　悟

1　食品 ……………………………………… 21
2　料理 ……………………………………… 22
3　味覚の生理学 …………………………… 23
　3.1　舌での感覚 ………………………… 23
　3.2　受容体（レセプター） ……………… 24
　3.3　舌から脳へ ………………………… 25

第4章　味覚センサ　　都甲　潔

1　「味」とは ………………………………… 27
2　味覚センサの原理と構造 ……………… 28
3　基本味応答 ……………………………… 29
4　食品への応用例 ………………………… 32
5　ハイブリッド・レシピ ………………… 32
6　食譜 ……………………………………… 34

第5章　嗅覚　　柏柳　誠

1　はじめに ……………………………… 36
2　匂い物質の性質 ……………………… 36
3　匂い受容器 …………………………… 37
4　匂いの識別 …………………………… 39
5　三叉神経による匂い受容 …………… 40

第6章　味と匂いの記憶　　神宮英夫

1　はじめに ……………………………… 42
2　記憶心理物理学 ……………………… 43
3　味の記憶とキー品質 ………………… 44

第7章　匂いと視覚　　外池光雄

1　はじめに ……………………………… 49
2　匂いに対する非侵襲脳機能計測 …… 49
　2.1　匂いの脳磁図（MEG）計測と匂い
　　　　中枢部位の推定 ………………… 49
　2.2　f-MRIによる匂いの計測 ………… 51
3　視覚画像刺激に対する非侵襲脳機能計
　　測 ……………………………………… 51
　3.1　刺激画像のカテゴリー別に対する
　　　　脳活動の計測 …………………… 51
　3.2　食物関連画像刺激に対する脳活動
　　　　の非侵襲計測 …………………… 52
4　匂い刺激と視覚画像刺激の同時刺激実
　　験 ……………………………………… 53
　4.1　f-MRIによる匂いと視覚の実験 … 53
　4.2　匂いと視覚の同時刺激による
　　　　f-MRI実験の解析結果 ………… 54
5　マルチモーダル感覚刺激と非侵襲脳研
　　究の今後の展望 ……………………… 57

第8章　匂いセンサ　　南戸秀仁

1　はじめに ……………………………… 59
2　匂いセンサシステム ………………… 60
3　匂いセンサシステムの食品への応用 … 65
4　匂いセンサシステムの医療分野への応
　　用 ……………………………………… 68
5　まとめ ………………………………… 68

第9章　テクスチャーの知覚の要素と表現用語　　山野善正

1　力学的感覚 …………………………… 71
2　口腔機関の機能 ……………………… 72
3　温度 …………………………………… 73
4　外観，色 ……………………………… 73
5　音 ……………………………………… 74
6　味覚への影響 ………………………… 75
7　テクスチャーの表現 ………………… 76
8　まとめ ………………………………… 78

第10章　多素子感圧センサを用いた食感の可視化　　東　輝明

1　はじめに …………………………… 79	……………………………………… 82
2　触覚センサの食品分野への展開 ……… 79	4　食感センサシステム（Mscan）の概要
3　食感センサシステム高速化の実現 …… 80	……………………………………… 84
3.1　高速化の意義 …………………… 80	4.1　食感センサシートの仕様 ……… 84
3.2　フィルム式圧力分布センサシステ	4.2　食品咀嚼試験について ………… 85
ムの構造と特徴 ………………… 80	4.3　現場用 MscanⅣの現状 ………… 85
3.3　高速サンプリングシステムの検証	

第11章　視覚　　志堂寺和則

1　はじめに …………………………… 88	3　食品の外観から得られる情報の知覚 … 91
2　食品における色彩の影響 ……………… 90	4　食感性モデル ……………………… 93

第12章　聴覚と食品のおいしさ　　西津貴久，倉澤郁文，高橋浩二

1　はじめに …………………………… 95	3.2　破砕性食品の咀嚼音の周波数分析
2　食品破砕時の振動 ……………………… 95	と食感評価 ……………………… 98
3　食感評価における咀嚼音の役割 ……… 97	3.3　咀嚼音のマスキングによる効果 … 98
3.1　咀嚼音を表す擬声語 …………… 97	4　嚥下音測定とその応用 ……………… 99

【応用編】

第13章　味覚センサで味を科学する　　池崎秀和

1　はじめに …………………………… 103	2.2　賞味期限への応用 ……………… 105
2　味認識装置の応用 …………………… 104	2.3　味認識装置を用いた難溶性医薬品
2.1　固形物の口腔内での味の時間変化	の苦味評価（直塗り方法の開発）… 106
…………………………………… 104	3　おわりに …………………………… 108

第14章　医薬品の苦味マスキングと味覚センサによる苦味の数値化

吉田　都，内田享弘

1　医薬品の苦味マスキング法の理論 …… 109	1.1　官能的マスキング法 …………… 109

 1.2　化学的マスキング法 ……………… 111
 1.3　物理的マスキング法 ……………… 111
2　味覚センサによる苦味評価系の構築 … 112
 2.1　味覚センサによるH_1受容体拮抗薬の苦味の数値化 ……………… 112
 2.2　味覚センサによる苦味マスキング評価の実際（アムロジピンOD錠およびファモチジン口腔内速崩壊錠の苦味マスキング評価） ……… 114

第15章　残留農薬検知への応用　　田原祐助，都甲　潔

1　はじめに ……………………………… 119
2　農薬 …………………………………… 119
3　残留農薬の分析技術 ………………… 120
 3.1　機器分析 ………………………… 120
 3.2　簡易分析 ………………………… 120
4　新しい残留農薬検知技術の試み ……… 121
 4.1　脂質高分子膜電極の作製 ……… 121
 4.2　残留農薬の検出 ………………… 122
5　おわりに ……………………………… 124

第16章　におい識別装置を用いたおいしさの定量　　喜多純一

1　はじめに ……………………………… 125
2　嗅覚感覚量とは ……………………… 126
3　おいしさはどのように求めるか？ …… 127
4　におい識別装置FF-2020Sの装置上の工夫 …………………………………… 127
5　解析方法の工夫 ……………………… 128
 5.1　絶対値表現解析スタンダードモード ………………………………… 130
 5.2　絶対値表現解析ユーザーモード … 131
 5.3　偏位臭マップ法 ………………… 132
6　まとめ ………………………………… 137

第17章　匂いのセンシングと匂いの再現　　中本高道

1　はじめに ……………………………… 138
2　匂いの記録再生 ……………………… 139
3　水晶振動子ガスセンサを用いた匂いの記録再生 …………………………… 140
4　実時間質量分析を用いた匂いレシピの計測 …………………………………… 142
5　匂い要素臭の探索方法 ……………… 142
6　まとめ ………………………………… 144

第18章　着香検知センサの開発　　松本　清

1　はじめに ……………………………… 146
2　SPRセンサ …………………………… 146
3　抗体の作製 …………………………… 148
4　間接競合SPRセンサによるにおい成分の測定 ………………………………… 149
 4.1　ベンズアルデヒド（BZ）の高感度

検出 …………………… 149
　4.2　アントラニル酸メチル（MA）の
　　　高感度検出 …………………… 150
5　おわりに …………………… 151

第19章　食中毒細菌検知のためのSurface plasmon resonance（SPR）バイオセンサの開発
小林弘司，宮本敬久

1　はじめに …………………… 153
2　SPRバイオセンサの基本原理と留意点
　　…………………………………… 153
3　SPRバイオセンサの食品検査への応用
　～牛乳中の大腸菌の検出～ …… 155
4　おわりに …………………… 158

第20章　牛肉のプロテオーム解析と味覚センサ
千国幸一

1　はじめに …………………… 159
2　味覚センサによる牛肉の分析 … 159
3　牛肉のプロテオーム解析とおいしさ … 163
4　おわりに …………………… 164

第21章　センサ付き多機能オーブンレンジによるおいしさ作り
肥後温子

1　電子レンジの多機能化と自動化 …… 166
2　自動温め機能の進歩 ………… 166
3　電子レンジ庫内の加熱むらと給電方式
　　…………………………………… 167
4　出力可変化路線と多機能・自動化路線
　　…………………………………… 169
5　マイクロ波の昇温特性と食品内の加熱むら
　　…………………………………… 170
6　マイクロ波加熱法の利点と欠点 …… 171
7　多機能オーブンレンジの機能別性能比較
　　…………………………………… 173
8　評判の良いメニューとメニュー別使い分け …… 174
9　過熱水蒸気はおいしさと健康をアピール …… 175
10　マイクロ波は調理のアシスタントとして力を発揮 …… 176
11　おいしさを引き出すコツ（サポート編）
　　…………………………………… 177
12　体にも環境にもやさしい調理法の提案
　　…………………………………… 177

第22章　食品の鮮度・機能性・安全性の簡易センシングシステム
大熊廣一，佐藤稔英

1　はじめに …………………… 179
2　酵素センサの原理および特徴 … 180
3　おいしさや鮮度（活きの良さ）をはかる …… 180

4 機能性をはかる ……………… 182	5.2 鮮魚の温度履歴をはかる ……… 184
5 安全をはかる ………………… 183	5.3 残留農薬をはかる ……………… 185
5.1 ヒスタミン中毒を防ぐ ……… 183	6 おわりに ………………………… 186

第23章　おいしさと安全・安心を支える情報技術　　杉山純一

1 異物検知の技術 ……………… 188	5 市場流通農産物の情報伝達システム
2 蛍光指紋（励起蛍光マトリクス）……… 190	「青果ネットカタログ：SEICA」……… 192
3 かび毒（デオキシニバレノール）の検知への応用 ……………… 190	6 XMLがつなぐ民間企業との公的DBの情報連携モデル ……………… 194
4 食品分野における情報伝達の問題点 … 192	

【商品開発編】

第24章　味覚センサを用いた，おいしさを重視した医薬品開発
　　　　　　　　　　　　　　　　　　　　　　　　北村雅弘

1 医薬品開発における味覚センサの必要性 ……………… 195	5 セフジニル細粒小児用10％「サワイ」のおいしさの理由 ……………… 198
2 原薬の味比較マップ ……………… 196	6 セフカペンピボキシル塩酸塩小児用細粒10％「サワイ」の飲み合わせ情報マップ ……………… 199
3 セチリジン塩酸塩OD錠「サワイ」における苦味マスキング ……………… 196	
4 ドネペジル塩酸塩OD錠「サワイ」における苦味マスキング ……………… 197	7 味覚センサの導入効果（まとめ）……… 200

第25章　味覚センサを用いた冷凍食品の開発　　若生直浩，田嶋　徹

1 はじめに ……………… 202	……………… 204
2 味覚センサとの出会い ……………… 203	3.2 パスタの味比較 ……………… 205
3 味覚センサの活用例 ……………… 204	3.3 専門店の味比較図 ……………… 206
3.1 有名ラーメン専門店スープの開発	4 おわりに ……………… 207

第26章　味覚センサを用いたコーヒー創り　　石脇智広

1 はじめに ……………… 208	2 コーヒー創りにおける味覚センサの有

用性 ……………………………… 208	……………………………………… 209
3 味覚センサによるコーヒー創り ……… 209	3.3 リキッドコーヒーの商品設計 …… 211
3.1 データベース構築 ……………… 209	3.4 レギュラーコーヒーの商品設計 … 211
3.2 インスタントコーヒーの商品設計	4 まとめ …………………………………… 213

第27章　味覚センサを用いた新しい医薬品の創製　　原田 努，櫻井真帆

1 新製剤への期待と課題 …………… 214	3 内服ゼリー剤の味の評価 ……………… 216
2 医薬品開発初期における原薬の味の評価 ………………………………… 215	4 固形製剤の味の評価 …………………… 218

第28章　味覚センサを用いた新しいだしの創出　　土居幹治

1 はじめに ………………………… 222	5 だしの減塩効果 ………………………… 225
2 節類の味 ………………………… 222	6 コク味を上げる ………………………… 226
3 荒節と枯節の違い ……………… 222	7 新しいだしの創出 ……………………… 227
4 かつお節と昆布の相乗効果 …… 225	8 まとめ …………………………………… 229

第29章　飲料・食品の嗜好性の解明とその評価法　　永井 元

1 消費者の購買行動からわかる嗜好性要因 ………………………………… 230	4 事例2：嗜好を客観的に計測する …… 234
2 嗜好形成・獲得メカニズムの仮説 …… 230	5 食品・飲料商品開発への応用にむけて ………………………………………… 235
3 事例1：継続摂取と嗜好形成 ………… 232	

第30章　おいしい日本酒造りへ向けて　　蟻川幸彦

1 はじめに ………………………… 236	3.3 酒の味 ……………………………… 238
2 清酒醸造法 ……………………… 236	4 清酒酵母の育種による風味改良 ……… 238
3 酒の成分 ………………………… 237	5 おいしい酒をいかに評価するか ……… 240
3.1 酒の色 ……………………… 237	6 おわりに ………………………………… 242
3.2 酒の香り …………………… 237	

第31章　酵素による食品テクスチャーの制御　丹尾式希

1　はじめに …………………………… 243
2　酵素によるタンパク質含有食品のテクスチャー制御 …………………… 244
　2.1　タンパク質架橋酵素「トランスグルタミナーゼ」 ………………… 244
2.2　タンパク質脱アミド化酵素「プロテイングルタミナーゼ」 ………… 245
3　酵素によるデンプン含有食品のテクスチャー制御 …………………… 247
4　おわりに …………………………… 249

第32章　薩摩鴨の安全性とおいしい商品創り　野口愛子

1　はじめに …………………………… 250
2　アイガモ農法に適した「薩摩鴨」誕生の経緯と飼育法 …………… 251
　2.1　「薩摩鴨」誕生の経緯 ………… 251
2.2　飼育法の特徴 ………………… 251
3　肉質・脂質の特徴と味の深み ………… 252
4　鴨肉の特性を生かした商品化 ………… 254
5　おわりに …………………………… 255

第33章　多変量解析を用いたアイスクリームの品質設計　井上恵介

1　はじめに …………………………… 257
2　フリージング …………………… 257
3　アイスクリーム組織への影響 ……… 258
4　アイスクリームの物性への影響 ……… 259
5　おいしさへの影響 ………………… 262
6　総括 ………………………………… 263

第34章　おいしさの可視化　小柳道啓，荒谷和博

1　おいしさとは ……………………… 265
2　味認識装置を利用したおいしさの可視化，事例1 ………………………… 266
3　味認識装置を利用したおいしさの可視化，事例2 ………………………… 269
4　味認識装置を利用したおいしさの可視化，事例3 ………………………… 270

─総論編─

第1章　おいしさのしくみ

山本　隆*

1　おいしさ発現の意義

　おいしさとは飲食に伴って発現する快感であり喜びである。多くの場合しっとりと感じ入る静的な喜びである。快感や快楽を求めるのは生きものの本能的な行動であることを思えば，おいしさは単に快感，至福感に浸らせるためにあるというより，その快感をもっと手に入れたいという意欲と行動を生じさせるためにあると考えられる。すなわち，おいしく感じたものを積極的に体に取り込ませることがおいしさ発現の本来の目的なのである。本能的においしいものは，活動に必要なエネルギー源としての糖や脂肪など，ナトリウムイオンなど体内環境を一定に保つイオン類，体の構成や働きに欠かせないアミノ酸などである。これらを必要にして十分なだけ取り込むためには一定の食事量が必要であり，その間，おいしさは継続する必要がある。

2　おいしさ発現の感覚要素

　食事に際しての感覚を分類すれば，食べ物を口にする前には視覚（色，形，盛り付けなど）や嗅覚（鼻孔から入る香り）がある。口に入れると食物の複雑な物理的・化学的性状に応じて，味覚，触（圧）覚（歯ごたえ，舌ざわり，噛み心地などのテクスチャー），温度（冷，温，熱）の感覚，痛覚（香辛料の粘膜刺激作用），聴覚（咀嚼音），嗅覚（口の後方から鼻腔に入る香り）などが生じる。そして，飲み込んだ後には内臓感覚や満足感，至福感などが生じる。それ以外に，心身の健康状態，体内・体外の環境，食文化，食情報なども関与する。これら種々の要因が脳内で統合され，分析された結果，快と判断されることが，すなわち「おいしい」ということなのである。

　食べ物，飲み物の感覚要素は，食経験の積み重ねを通じて，複合されたまま一体として脳にインプットされ保持される。その際，嗅覚が重要な役割を演じることがある。例えば，オレンジジュースやグレープジュースを鼻栓をして飲むと，単に甘い溶液に変わり，何のジュースか分からなくなってしまう。食べ物の味わいは各感覚の複合体として食経験により会得するものである。従って，いずれかの感覚がなくなると，違和感を覚えたり，特定できなくなってしまう。

　視覚や嗅覚情報で「おいしそう」と思わせることは，おいしさを実感するための準備として大切である。連想も重要である。例えば，水を飲むとき，コップの淵にレモンのかおりをつけてお

---

*　Takashi Yamamoto　畿央大学　健康科学部　健康栄養学科　教授；大阪大学名誉教授

くとあたかも酸味がするように感じられる。これは，レモン，その香り，その酸味が一体として脳にインプトされていて，1つの感覚が全体像を連想させるからである。

3 おいしさの成り立ち

3.1 本能的なおいしさ

生まれつきのおいしさは，遺伝情報に組み込まれた本能的なおいしさともいえるもので，体が常に必要とする砂糖や油脂などのエネルギー源，タンパク質の構成要素であるアミノ酸（とくにグルタミン酸），あるいは体液の成分として重要なナトリウムイオンなどのミネラル類などをおいしいと感じる。また，これらの物質を含め欠乏状態にあるものを摂取したとき，つまり，体が求めるものを補充したときはおいしい。

3.2 学習によるおいしさ

物心がつくまでに体得したおいしさというのは，幼いころから経験を重ねることで，無意識のうちにおいしさを獲得するという意味である。魚好きの親からは自然に魚好きの子が育つ。物心ついたときに食べ慣れていたものは少なくとも違和感はなく，食べ物によってはいつまでもおいしく食べられるのである。その土地の食文化，家庭の味（おふくろの味）がしみ込んでいるともいえよう。

物心ついてから体得したおいしさは，経験や学習，情報により，また，加齢による生理機能の変化によって，後天的に獲得したおいしさのことである。子供のころ敬遠していたものが大人になって好物になったり，味に対するこだわりや，食通といわれる領域に達する人もいる。このような大人のおいしさは大脳皮質の前頭葉の連合野が関与するため，食の楽しみの究極として嗜好品の文化と呼ばれるものが形成される[1]。

4 おいしさの脳のしくみ

4.1 神経回路によるおいしさ

図1は味覚の脳内経路を模式図として示したものである。大脳皮質には第一次と第二次の2つの味覚野がある。第一次味覚野では味の質や強さが識別される。第一次味覚野からの情報は，第二次味覚野である前頭葉の眼窩前頭皮質に運ばれ，味覚情報以外の感覚情報も入力し，より統合された情報処理が行われる。いちごを口にしたとき，甘い味は第一次味覚野，ブツブツした食感は体性感覚野，その香りは嗅覚野というように，大脳皮質の各感覚野で感覚要素が分析され，それらの情報が眼下前頭皮質に運ばれて「これはいちごだ」「おいしい」といった食べ物の認知と嗜好性の評価がなされる。これは神経回路としてのおいしさともいえるもので，お料理などを口にして数秒以内に「おいしい」という快感発現に関与する情報の流れである。

第1章 おいしさのしくみ

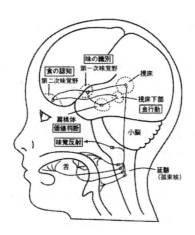

図1　ヒトの脳内味覚情報伝導路

さらにその先に第三次とも呼べる味覚野がある。連合作用がより広範囲，より高次元になる。味覚に特化した領域というより，学習・記憶，連想，情報の解釈，意思決定，意欲，創造，清潔感，モラル，抽象化などに関わり，前頭連合野と呼ばれる広い領域である。目の前に大好物が出てくれば，満腹でも食べられたり，まずくても健康に良いと思えばがまんして食べたり，好きなケーキも太るからがまんするなど，本能行動としての食欲をも左右する[2]。

大脳皮質味覚野からの情報は次に扁桃体に送られる。扁桃体は情動行動発現や情動学習の形成，維持に関係するとともに，体に加えられた刺激に対して快・不快の観点からの価値判断をする部位であるとされている。味覚についていえば，扁桃体は，嗜好度（おいしさ）の評価，味覚経験に対応した情動的反応の発現，脳内物質の放出の誘導などに重要である。

扁桃体からの情報は視床下部に送られる。視床下部は食行動とそれに伴う感情表出の実行系である。視床下部の外側野は食欲増進と摂食亢進を司る摂食中枢，腹内側部はその逆の働きをする満腹中枢である。視床下部の働きは眼窩前頭皮質からも支配されているので，おいしそうだとか大好物だという情報は摂食中枢を興奮させるのである。

4.2 脳内物質によるおいしさ

おいしさの発現から食行動に至る過程で種々の脳内物質が働く。アヘンやモルヒネなどの麻薬には，鎮痛作用や陶酔作用のほかに，摂食を促進する作用もある。このような薬物を全身性に投与すると，多くの動物種において摂食量が増加する。しかも，その効果は動物が本来好む味刺激に選択的に生じる。脳内に存在する内因性のモルヒネ類似物質（オピオイド）はβ-エンドルフィンである。ラットに数種類の味溶液を摂取させ，脳内のβ-エンドルフィン量を測定すると，ラットのもっとも好む砂糖やサッカリンを摂取したときに最大の値を示す[3]。β-エンドルフィンは脳内麻薬ともいわれ，いったん好きになったものを「やみつき」にさせる作用を有する。このほかに，抗不安作用や静穏作用のあるベンゾジアゼピン誘導体や，大麻（マリファナ）に代表され

るカンナビノイド受容体作動薬の1つであるアナンダマイドなどもおいしさに関与する脳内物質として候補に挙げられている[4]。

オピオイドとカンナビノイドは協調して働く可能性がある。モルヒネを投与する前にカンナビノイド受容体阻害剤を投与しておくと，モルヒネによる摂取促進効果が減弱する。側坐核（下記参照）では，オピオイド受容体とカンナビノイド受容体を共に発現している神経細胞があることから，側坐核内において，オピオイドとカンナビノイドが相互作用して，おいしさをより強く実感させ，食行動を促進するものと考えられる。

おいしさの情報は，報酬系として知られる腹側被蓋野や側坐核へ送られ，もっと欲しいという意欲を生む。このときドーパミンを中心としていくつかの神経伝達物質が働く。ドーパミンは中脳の腹側被蓋野の細胞で作られ，側坐核を含む前脳部に送られる。ドーパミンは食べる意欲を引き起こす物質である[5]。自分の好物を見ただけで，ドーパミンが出て，食欲がかきたてられるのであるが，ましてや一口食べて，味覚情報が脳に入ると，報酬系はさらに活性化される。次に情報は視床下部に送られ，摂食促進物質が放出され，実際の食行動が生じる[6]。

ヒトに限らず動物もおいしいものなら摂食が促進される。我々はそのしくみとしてオレキシンに着目し研究を進めている。オレキシンは視床下部外側野（一般に摂食中枢といわれる）の細胞が産生し，脳のいろいろな場所に送られるペプチドである。オレキシンをラットの脳内に投与すると，好ましい味の溶液や食べ物の摂取量が増え，連動して胃の消化機能も活性化される[7,8]。また，ラットの咀嚼運動を詳細に分析すると，オレキシン投与により，前歯でエサをかじりとるときの力が大きくなり，かじりとる量が多くなる，臼歯で噛み砕くための咀嚼数はコントロールラットに比べて少ないことなどがわかった[9]。すなわち，ほうばるように一気に口に入れるのだが，それを十分に咀嚼せずに飲み込んでしまうのである。これは，ヒトでの摂食障害の一種でもある binge eating（ガツガツ食べ）の様相とよく似ていて，このような食べ方がオレキシンによる食べ過ぎの一つの原因であると考えられる。一方，マウスで砂糖水を摂取させる実験を行うと，オレキシンノックアウトマウスは，正常マウスと変わらない嗜好性を示すが，摂取量は低下する。松尾ら[10]は，オレキシンに満腹レベルの閾値を上げる（満腹感を覚えにくい）作用があるのではないかと推察している。以上述べた実験結果は，オレキシンがおいしいものを食べ過ぎるときにかかわる脳内物質の1つであることを示唆している。

おいしい食べ物であっても，満腹感とともに摂食行動は停止する。胃の拡張による満腹情報もあるが，血糖値の上昇による視床下部の摂食中枢の抑制と満腹中枢の興奮の結果である。血糖値上昇によって分泌されるインスリンも同じ働きをし，白色脂肪組織から分泌されるレプチンも強力な摂食抑制物質である。また，脳内ヒスタミンも摂食抑制に働く。

5　おいしさと自律神経活動

おいしさは，飲食にまつわる「快の情動」と捉えることができる。情動とは，快感・不快感を

第1章　おいしさのしくみ

基本とした「感情」とそれに伴う「行動」の同時的発現である。感情はその人の内省的なもので，外部からはうかがい知れないところがあるが，行動を見ることにより判断することができる。おいしい時の感情としては，感激，喜び，嬉しい，好き，幸せ，うっとり，楽しみ，といった言葉で表現することができ，行動としては，「おいしい」と口にする，にっこりする，うなずく，目を見開く（とくに，意外なおいしさ，強烈なおいしさに驚く場合），目を閉じる（幸せに浸り，うっとりするとき），摂取行動の促進（かぶりつく，速く食べる，なくなったら探し求める，たくさん食べる）などがある。このような感情や行動を引き起こすのは感情や行動に関わる脳の働きである。

おいしさの実感は自律神経の副交感神経の活動と密な関係にあることは容易に想像できるが，おいしさに「驚く」場面では交感神経が関与し，もっとおいしさを求める行動発現のときも交感神経が働く。

6　おいしさの学習・記憶

物心つくまでに経験したものは，大人になってからもおいしいもの，好きなものになるという根拠のひとつは，人を対象にした調査研究で，好きな食べ物が出来た時期を尋ねると，幼稚園以下と答える人がかなりいるということである。人の調査研究では，本当に幼少期の経験が大切かどうかを科学的に明確にすることは難しいので，我々は離乳直後の幼若ラットが嗜好学習を獲得するかどうかを調べる実験を行った。本能的に好きな甘い味の溶液にある香り（グレープやチェリー）をつけて与えると，甘い味と連合した香りを好きになるフレーバー嗜好学習という手法を用いた。その結果，離乳直後の3週齢のラットはこのフレーバー嗜好学習を獲得すること，いったん獲得したこの学習効果は成熟後（20週齢）も保持されていることがわかった[11]。つまり，幼若時においしい食べ物と連合された香りは，長期にわたり好ましいものとして記憶にとどめられることが科学的に明らかにされたのである。香りは食物選択の最初の手掛かりになるものであるから，食品開発に際して，香りの重要性を無視してはならないことを示している。

7　おいしさとやみつき

やみつきとは，特定の食べ物に対していつもおいしさを覚え，そのため嗜好性がとりわけ強くなった状態をいう。すでに述べたように，おいしいと思うときβ-エンドルフィンが，もっと欲しいと思うときにはドーパミンが，そして実際に食べるときにはオレキシンが放出される（図2）。このとき，ドーパミンは脳内報酬系を賦活し，摂食欲を高める働きをする。より強力な摂取欲を示すコカインなどの薬物依存症の場合とそのしくみは共通である。やみつきとはある食べ物を想起したり，見たり，実際に口に入れたとき，これら脳内物質が容易にかつ過剰に分泌されるようになった状況とも考えられる。

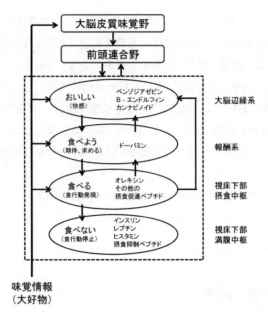

図2　おいしさの発現から満腹に至る各段階における脳内物質の働き

食べ物のやみつきの発現には少なくとも次の3つの要因を考慮する必要がある。
①摂取物そのものの中にやみつき誘導物質が含まれている場合で，コーラやコーヒーに含まれるカフェイン，アルコール飲料中のエタノールといった外因性の物質が報酬系を含む中枢神経細胞に直接作用して種々の精神作用や嗜癖性を生じさせる場合である。まさに，直接的な薬理効果による薬物依存状態である。
②甘味を発現する糖（チョコレート，ケーキなど），吸収後のカロリー補充にもっとも適した油脂類（マヨネーズ，てんぷらやポテトチップスなどの揚げ物），カプサイシンなどの痛み発現物質（キムチ，カレーなど）は，β-エンドルフィンを脳内に放出させ，快感や摂食意欲を増進させる。
③物心つくまでに身についてしまった食べ物，何らかの状況下でおいしさに衝撃を覚えた食べ物や，繰り返しの摂取でそのおいしさに目覚めてきた食べ物にはβ-エンドルフィンが放出される状態になっているので，やみつきになりやすい。納豆，くさや，鮒鮨などのおいしさの本態はうま味である。うま味そのものは生得的なやみつき効果を示さないとされているが，そのおいしさ増強効果は獲得性のやみつきを生じさせる味覚性要因となる。

第1章 おいしさのしくみ

文　献

1) 山本隆, 生理学, 「嗜好品文化を学ぶ人のために」（高田公理編），世界思想社，pp.175-180（2008）
2) 山本隆, 「ヒトは脳から太る」, 青春出版社（2009）
3) T. Yamamoto, N. Sako and S. Maeda, *Physiol. Behav.*, **69**, 345-350（2000）
4) Y. Shinohara, *et al.*, *Neuroreport*, **20**, 1382-1385（2009）
5) K. C. Berridge, *Physiol. Behav.*, **97**, 537-550（2009）
6) 山本隆, FFIジャーナル, **213**, 328-335（2008）
7) C. Inui-Yamamoto, Y. Furudono and T. Yamamoto, *Physiol. Behav.*, **96**, 717-722（2009）
8) Y. Furudono, *et al.*, *Behav. Brain Res.*, **175**, 241-248（2006）
9) T. Tsuji, *et al.*, *J. Neurophysiol.*, **106**, 3129-3135（2011）
10) E. Matsuo, *et al.*, *J. Mol. Neurosci.*, **43**, 217-224（2011）
11) 上地加容子, 山本隆, 日本味と匂学会誌, **17**, 285-288（2010）

第2章 医薬品の味について

内田享弘[*]

はじめに

　良薬口に苦しという言葉から，医薬品の味といえば，内服薬である散剤などの苦味を想定するであろう．元来，キニーネなどの苦味を持つアルカイドは毒のシグナルとしての意義を持ち，多くの医薬品は何らかの苦味を持っている場合が多い．しかしながら，一口に医薬品といっても，内服薬，苦味アミノ酸を含む経腸栄養剤，漢方薬（生薬成分を含む），ドリンク剤など，医薬品は多様な服用性を呈する．その中で苦味は時として患者のコンプライアンスを大きく損ねる場合もあり，逆に良好な製剤設計が施された医薬品においては，"おいしい"と患者が感じることさえあり，コンプライアンス維持に貢献しうる．従って，薬物や剤形としての医薬品そのものの苦味を含めた味を正しく評価しそれらを数値化することは，服用しやすい医薬品をつくるという観点から重要である．医薬品の味を評価するには，苦味に加え，酸味，甘味の強度の評価や，口腔内崩壊錠のざらつき感などに代表されるテクスチャーの評価も勘案すべきである．

　本総説では医薬品の味を正しく評価するための基本的事項と，実際の味評価事例をまとめた．内容は以下の4項目である．
1. 官能試験による医薬品の味評価法，2. 味覚センサによる医薬品の味評価，3. フレーバー添加による経腸栄養剤服用性改善の解析，4. 市販ドリンク剤・生薬成分の評価，である．また，2. 医薬品の味評価では，医薬品と食品の相互作用により服用性が大きく変化する事例についても紹介した．総論とはいえ，具体的な方法・内容を可能な限り記述することに努めた．

1　官能試験による医薬品の味評価

　官能試験は官能検査，官能評価とも呼ばれ，ヒトの感覚（視覚，聴覚，味覚，嗅覚，触覚）を使って対象物を評価することである．官能評価の目的により分析型官能評価と嗜好型官能評価に大別される．分析型官能評価は，品質の差の検出，特性の分析など品質評価に，嗜好型官能評価は香料や食品などの嗜好調査に用いられる．官能規格については，官能評価分析 — 方法（規格番号 JIS Z 9080:2004），海外では国際規格 ISO や ASTM（American Society for Testing and Materials）[1]がある．通常分析型官能試験はヒト（パネラー）の感覚を測定機として，製品の官能的な特徴や物性の定量，相違や同一性などを明らかにするために行われ，主に品質管理や工程

---

[*] Takahiro Uchida　武庫川女子大学　薬学部　臨床製剤学講座　教授

第2章 医薬品の味について

管理に用いられる。これらはさらに識別型試験と記述型試験とに分かれる。始めに識別型試験で製品間の差を評価し，差が認められた場合には記述型試験でその差をさらに明らかにする。どちらも通常，6～10名程度の経験者，あるいは訓練したパネルを用いる。識別型試験では2点識別法，3点識別法，1:2比較法，順位法などがあり，記述型試験ではスコアリング法，プロフィール法，QDA法（quantitative descriptive analysis）などがある。嗜好型官能評価は製品に対する好みや許容度を判定するのに使われ，嗜好調査やイメージ調査として製品開発・市場調査などに用いられる。訓練していない一般消費者を対象に行われ，ターゲットになる消費者層を代表するだけの大きな集団で行われる。手順としては調査手法の決定，感覚量の数値化（評価尺度，嗜好尺度），イメージ測定（SD法などによる解析），調査の解析（因子分析法などの多変量解析）の順で行われる。

医薬品の苦味の数値化の方法としてよく用いられるものに，等価濃度試験法およびSD (Semantic Differential) 法がある。

等価濃度試験法では，あらかじめ苦味の強度が等間隔になるように基準液を作成しておき，この基準液と上記で作成した飲料を被検者の官能評価により比較し，相当する苦味の強度をその平均値で表す方法である。基準液として，代表的な苦味物質である硫酸キニーネにて苦味の強さを10段階に割り付けするよう濃度を調整した標準（教師用）試料を用いるのが一般的であるが[2]，我々は，パネラーの負担や簡便さの点から5段階に割り付けた試験法を常用している[3]。なお，味覚などの感覚強度は濃度の対数に比例するため（Fechnerの法則），標準の薬物溶液濃度の対数とその苦味強度が直線的関係を示すよう条件設定する。

SD法は，C. Osgoodが開発した，イメージを定量化するための測定法で意味微分法とも呼ばれ，心理学的な研究でよく用いられる。実験では，評価対象物の特性（印象）を正確，かつ詳細に描写する対照的な用語（例えば，明るい — 暗い，暑い — 寒いなど）を左右両端に示した評価尺度を用い，パネラーは，対象物を精度良く表現しているのは左右どちらの用語かを，段階的なスコアで評価を行う。本著の中ではSD法で経腸栄養剤の服用性を解析した事例を紹介する。

2 味覚センサによる医薬品の味評価

医薬品は，キニーネなどのアルカロイドに代表されるように塩基性医薬品が多い。栗原らが述べているように多くの苦味を持つ薬物分子は疎水性と荷電をもっている[4]。しかし構造が異なるすべての苦味医薬品に対して特異的な苦味受容体が存在しているわけでないと考える。我々は医薬品の分子量，分配係数とヒト官能試験による苦味強度との相関性を評価したが必ずしも苦味と相関する明確な薬物側の因子を抽出するには至っていない。

医薬品の苦味の官能評価については，前項で述べたキニーネを標準物質とした等価濃度試験法が採用されてきた。しかし倫理面，安全面，パネラーへの負担，再現性などの複数の観点から官能試験に代替できる方法が望まれていた。都甲らはヒトの味覚受容を模した味認識装置である味

覚センサを開発し，多くの食品ならびにキニーネについての苦味を評価した。当研究室では，塩基性医薬品[5]，抗菌薬[6]，アミノ酸[7,8]，ドリンク剤[9]，漢方薬[10]など多くの医薬品の味評価に味センサを応用し，口腔内崩壊錠などの定量的な苦味評価にも成功している。その内容の一端を紹介する。すなわち，図1に示したように市販されている多くの塩基性医薬品の苦味強度は，苦味センサを使用することで，等価濃度試験で評価した苦味強度と良好な一致を示すことを確認した。抗菌薬については，図2に示したように定性的かつ定量的な苦味評価が可能であることを報告している[11]。

さらに抗菌薬では特定の飲料・食品と飲み合わせで服用性が著しく低下する事例が知られている。クラリスロマイシンのドライシロップ製剤は，先発品ならびに多くのジェネリック医薬品が発売されているが，薬物自体が塩基性で極めて苦味が強い。本ドライシロップをヨーグルトや酸

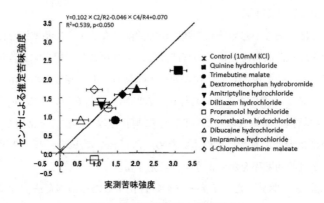

図1　塩基性医薬品の苦味強度

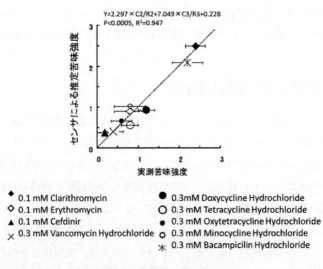

図2　抗菌薬の苦味強度

第2章 医薬品の味について

性スポーツ飲料と同時に服用すると，苦味が増強することが知られている。製剤が存在する環境が酸性に変化すると物理的なマスキングが施されていた製剤から薬物が溶出し，極めて強い苦味を呈する。味センサの利用により，このような薬物を食品・飲料と同時に服用した場合の苦味強度の変化を予測できる（図3）。

　水無しで服用できるファモチジンの口腔内崩壊錠においては，苦味センサと甘味センサを利用して，ファモチジンに各種濃度の甘味料を添加した試料の官能試験における苦味強度を予測することに成功した（図4）。このように味覚センサを利用することで製剤としての医薬品または薬物それ自身の苦味強度を予測することができるが，現状では味覚センサを用いてすべての医薬品の服用性の評価が可能なわけではない。医薬品の味，製剤の味を厳密に評価するには，後述するように，ざらつき感などの服用に関する多面的な評価項目を盛り込んだSD法などにより，テクスチャーや服用に関するイメージを評価することが重要である。

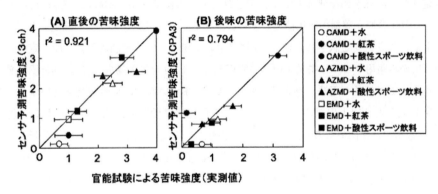

図3　各種ドライシロップ懸濁液の直後の苦味強度（A）および後味の苦味強度（B）

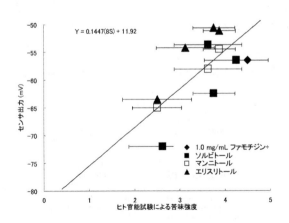

図4　ファモチジン溶液に各濃度の甘味料を添加した溶液について，
　　　その糖類応答センサ出力と苦味強度（官能値）

3 フレーバー添加による経腸栄養剤服用性改善の解析[12]

3.1 SD法について

　食物を口に含んだ場合，呈味物質が味蕾の味細胞を刺激して「甘い」，「苦い」などの感覚を生じる。同時に，食物の匂いが口の中に放出され嗅上皮から嗅細胞を刺激し，また，舌触りや飲み込む時などの触感を感じる。これらの味覚，嗅覚，触覚などの感覚情報が複合的に処理され「食物の味」として感じることになる。我々は，このような口中に含んだ時に感じる複合的な経腸栄養剤の味を，単に味覚の刺激によって得られる味と区別して「服用感」としている。種々の経腸栄養剤（医薬品）の服用感の違いを明らかにするためSD法を用いた解析を行い，SD法で得られた情報を因子分析することで経腸栄養剤の潜在的な服用感の特性の解釈を行った結果について述べる。

　図5に，SD法を行う場合の作業工程を示す。SD法は，イメージを定量化するために開発された測定法で，心理学的な研究でよく使用される分析方法である。初めに「作業目的の明確化」を行う。これは経腸栄養剤の服用感の評価に該当する。次に「コンセプトの確定」を行った。コンセプトはふつう概念と訳されるが，SD法で用いる場合，広く評価対象物全般を意味する。本事例では口から服用する「経腸栄養剤」の服用感である。「尺度の構成」では，「経腸栄養剤」の特性を描写する対極的な用語，例えば，おいしい─まずいなどの形容詞対を選出する。この形容詞対を列記した「記入用紙の作成」を行い，5段階や7段階の尺度で評価を行い，得られた「データの数値化と相関係数の算出」を行う。最後に，「因子分析」を行う。因子分析とは，実際に測定される複数の「観測変数」から少数の「潜在因子」を見つけることにある。因子分析では，解釈を行いやすいように「因子軸の回転」を行い「解釈」を行う。因子分析での解釈とは，潜在因子について「命名」を行う，つまり名前をつける。

　評価に選んだ形容詞対（表1）の選定は，服薬指導で得られた情報や，経腸栄養剤を実際に服用してみたイメージから，「コンプライアンス」「薬効」「味覚」などを想定して，いろいろな言葉を羅列し，その中から選出する。

　実際の実験では，試料である経腸栄養剤2mLを口腔内に5秒間含み，感じた印象についてどちらの用語が正確に表しているかについてパネラーが5段階で評価を行う。このような手法で，

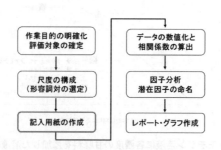

図5　SD法の作業工程

第 2 章　医薬品の味について

表 1　SD 法による評価で用いた形容詞対

	非常に	やや	普通	やや	非常に	
服用しにくい	0	1	2	3	4	服用しやすい
味の質が悪い	0	1	2	3	4	味の質が良い
毎日飲めない	0	1	2	3	4	毎日飲める
まずい	0	1	2	3	4	うまい
親しみにくい	0	1	2	3	4	親しみやすい
食事的でない	0	1	2	3	4	食事的である
舌ざわりが悪い	0	1	2	3	4	舌ざわりが良い
味が薄い	0	1	2	3	4	味が濃い
栄養がなさそう	0	1	2	3	4	栄養がありそう
しつこくない	0	1	2	3	4	しつこい
あと味が弱い	0	1	2	3	4	あと味が強い
飽きやすい	0	1	2	3	4	飽きにくい
くすり的でない	0	1	2	3	4	くすり的である
くせがない	0	1	2	3	4	くせがある
えぐみが弱い	0	1	2	3	4	えぐみが強い

経腸栄養剤の服用感について数値化する。試験終了後，試料を吐き出し，口中を十分すすいだ。なお，試料と試料の間は 20 分間隔をあける。

3.2　各種経腸栄養剤評価スコア（SD 法）の解析（フレーバーの添加効果）[12~14]

図 6 に「各種経腸栄養剤の SD 法による印象評価」の結果を示す。「半消化態栄養剤」での各項目の平均得点は，中心点の左右にバラツキがみられ，製品により服用感が一様でないものの，比較的服用感の良いことが示された。一方，「消化態栄養剤」，「成分栄養剤」では，「服用し難い」「味の質が悪い」「くせがある」「えぐみが強い」ほとんどの項目において平均得点が尺度の端に偏り，味に対する評価は著しく悪い傾向が認められた。

次に，SD 法の印象評価の調査で得られたデータについて因子分析を行った。因子分析を行うと，固有値 1 以上の因子を 2 つ抽出できた。バリマックス法で回転を行うと，それぞれの因子寄与率は第 1 因子が 41.8％，第 2 因子は 37.8％で，2 因子の累積寄与率は 79.6％であった。各評価対の回転後の因子負荷量を表 2 に示した。第 1 因子に負荷が高かったのは「服用しにくい ─ 服用しやすい」，「まずい ─ うまい」などの飲み易さに関連する因子であり，「飲み易い味」と命名した。

第 2 因子に負荷が高かったのは「しつこくない ─ しつこい」，「あと味が弱い ─ あと味が強い」などの飲みにくさに関連する因子であり，「しつこい後味」と命名した。

各経腸栄養剤の因子得点から，X 軸を第 1 因子，Y 軸を第 2 因子，とした散布図を作成した（図 7）。グラフ右下ほど「飲み易い味」が強く，「しつこい後味」の弱い，「服用感の良い製剤」であり，逆に，グラフ左上ほど「しつこい後味」が強く，「飲み易い味」の弱い，「服用感の良くない製剤」であると考えた。SD 法の印象評価の結果，比較的服用感に優れていた「半消化態栄

食品・医薬品のおいしさと安全・安心の確保技術

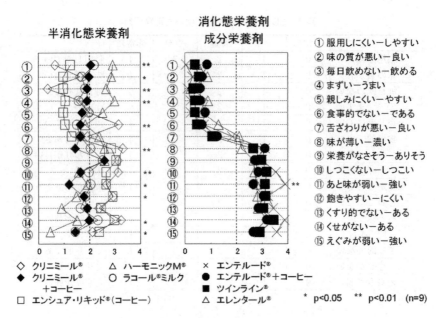

図6 各種経腸栄養剤のSD法による印象評価

表2 各評価対の回転後の因子負荷量

		第1因子	第2因子
飲み易い味	服用しにくい ― 服用しやすい	0.862	-0.505
	まずい ― うまい	0.853	-0.469
	親しみにくい ― 親しみやすい	0.845	-0.518
	えぐみが弱い ― えぐみが強い	-0.742	0.620
	味の質が悪い ― 味の質が良い	0.711	0.013
	食事的でない ― 食事的である	0.697	-0.142
	くすり的でない ― くすり的である	-0.686	0.628
	栄養がなさそう ― 栄養がありそう	-0.524	0.382
しつこい後味	しつこくない ― しつこい	-0.442	0.870
	あと味が弱い ― あと味が強い	-0.376	0.781
	毎日に飲めない ― 毎日飲める	0.595	-0.763
	くせのない ― くせのある	-0.596	0.740
	飽きにくい ― 飽きやすい	-0.527	0.735
	味がうすい ― 味が濃い	0.119	0.691
	舌ざわりが悪い ― 舌ざわりが良い	0.680	-0.681

養剤」でも,「後味」や「飲み易さ」に栄養剤間で差があった[12]。

一方,「成分栄養剤」や「肝不全用栄養剤」は,「半消化態栄養剤」より左上側に布置されており,「半消化態栄養剤」より服用感の悪いことが示された。

さらに専用フレーバーを添加すると,服用感が良くなる方向に移動した。たとえば,アミノレバンENに専用フレーバーを加えた場合を矢印で示すと,右側方向や,下側方向に移動し,フ

第2章　医薬品の味について

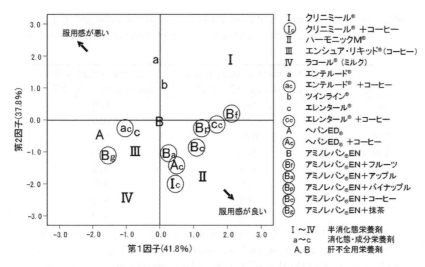

図7　各経腸栄養剤の因子得点から得た散布図

レーバーの種類の違いにより異なる変化を示すことが明らかとなった。

　肝不全用栄養剤アミノレバンEN単独の服用性について検討を行った[13]。ノウズクリップを着けない場合は，専用フレーバーを入れた場合の，製剤間の評価の差は1.9と，半消化態の0.1と比較しても大きな違いが見られた。しかし，ノウズクリップを着け，匂いを感じなくすると，製剤間の差は0.8と，2分の1となり，著しい減少が見られた。これらの結果から，肝不全栄養剤のように苦味の強い栄養剤ほど，服用感の悪さに匂いが関与している可能性が示唆された。このフレーバー添加による服用感の向上は，フレーバーの匂いが，経腸栄養剤の不快な匂いを抑制したと考えた[14]。

　表3にアミノレバンENに含まれるアミノ酸の含有濃度と，アミノ酸の苦味閾値を示した。アミノレバンENが，含有しているアミノ酸はそれぞれ苦味が強く，特にBCAAは苦味閾値の5倍から20倍の濃度が含有されており，苦味の強い製剤であることが容易に予測された。プロビット値が5，つまり，50%の人が苦いと感じる苦味強度を苦味閾値とした。

　各香料の苦味閾値について，香料を添加しないコントロールの閾値と比較すると，抹茶香料やコーヒー香料ではあまり変化がみられないが，アップル香料，バニラ香料，ストロベリー香料では変化が大きく苦味抑制効果の大きいことが示された。各種香料における苦味判断率とBCAA溶液の苦味強度，つまり，BCAA濃度の対数値から最尤法にて求めた直線を正規確率用紙上に示した。図8に示したように，アップル香料，バニラ香料およびストロベリー香料添加時はコントロールに比べ，直線がグラフ右方向に大きく移動し苦味閾値の上昇が示されたことから，苦味抑制効果の強いことが明らかになった。一方，香料間で直線の勾配に違いが見られ，苦味抑制における閾値変化パターンは香料により一様でないことを示している。香料溶液を，トンガリキャップ付きスクイーズボトルに入れ，パネラーにスクイーズボトルのトップ臭をかがせ，想起

表3 The Amino Acid Component Contained in Aminoleban® EN and Bitterness Threshold Concentration of Amino Acids Reported by Yoshida as Comparison

	Concentration contained in Aminoleban® EN (g/dl)[a]	Bitterness threshold concentration (g/dl)[b]
L-Ile	0.961	0.09
L-Leu	1.019	0.19
L-Val	0.801	0.04
L-Lys·HCl	0.121	0.03
L-Thr	0.067	0.26
L-Arg·HCl	0.151	0.03
L-His·HCl·H$_2$O	0.094	0.005
L-Trp	0.037	0.09

a) Aminoleban® EN, Package Insert Information (2005)[3]. Aminoleban® EN was prepared as described in the package insert of the product, to a concentration of 1 kcal/ml. b) Yoshida M. *et al., J. Agric. Chem. Soc. Jpn.*, **40**, 295-299 (1966)[4].

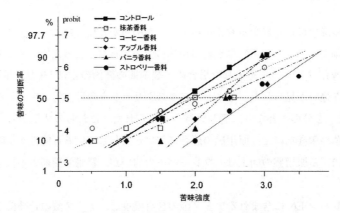

図8 BCAA溶液の香料添加による苦味閾値の変化

する基本味の強さについて5段階で評価させた。抹茶香料，コーヒー香料は，苦味を強く想起したが，他の味はほとんど想起されなかった。一方，バニラ香料は，甘味を強く想起させ，フルーツ系の香料であるアップル香料，ストロベリー香料は甘味と酸味を強く想起させた。これらのことから，香料の匂いが想起させる甘味が，BCAA溶液の苦味を抑制したことが考えられた。また，味覚間の相互作用と同様，想起する酸味も苦味抑制に関係していることも示唆された。この嗅覚―味覚間の相互作用は，たとえば，これまでの経験から，ストロベリーは「甘い味がするに違いない」という予期を形成し，「ストロベリー＝甘い」という匂いと味の連合学習を脳内で生じることによって，味の感受性に匂いが影響を与えたためと考えられる。原因については，中枢が媒介した現象とされ，大脳皮質の島（とう），眼窩前頭皮質（がんかぜんとうひしつ），前帯状皮質（ぜんたいじょうひしつ）などが関与していると考えられる。

第2章 医薬品の味について

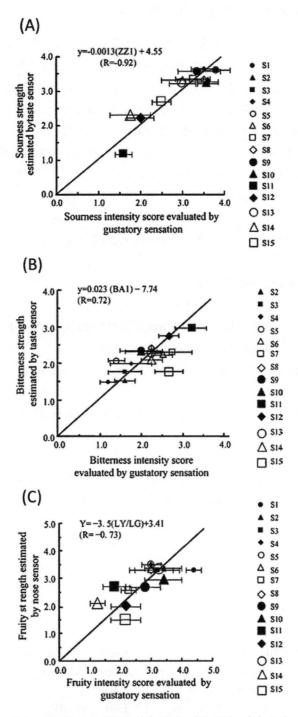

図9 本邦ドリンク剤の味 (A) 酸味, (B) 苦味, (C) 甘味

4 市販ドリンク剤・生薬成分の評価[9,10]

我々は本邦におけるドリンク剤15種を対象に等価濃度試験を用いて，甘味・苦味・酸味強度を5段階で評価するとともに，ドリンク剤については，服用性に関する種々の評価対と総合評価について5段階で評価した[9]。図9に示すように，本邦のドリンク剤の味は，甘味・苦味・酸味について製品間で大きく異なること，ビタミン・漢方生薬成分を含むドリンク剤は苦味が強いこと，また全体的に甘味を意識して味付けがなされていることを明らかにした。また，ドリンク剤の総合評価と関係していた5味については，苦味，甘味，酸味で苦味は服用性との負の相関を，甘味・酸味は正の相関を示すことを明らかにした。

味センサ測定，匂いセンサ測定を行い，得られた測定値を利用して主成分分析を行った[10]。その結果，ビタミンを含むドリンク剤，漢方・生薬配合のドリンク剤などがグループ化できた。このように，味センサの測定のみで，ドリンク剤の味・服用性を識別できることは大変興味深い。

以上より，以下に本総論の総括を行う。

(1) 医薬品の官能試験・評価においては，等価濃度試験やSD法が有効であり，製剤の5味評価もあわせて行えば，医薬品の味について定量的に評価できる。
(2) SD法は複数の観点から医薬品の味を評価するもので，統計処理等により服用性に関する因子を抽出するのに優れている。
(3) 味センサを駆使することで，多くの塩基性医薬品の製剤や薬物自体の苦味評価をある程度予測ができる。

今後は，苦味のみならず，ざらつき感などを含めた総合的な服用性の評価を行うことが重要である。また苦味強度をシンプルに精度良く予測できるセンサの開発や評価系の構築が期待される。

文　献

1) ASTM E679-04 (2011) Standard Practice for Determination of Odor and Taste Thresholds By a Forced-Choice Ascending Concentration Series Method of Limits
2) Katsuragi Y. *et al., Pharm. Res.*, **14**, 720-724 (1991)
3) Nakamura T. *et al., Chem. Pharm. Bul. l.*, **50**, 1589-1593 (2002)
4) Kumazawa T. *et al., Biochemistry*, **27**, 1239-44 (1988)

5) Miyanaga Y. *et al., Sensors and Materials.*, **8** (14), 455-465 (2002)
6) Uchida T. *et al., J. Pharm. Pharmacol.*, **55** (11), 1479-85 (2003)
7) Miyanaga Y. *et al., Int. J. Pharm.*, **Nov 6;248** (1-2), 207-18 (2002)
8) Ogawa T. *et al., Chem. Pharm. Bull.* (*Tokyo*), **Feb;52** (2), 172-7 (2004)
9) Kataoka M. *et al., Int. J. Pharm.*, **Nov 23;305** (1-2), 13-21 (2005)
10) Kataoka M *et al., Int. J. Pharm.*, **Mar 3;351** (1-2), 36-44 (2008)
11) 内田享弘, 薬剤学, **68** (4), 220-229 (2008)
12) 向井淳治ほか, 医療薬学, **32** (1), 13-20 (2006)
13) Mukai J. *et al., Asian Journal of Pharmaceutical Science*, **4** (1), 46-55 (2009)
14) Mukai, J. *et al., Chem. Pharm. Bull.*, **55**, 1581-1584 (2007)

―五感基礎編―

第3章　味覚

飯山　悟[*]

1　食品

　味覚の対象となる食べ物から話を始めたい。食べ物のうち水と塩以外は植物か動物に由来するので，食べ物は生物利用の最たるものともいえる。

　タンパク質，脂質，糖質は三大栄養素として知られ，栄養学的あるいは食品学的に大切なものである。タンパク質を多く含む食品を挙げると次のようになる（カッコ内はその栄養素の割合，%）。牛（16.2），豚（16.4），鶏（18.7），サバ（19.8），サンマ（20.6），ウナギ（16.4），キス（19.2），ヒラメ（19.1），タイ（19.0）。「量」的には，獣肉も魚肉も 16～20% のタンパク質を含んでいて，大差ない。またタンパク質を構成するアミノ酸からタンパク質の「質」を評価するタンパク価という指標もあるが，これらについてもここで挙げた食品間には大きな違いはない。

　バターなどの加工食品を除けば，脂質を多く含むものは動物性であって，前述のタンパク質系と重なる。しかしすべてがそのようにいえるとは限らない。牛（27.5），豚（22.6），鶏（18.6）などの家畜肉は脂質の方が多いので，本当は脂質系食品とすべきかも知れない。魚のうちサバ（16.5），サンマ（16.2），ウナギ（21.3）はタンパク質と脂質の含量が同程度であって，これらは回遊魚ということで共通している。一方，キス（1.5），ヒラメ（1.2），タイ（3.4）などは脂質含量が少ないが，非回遊魚なのでエネルギー消費が少なくて済むのであろう。

　糖質は植物が光合成でもって太陽エネルギーを化学エネルギーに変換したものなので，当然の結果として植物性食品に多く含まれている。穀類の代表ともいえる米（69.2）は栄養のバランスがよく，世界各地でエネルギーと栄養素の多くを米に依存している。小麦（69.3）などを主体とするムギ農耕はおよそ 1 万年前の新石器時代に，中東のいわゆる「肥沃な三日月地帯」で始まった。このうち小麦は世界で最も生産量の多い穀物で，世界人口の半分近くの人の主食となっている。

　大豆（23.7）はタンパク質や脂質の含量も多く，しかも栄養的に優れているので，調理素材としての利用価値が高い。事実，豆腐，味噌，納豆のように東洋の伝統的食品に長く利用されてきた。原産地は熱帯・亜熱帯とされるサツマイモ（28.7）は米や麦に比べて栽培管理が簡単で労力・肥料も少なくて済み，台風などの気象変化にも抵抗力が強いので，救荒作物としての歴史をもっている。南米のペルーあたりを原産地とするジャガイモ（16.8）は古くから主要な食料として栽培されてきた。食品として見た場合，個々の芋の体積は穀物のそれと比べてはるかに大きいので，

---

[*]　Satoru Iiyama　近畿大学　産業理工学部　生物環境化学科　教授

乾燥が難しく保存しにくいという欠点がある。

2 料理

　原始の時代からヒトは野山をめぐり海辺をさまよって，いろいろな動植物を手に入れ，必要な栄養素を摂取してきた。このことについてはヒトも他の動物も同じである。しかしそのうちヒトは火を使い，道具を工夫して，食べ物を料理する手段を獲得したが，これは味覚の向上そしておいしさに大きく貢献することになった。

　料理の一側面は加工であって，「切る」ことと「熱を加える」ことからなっている。日本は温帯に位置している島国で，気候も春夏秋冬が順序よく回ってくる。おかげで新鮮な食材にめぐまれており，日本の料理においては素材が非常に重視される。素材の新鮮さをさらに重視したのが魚料理であろう。大きなマグロの塊は食べ物ではないが，きれいに切って器に盛りつければ，日本料理を代表する「刺身」になる。熱も加えず味つけもせず，要するに切っただけで，料理を終えている。最初は不都合な部分を取り除き食べやすくする「切る操作」は，形を整え美しさを表現する技術へと進展してきた。こうして料理における「切る」ことの目的は少なくとも次の3つに大別できよう。①皮や内臓など不要な部分の除去，②伝熱や味の移行を早めるために材料の表面積の拡大，③食べやすさと美しさを増すための整形。

　多くの料理では加熱が行われ，それには煮る，蒸す，焼く，揚げる，炒めるなどさまざまな方法がある。これらによって食品のテクスチャーが変化するだけでなく，寄生虫や微生物の殺菌も行われる。食品中に糖類とアミノ酸が共存するとき起こるアミノカルボニル反応も加熱効果のひとつである。150度以上に加熱されると，キツネ色でしかも良い香りがするメラノイジンができる。

　調味料を加えることも料理の重要な側面であるが，食塩を例外として，ほとんどの調味料もまた食品の調理・加工から作られたものである。たとえば醤油や味噌は発酵で生じる味成分を濃縮したものであるし，ウスターソースやケチャップは発酵させてはいないが，煮詰めて味成分を濃縮している。日本料理を特徴づける味は昆布，かつおぶし，煮干し，干しシイタケなどの「だし」を基調としたもので，これは基本味という考え方からすればうま味であるが，これらもすべて食品から抽出されたものである。

　調味料は「料理の味つけ材料」と勘違いされることが多いが，調味料の役割は決して料理の味つけにとどまるものではない。一例として塩の効果をまとめると，次のようになりこれらも食品の物性向上に寄与している。①塩味をつける，②食べ物から水を取り出す，③体に必要な栄養分を補う，④タンパク質を固める，⑤色止めをする，⑥微生物の働きをおさえる。

3 味覚の生理学

3.1 舌での感覚

　味覚とは口内で感受した味情報を，神経系を経て脳で認識する化学感覚であるが，そこには多くの現象が関与している。

　味にはショ糖などの甘味，NaClなどの塩味，水素イオンの酸味，キニーネなどの苦味そしてグルタミン酸ナトリウムなどのうま味が基本味と考えられている。もともと，我々が感じる味は多種多様であり，味を分類すること自体かなり無理がある。しかし5基本味を代表する上記の物質はそれぞれ際立った特徴を有することも事実であり，実用面では基本味という考え方はそれなりの合理性がある。

　ヒトが味を感じる器官は口であるが，実際に味を感知する味細胞に至るにはさまざまな構造体がある。ヒトが口腔で味を感じるのは当然のように思われるが，魚は味覚器と嗅覚器の分化がはっきりしておらず，体の表面にも味覚器が存在する。昆虫には口のまわりだけでなく，たとえば足にはえている毛などにも味覚器がある。ハエは食べ物の上にとまって，足の先端で味を判定し，吻を伸ばして食べ物を摂食する。小林一茶に「やれ打つなハエが手をする足をする」という俳句を読ませたハエのしぐさは「命乞いではなく，ごちそうを楽しんでいる様子」だったのかも知れない。

　鏡を見ながら舌を長く出すと，ザラザラした細かいブツブツが見られるだろう（図1）。これが乳頭であり，有郭乳頭，葉状乳頭，茸状乳頭などが知られている[1]。茸状乳頭がもっとも多く，舌の全面に存在する。有郭乳頭は舌根部に10〜12個が逆V字状に並んでいる。葉状乳頭は舌の縁にヒダ状に存在する。

　個々の乳頭には花のつぼみに似た構造体が存在し，味蕾と呼ばれている。味蕾は図2に示すように，長さ60〜80μm，直径50μm程度の大きさで，30〜70個の味細胞から構成されている。個々の乳頭の中には複数の味蕾が存在する。とくに有郭乳頭中の味蕾の数は多く，成人の1個の

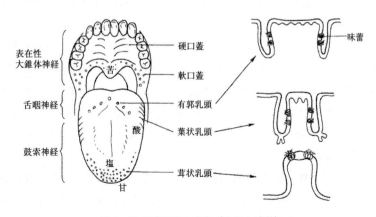

図1　舌の味覚器の分布（乳頭と味蕾）

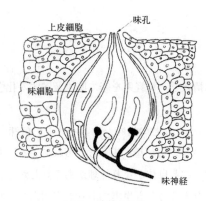

図2　味蕾の構造

　有郭乳頭中には約250個の味蕾が含まれていて，ヒト成人では全部で5000〜7000個の味蕾をもっている。

　味蕾は数十個の細胞が集まった組織であって，これが味覚器である。味蕾の中の10〜30％程度が味を感知する味細胞とされている。味蕾の上部は周辺の上皮に小さな穴が空いたように見えるので，これは「味孔」と呼ばれ，ここで味覚の第一過程，すなわち味物質の受容体への結合が起こる。味細胞で受け取られた情報は複雑な過程を経て神経伝達物質の情報に変換されるが，別の言葉でいえば，外界情報から神経情報への変換となる。1本の味神経はおそらく10個程度の味蕾にある味細胞とシナプスを形成していると考えられている。また味細胞からみた場合も1個の細胞が1本の味神経とひとつだけのシナプスを作っているとも限らないようで，味細胞と味神経の対応は複雑である。

3.2　受容体（レセプター）

　五感は生物の外界認識能力であるが，これらはそれぞれが類似の受容体で感知されているようなので，共通のものから進化したと考えられる。ウイルスからヒトまで遺伝暗号が同じであることを考えれば，各種受容体に類似性がみられても不思議ではない。

　味覚や嗅覚のみならず他の感覚にも共通する受容体タンパク質は図3に見られるように，細胞膜を7回貫通し細胞内のGタンパク質と連動して作用するGタンパク質共役型受容体である[2,3]。この種のタンパク質は視覚や聴覚・触覚さらにはホルモン受容に関与するタンパク質とも親戚関係にある。長くつながったアミノ酸が，膜の外側からアミノ基（NH_2）で始まり，内側に入ってまた外側に折れ曲がるというのを7回くり返し，最後に内側のカルボキシル基（COOH）で終わる構造となっている。

　味を受容するタンパク質もこの7回貫通型であり，この受容体に結合したGタンパク質が細胞内にあり，味物質を受容すると二次メッセンジャーを細胞内に放出し，最終的にイオンチャネルが開き，イオンが流れ，電位変化を生じさせる。

第3章　味覚

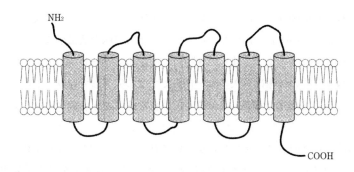

図3　7回貫通型レセプタータンパク質

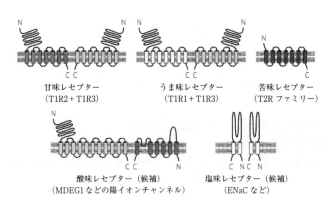

図4　味覚受容機構（5基本味のレセプター）

　ショ糖，ブドウ糖やサッカリンなどの甘味物質はT1R2＋T1R3の二量体で受容される（図4）。一方，うま味の受容体はT1R1＋T1R3の二量体であって，甘味の受容体によく似ている。我々は甘味とうま味を別の基本味としているが，両者は近縁なのかも知れない。

　苦味物質はGタンパク質共役型受容体T2Rファミリーで認識される。このT2RはT1Rファミリーとは異なり変化に富んでいる。これは苦味物質側にニガリのように親水性物質から疎水性の巨大分子まで多様な種類があることに対応しているのであろう。T2Rファミリー遺伝子は200ほど得られていて，現在それに結合する物質（リガンド）の同定が行われつつある。

　これらに対して酸味と塩味はイオンチャネルで受容されるという見解が主流である。酸味はMDEG1などの陽イオンチャネルで受容されるもようである。塩味はアミロライド感受性の上皮性ナトリウムチャネル（ENaC）に類似のチャネルが候補にあがっているが，詳細は不明である。

3.3　舌から脳へ

　前述のように味は乳頭中の味細胞によって受容される。舌の前部にある乳頭は鼓索神経に，また舌の後部の乳頭は舌咽神経につながっている。これらの神経（一次ニューロン）は延髄の孤束

核に入り，孤束核からの神経（二次ニューロン）は視床に達する。さらに視床からの神経（三次ニューロン）は大脳皮質の味覚領につながっていて，そこで味の認識がなされる。一次ニューロンから三次ニューロンに至るまで，種々の味物質に対するニューロンの応答電位の様子はほとんど変化しない。つまり味の情報は一次ニューロンですでに完成しており，二次，三次ニューロンはその情報を脳に伝えるだけである。このことは「舌で感じる味」は客観的であることを意味している。

　大脳皮質には味覚以外のさまざまな情報が集約される。そこには食べ物の視覚情報，嗅覚情報，聴覚情報や舌ざわりや歯ごたえなどの情報も来る。脳はまた意識や感情を生み出す組織でもあり，その食べ物に対する好き嫌いも生じよう。それゆえ「脳で感じる味」はきわめて主観的にならざるを得ない。

文　　献

1) 都甲潔編著, 味覚センサ, p.41, 朝倉書店（1993）
2) 榎森康文, 現代化学, 11, p.14 (2004)
3) 都甲潔, 飯山悟共著, トコトン追及 食品・料理・味覚の科学, p.18, 講談社（2011）

第4章　味覚センサ

都甲　潔*

1　「味」とは

　おいしさの判定には，味覚，嗅覚，視覚，聴覚，触覚といった五感のみならず，そのときの体調や気分，そして生まれ育った食環境すらもきいてくる。従って，食品の味や匂い，食感等に起因するおいしさを評価することは機械では不可能で，人間しかできない，ということになる。しかしながら，これは人の舌の味細胞で感じる基本的な味すらも，これまで測ることができなかったことが少なくともその一因であろう。もしも味を数値化できる装置があれば，私たちの食に対する考え方，そして食文化は大きく変わることが期待される。

　私たちの感じる「味」はずいぶんと主観的な量である。長さや重さといった他の量と比較してみよう。これら長さや重さは物質の属性である。つまり，これらの量は人間と無関係なところで存在する。人がいなくても，物質の長さや重さといった量は存在しうる。計測とは本来，人間と無関係なところで存在する量，すなわち客観的要素が強いものに関するものであった。ところが，味や匂いは人がいて初めて意味をもつ。化学物質が味や匂いをもつわけではない。人が味わって，嗅いで初めて味と匂いが認識されるのである。

　私たちは，「味」という言葉を普段それほど厳密には用いていない。「これどんな味？」と尋ねるときの多くは，舌で感じる味のみならず，鼻に来る香りもごっちゃになって話している。オレンジジュースとりんごジュースを，鼻をつまんで飲むと区別がつかなくなることが多々ある。そのとき，私たちはこう言う。「これまでジュースは舌で感じていると思っていたのですけど，鼻もきいているのですよね」と。

　このように考察してくると，「味」には「脳で感じる味」「頭で知覚する味」と「舌で感じる味」の2種類がありそうである。実際，一般に私たちが言葉にする「味」とは前者のことであり，味覚，嗅覚，触覚といった五感が統合されて生じる感覚である。ここまで来てしまうと，「味」は主観のかたまりである。

　さて，それでは，「舌で感じる味」はどうだろうか？　実はこれはかなり厳密に定義できる。なんとなれば，味細胞につながっている味神経の応答を調べることで，酸味を感じた，甘い物質に応答した，などと判定できるからである。この事実からわかるとおり，「舌で感じる味」は客観的なものであり，場合によっては定量的な議論も可能なのである。ここで紹介する味覚センサ[1〜9]は，「舌で感じる味」を数値化するものである。

　＊　Kiyoshi Toko　九州大学　大学院システム情報科学研究院　主幹教授

2　味覚センサの原理と構造

　味覚センサは今から約20年前の1989年に発明された。脂質と高分子を混合して作った膜（脂質／高分子膜）を味物質の受容部分とし，この複数の受容膜からなる電位出力応答から味を数値化（デジタル化）する。この受容膜と「味を測る」という測定原理が世界で認められた特許となっている。後述のように，センサの応答閾値がヒトと近く，応答強度もヒトと同じく対数的に変化するため，単純な線形変換で，ヒトの感じる基本味の数値化に成功している。

　脂質／高分子膜は，舌の細胞の生体膜が脂質とタンパク質からできていることに着目し，その構成成分の1つである脂質を実際に利用できる形で作り上げたものである。図1に受容膜の模式図を示している。脂質，ポリ塩化ビニル，可塑剤からなる。脂質はその親水基（水になじむ部分）を水相へ向け，疎水部（水をはじく部分）を膜内部に向けているという自己組織化構造をとる。「自己組織化」とは，自分で自分を作り上げるということである。その例を雪の結晶に見るごとく，見事な造形である。シャボン玉然り，私たち生物もそうである。自分で自分を修復したりする，つまり自己組織化能をもった機器は未来の機器であるが，味覚センサはその先駆けの機器と言える。

　脂質膜電極は塩化ビニルの中空棒にKCl溶液と銀線を入れ，その孔に脂質／高分子膜を貼りつけたものである。特性の異なる脂質膜電極を複数準備し（最大8本装着可能），脂質膜電極と基準となる参照電極との間の電位差を計測する。

　図2に，現在市販されている味覚センサ（味認識装置TS-5000Z）を示す。SA401，SA402，SA402Bと年々改良されてきた味認識装置だが，TS-5000Zに新規に追加された機能は，使い勝手が向上し，解析とグラフ機能が充実し，ネットワーク対応となった，ということである。また，保守についても，装置の自己診断機能を搭載した。OSにはLinuxを使用し，システムが安定に

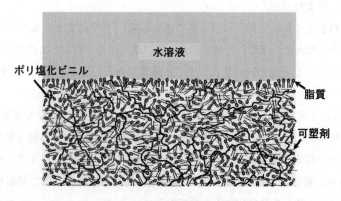

図1　脂質／高分子膜の模式図

第4章 味覚センサ

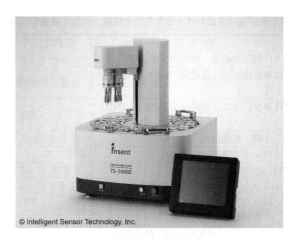

図2 味覚センサ
味認識装置 TS-5000Z, ㈱インテリジェントセンサーテクノロジー製

なったため，連続運転ができるようになっている．大幅な改良が施され，機械に疎い人でも自由自在に操作できる機器にまで成長したのが今の味覚センサである．

3 基本味応答

表1に味認識装置 TS-5000Z の表現する味をまとめている．「先味」とは，食品を口に含んで直ぐ感じる味のことであり，「後味」とは，後から味を感じ，後まで残る味のことである．

また，表中のセンサ名に記載した CPA とは，サンプル測定後に十分な洗浄をしないで，膜を基準液に直ぐ浸け，膜の電位応答変化から膜に吸着した化学物質を検出する操作のことで，人でいうところの「後味」に相当する．CPA は，Change in electric Potential due to Adsorption of chemical substances（化学物質の吸着による電位の変化）の略である．

先味に属する味として，「酸味」「苦味雑味」「渋味刺激」「うま味」「塩味」「甘味」，後味に属する味として「ミネラル系苦味」「食品用苦味」「医薬品用苦味」「渋味」「うま味コク」がある．先味に属する「渋味刺激」の「刺激」は，先に来る味という意味で，後味の「渋味」と区別する意味で使っている．「ミネラル系苦味」は，にがり系苦味ともいえよう．

「苦味雑味」という言葉は普段聞きなれないが，日本酒などの隠し味として有効な味である．苦味物質をフィルターでカットしてしまうと，その日本酒は水っぽくなり，おいしくなくなる．逆に苦味物質が多すぎると，苦味となり，商品価値がなくなるとのこと．微量の苦味雑味をもたせることは，日本酒業界ではトレンドとなっている．

私たちの感じる「コク」に関係あるのは，苦味雑味と後味としてのうま味である．

また，スープやめんつゆでは，先味のうま味より後味のうま味の方が重要である．たとえば，有名なコク増量剤であるグルタチオンでは，先味では検出できず，後味が大きく変化する．この

食品・医薬品のおいしさと安全・安心の確保技術

表1 味認識装置における味の名称と特徴，有効な食品や医薬品

	名称	味の特徴	有効な食品や医薬品	センサ名
先味	酸味	クエン酸，酒石酸，酢酸が呈する味	ビール，コーヒー	CA0
	苦味雑味	苦味物質由来で，低濃度ではコク，雑味，隠し味	豆腐，日本酒，スープ	C00
	渋味刺激	渋味物質由来で，低濃度では刺激味，隠し味	果実	AE1
	うま味	アミノ酸，核酸由来の出汁味	スープ，めんつゆ，肉	AAE
	塩味	食塩のような無機塩由来の味	醤油，スープ，めんつゆ	CT0
	甘味	糖類，糖アルコールに応答	和菓子，洋菓子等	GL1
後味	ミネラル系苦味	カルシウム，マグネシウムのような無機イオン由来の苦味	ミネラルウォーター，牛乳	AN0(CPA)
	食品用苦味	多くの食品に見られる苦味 (マイナスイオンの苦味：例 酸性苦味)	ビール，コーヒー	C00(CPA)
	医薬品用苦味	多くの医薬品に見られる苦味 (プラスイオンの苦味：例 塩基性苦味)	塩酸キニーネ，塩酸セチリジン，塩酸ロペラミド	BT0(CPA)
	渋味	カテキン，タンニン等が呈する味	ワイン，お茶	AE1(CPA)
	うま味コク	持続性のあるうま味	スープ，めんつゆ，肉	AAE(CPA)

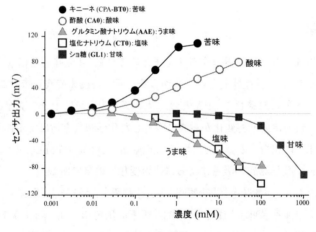

図3 五基本味応答

ようなスープやめんつゆのコクは，うま味が重要であるという事実を踏まえて「うま味コク」と命名された。

これら「苦味雑味」と「うま味コク」は食品業界にたいへん好評に受け入れられている。

図3に味覚センサの五基本味応答を示す。特徴はその応答閾値がヒトと近いこと，また濃度の対数に線形に応答する領域があることであり，これは生体系でよく知られたWeber-Fechnerの法則(感覚強度が刺激の対数に比例して変化)と合致する。各味への応答は，各味へ特化した脂質膜センサの応答である。苦味と酸味の応答閾値が低いのは，これらが一般的に生体にとり毒で

第4章　味覚センサ

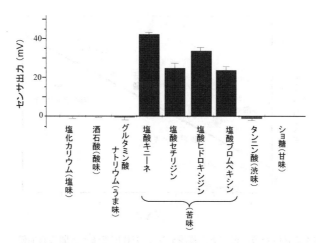

図4　脂質膜センサ BT0 の五基本味と渋味への CPA 応答値[8]

あるからに他ならない。

図4は脂質膜センサBT0の五基本味と渋味への応答を示している[8]。本センサは甘味，酸味，塩味，うま味，渋味にはほとんど応答せず，苦味を呈する塩酸キニーネ，塩酸セチリジン，塩酸ヒドロキシジン，塩酸ブロムヘキシンに大きく応答していることがわかる。このような各味にのみ応答する脂質膜は，脂質と可塑剤の割合を微妙に調整する，つまり，電荷と疎水性の巧みなバランスをとることで，その開発に成功したものである。例えば，苦味を受容するセンサ BT0 では脂質含量を少なくし疎水性を高めている。逆に，塩味センサ CT0 では荷電脂質の含量を多くし，親水性を高め，イオンとの静電相互作用を起こりやすくしている。加えて，わずかの味物質の添加で大きな膜電位変化が生じるように，脂質含量の最適領域を選択している。さらに，3ヶ月以上のセンサ使用に耐え得るような脂質を採用している。

図5は，種々の苦味物質に対する脂質膜センサ BT0 応答値と人間の官能値との相関を示している[8]。縦軸がセンサの出力，横軸が人の味わい試験（官能検査）による苦味強度である。たいへん良好な結果，つまり人が苦いと感じる物質には大きなセンサ出力が得られている。センサで，人の感じる苦味を数値化できるのである。

このように，各受容膜は各味に固有に選択的に応答する。著者は，味覚センサのこの性質のことを「広域選択性（global selectivity）」と呼んでいる。従来の化学物質への高い選択性と比して，個々の化学物質ではなく味質に分類し，選択性を有することをこう呼んだのである。

欧米の electronic tongue や electronic nose では全く異なる手法を採る。複数のセンサの出力から構成される応答パターンから，味や匂いを総合的に判断する。ところがこの方法は必ずしも良い方法ではない。特定の測定対象に話を限定すれば，味や匂いの数値化は不可能ではないが，一般に拡張しようとすると，とたんに破綻する。測定対象が異なると，応答パターンも大きく異なってくるので，同じ手法を使ったとしても，同じ結果になる，つまり正しい解（いまは味質）

食品・医薬品のおいしさと安全・安心の確保技術

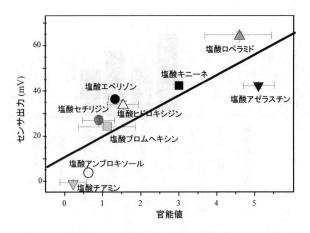

図5　種々の苦味物質に対する脂質膜センサ BT0 応答値と人間の官能値との相関[8]

を与えるとは限らないからである。ここに主成分分析をはじめとした統計解析の難しさがある。これらのシステムは，もともと，選択性の低いセンサが先にあり，それらを単に並べて，コンピュータで統計処理すれば済む，という思想に由来する。しかし，この方法では味や匂いは数値化できないのである。せいぜい品質の違いを見る程度しかできない。我が国発の科学技術である味覚センサ（taste sensor）はまさしく「味を測る」センサであり，ここに味覚センサが世界でも近年売れ行きが急上昇している理由がある。

4　食品への応用例

味覚センサはすでにビール，発泡酒，日本酒，焼酎，ワイン，水，お米，パン，肉類，野菜類，果物，だし，スープ，緑茶，コーヒー，味噌，醤油，牛乳，ヨーグルトなど数多くの食品の味の数値化や品質評価に使われている。

図6は世界のビールの味を苦味（モルト感）と酸味（キレ・ドライ感）の軸で示したテイストマップである[9]。エビスは苦味の強いビール，スーパードライはその謳い文句どおりキレ・ドライ感が強い。中国の Tsingtao は苦味が強く，イギリスの Bass Pale Ale やオーストラリアの XXXX もキレ・ドライ感が強いことが一目で見て取れる。

私たちは，味を眼で見ることができるのである。

5　ハイブリッド・レシピ

味覚センサで，コーヒー牛乳と「麦茶＋牛乳＋砂糖」を測った結果を図7に示す。よく似た味のパターンをしていることがわかる。甘味，うま味，苦味，塩味，コクと，ほぼ完全に同じである。実際，飲んでみると，区別がつかないくらい両者は似た味をしている。

第4章 味覚センサ

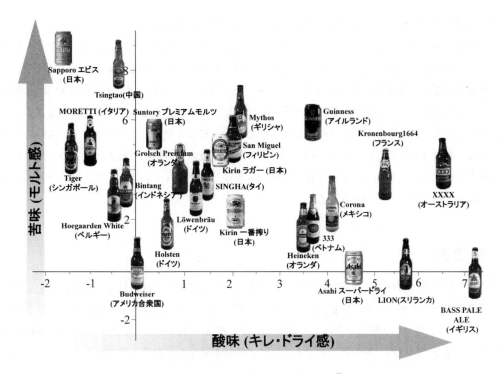

図6 世界のビールのテイストマップ[9]

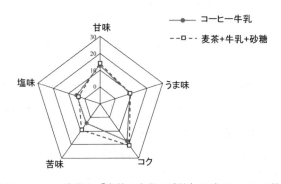

図7 コーヒー牛乳と「麦茶＋牛乳＋砂糖」の味パターンの比較

　しかし，一体どうしてコーヒー牛乳と「麦茶＋牛乳＋砂糖」の味が似ているのだろう？　実は，麦茶と薄目にいれたコーヒーの味は元々よく似ているのである。スウェーデンの知人が興味深いことを教えてくれた。第1次および第2次世界大戦の頃の話である。スウェーデンの人は，当時輸入が困難であったコーヒーを飲まずに，大麦やトウモロコシ，ライムギで作った茶を飲んでいた。その中でも，麦茶は人気があり，コーヒーに味がよく似ていたというのだ。
　麦茶に砂糖を入れることで甘くなり，牛乳を入れることでコクが増したのが，麦茶＋牛乳＋砂

糖の味であり，これがコーヒー牛乳の味となったということである。

　味覚センサを利用することで，異なる食材を組み合わせ，他の食品の味を再現することは容易である。例えば，高級な食材を使わなくても，安価な食材で高級な食品の味を出すことは決して不可能ではない。著者は，そのようなレシピを「ハイブリッド・レシピ」と呼んでいる[1]。鶏の肝にマヨネーズをしみこませると，フォアグラの味に似てくる。また，山芋に豆腐と塩コショウを加えることで，ホワイトソースの味となる。このレシピはカロリーがホワイトソースの約半分であり，健康食品そのものである。同じ味であれば，値段の安い料理や低カロリーの食品の方が健康志向の消費者にはもちろん有り難いわけで，今後，味覚センサを活用することで今後，このような例が増えることが期待される。

6　食譜

　味覚センサは，これまで舌で味わうことしかできなかった食を，目に見える形で表現することを可能とした。味覚センサの価値は，人だと他の感覚とごっちゃになり，区別のつかない「舌で感じる味」（味覚）を客観化できたことにある。この複雑に絡み合った現象を丁寧に解きほぐし，各要素（味覚）に分解・抽出したのである。この操作が科学の一般的手法であることは論を俟たない。

　音楽は，本来聴覚の分野に属する文化である。しかし，それを視覚で処理できる楽譜（musical scores）が普及したために，私たちは21世紀にあってモーツァルトやベートーベンの曲を再現できる。同様に味を再現できる機器を用いることで，「食の楽譜」である「食譜」（food scores）を創ることも夢ではない。このような共通の言語，伝達手段の確立により，誰にでもわかる共通の尺度をもって味を語り合える時代が来るであろう。

　これまで私たちは，平安時代や奈良時代の食を，残された数少ない文献を頼りに，手探りで再現するしか方法がなかった。古代の食と現代の食は，同じ食卓には並ばないのである。しかし，味覚センサをもった21世紀の私たちは違う。現代の食を未来につなぐことができるのである。秘伝の味，お袋の味，伝統の味をいつ，どこででも再現できる。心で思い，感じる「おいしさ」，それを私たちは形に表すことのできる時代にいるのである。

文　　献

1) 都甲　潔, ハイブリッド・レシピ, 飛鳥新社 (2009)
2) 都甲　潔, 飯山　悟, トコトン追求 食品・料理・味覚の科学, 講談社 (2011)
3) 都甲　潔, 感性の起源, 中央公論新社 (2004)

4) 都甲　潔，味覚を科学する，角川書店（2002）
5) 都甲　潔，旨いメシには理由がある，角川書店（2001）
6) 都甲　潔　編著，感性バイオセンサ，朝倉書店（2001）
7) K. Toko, Biomimetic Sensor Technology, Cambridge University Press（2000）
8) Y. Kobayashi, M. Habara, H. Ikezaki, R. Chen, Y. Naito and K. Toko, *Sensors*, **10**, 3411（2010）
9) 都甲　潔，電子情報通信学会誌，**94**, 475（2011）

第5章　嗅覚

柏柳　誠*

1　はじめに

　感覚器は，我々生物が生き残るため必要な情報を集めるために発達してきた。生きていくためには，食べていかなければならない。何日も食べることができずに餓死する寸前の状況で，かなり腐っている食べ物を見つけたときにどのように判断するかは生死を分ける。食べないと死ぬかも知れないが食べると死ぬかも知れない状況で判断するためには，味だけではなく他の情報を総合的に勘案することが得策である。

　食の安全を担保する情報の一つは，嗅覚から得られている。腐敗に起因する匂いは，食べない方がいいことを酸味とともに知らせてくれる。一方，美味しさを構成する重要な要素は，うま味や甘味に加えて，匂いである。風邪を引いたときに食べる料理を美味しいと感じることができない大きな原因は，鼻がつまって食べ物の匂いを感じることができないからである。匂いは，味覚に大きな影響を与えている[1]。たとえば，イチゴの香りを嗅いでいると，甘味をより強く感じる。また，醤油の匂いは塩味を増強する。さらに，セロリの匂い成分は，鳥出汁のスープのうま味を増強する。匂いによるこれらの味覚の増強効果は，味物質，味を受容する味細胞あるいは味受容蛋白質に対する直接の作用によるものではないことが示されている。ココアフレーバーはココア飲料の苦味を増強し，バニラフレーバーは甘味を増強する。しかしながら，鼻クリップをするとココアフレーバーやバニラフレーバーの味に対する効果が見られない。このことは，匂いを受容する嗅上皮（後述）に匂い物質が到達することが必要であることを示している。また，病気で嗅覚を消失しても，甘味，塩味，苦味や酸味そのものを同定する機能や感じる機能には低下は見られない。嗅覚は，食べ物を食べていいのかどうかを判断する脳の前島，前頭弁蓋，眼窩前頭皮質や前帯状皮質に情報を伝え，温度，噛み心地，見た目の美味しさなどの他の感覚に加えて食品の総合的な判断に大きく寄与している。

2　匂い物質の性質

　匂いを感じている嗅覚系は，陸棲の動物の場合は揮発性の匂い物質を受容し識別している。一方，魚類などの水棲動物は，比較的限られた種類のアミノ酸や胆汁酸のような水溶性物質を受容している。空気中に揮発する性質の匂い物質と水溶性の匂い物質は，全く違うものと思われる。

---

　　*　Makoto Kashiwayanagi　旭川医科大学　生理学講座　神経機能分野　教授

この判断は,ある意味で正しいし,ある意味では正しくない。正しくない理由は,揮発性の物質といえども,後で説明する嗅細胞で受容される前に,一度嗅細胞の表面を覆っている嗅粘液に溶ける必要がある。したがって,揮発する性質を持つとともに嗅粘液に溶ける性質を持つことが匂いの必要条件である。メタン,エタンやプロパンなどは水にほとんど溶けないために,匂い物質として受容されない。揮発する物質を受容する陸生動物の匂い受容と水に溶けやすい物質を受容する水棲動物の匂い受容は,違う点もいくつかある。一つは,匂い情報が嗅細胞で電気的な情報に変換される機構が,陸棲の動物とはやや異なっている点である。

揮発性の匂い物質の種類は,非常に多い。匂い物質は,10万種類とも40万種類ともいわれている。大学や企業で有機合成の研究にいそしんでいる研究者たちが新しい揮発性物質の合成に成功すると,我々が感じる匂い物質の種類がまた増えることになる。水に溶けにくい疎水性の高い物質は,低濃度で匂いがする。ヒトの場合,水に溶けやすいプロパノールは,高濃度でないと匂いを呈しないが,疎水性度の高いヨノンはこれより10,000分の1の低濃度で匂いを呈する。このような関係は,匂い物質が疎水結合により受容部位に結合することに起因している。また,脂質への吸着度が匂い感度によく相関することから,脂質も匂いの受容に重要であると考えられる。

本章では詳しく紹介しないが,嗅いでいるとは意識しないうちに体内の内分泌系が変化している匂いとして,フェロモンが存在する。フェロモンは,動物だけの話,あるいは,週刊誌だけの話とはいえない。たとえば,親しい女性の間で見られる月経周期の同期は,科学的に確立したフェロモンの効果として認められている[2]。

3 匂い受容器

鼻腔の奥の方は,嗅上皮で覆われている(図1a)。嗅上皮は,嗅細胞(図1b),支持細胞と基底細胞から構成されている(図1c)。これらの細胞のうち,嗅細胞だけが匂い分子の受容機能を持つ。匂い物質は,二つの経路で嗅上皮に到達する。一つは,オルソネーザル(orthonasal)経路で,鼻孔から外部に存在する匂い物質が運ばれる。もう一つは,口腔から鼻咽頭を経由するレトロネーザル(retoronasal)経路で,食品が口の中で咀嚼されることや体温により暖められることにより食品の中から放出された匂いが感じられる。この経路は,食品あるいは経口投与される薬の匂いを感じる際に重要で,レトロネーザルアロマや咀嚼香と呼ばれている。

嗅細胞は,遺伝子情報が含まれている核が存在し,遺伝子にコードされた蛋白質が合成されている細胞体,樹状突起を介して細胞体とつながっている嗅小胞,嗅小胞から伸びている10本近くの嗅繊毛から構成されている。走査型電子顕微鏡で観察すると,嗅上皮の表面には嗅小胞と嗅繊毛が見える(図1a)。嗅線毛を有することは,匂い分子と接する細胞膜の面積を広げる利点を持っている。嗅上皮の表面を覆っている嗅粘液の中には,非特異的に匂い物質と結合する匂い物質結合蛋白質が存在している。この蛋白質は,粘液中の匂い物質濃度を高めることにより嗅覚の

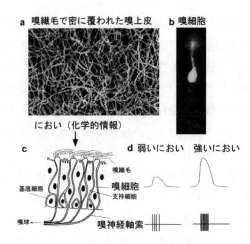

図1 匂いを受容する嗅覚器
匂いは，嗅線毛で覆われた嗅上皮中に存在する嗅細胞で受容される。
嗅細胞は，化学的な情報である匂い情報を電気的な情報に変換する。

感度を増強させる役割と嗅線毛近傍の匂い物質を素早く除去して新たな匂い物質に対して応答する準備を助ける役割が考えられている。また，嗅細胞は神経細胞の一種であるので，細胞体から嗅覚一次中枢である嗅球に伸びている神経軸索を有している。嗅神経の末端は，嗅球の僧帽細胞と呼ばれる神経細胞と糸球体でシナプスを介して匂い情報を受け渡している。

　我々の脳の中では，多数の神経細胞で構成される回路網を電気信号が行き交うことにより外部情報を処理し，認知している。コンピューターで情報処理をするためにはキーボードから入力することが必要なように，匂い情報は脳で情報処理されることが可能な電気的情報に変換されることが必須である。この役割を担っているのが嗅細胞で，匂い物質が持つ化学的な分子情報を電気的な受容器電位と呼ばれる電位変化に変換している（図1d）。匂い物質が嗅線毛に存在する受容体に結合すると，cAMPと呼ばれるセカンドメッセンジャーが産生される。cAMPは，嗅線毛に存在するイオンチャネルを開口し，受容器電位が発生する。アナログ信号である受容器電位は，そのままでは神経軸索を伝わるうちに強度が減衰してしまい，脳まで匂い情報を伝えることはできない。一方，神経インパルスは，全か無かの法則の元に発生するデジタル信号で，その強度は減衰することがない特性を有している。そこで，嗅細胞は，受容器電位を中枢に情報が劣化することなく伝えることが可能な神経インパルスにさらに変換し，神経軸索を介して匂い情報を中枢に送っている。匂いの強度が増加すると，それに対応して受容器電位の振幅も増大する。この結果，単位時間あたりに発生する神経インパルスの数も増加する（図1d）。すなわち，匂いが強くなると，嗅神経を伝わる神経インパルスの発生頻度が増加する。

　基底細胞も，匂いの受容に重要な役割を持っている。匂い物質の中には，細胞に有害なものが数多く存在している。体にとって有害な物質の存在を真っ先に感じるのは嗅覚である。有害な化学物質に日常的に接している嗅細胞は，常に細胞死と直面している。生物は餌をとることや捕食

第 5 章　嗅覚

者から逃れて生き残るために片時も嗅覚は欠くことができない。嗅覚機能を失わない方策として生物が獲得してきた仕組みは，有害な物質により損傷を受けなくとも，一定の期間働いた嗅細胞は捨てて，新しい嗅細胞に置き換えることである。基底細胞は嗅細胞に分化する能力を有していて，新しい嗅細胞の供給に備えている。ヒトでは調べられていないが，ラットの場合，嗅細胞はおよそ30日で脱落して，新しい細胞に置き換わる。また，嗅覚系の驚くべき能力の一つは，このようにセンサー部位にあたる嗅細胞が新しい細胞に置き換わって脳との接続が一旦途絶えても，匂いの認識自体は保持されるような神経回路の再構築がなされていることにある。

4　匂いの識別

　動物が餌を探すときには，非常に微弱な対象物の匂いを感じる必要がある。また，嗅覚を頼りに餌に近づいて行くためには，少しずつ強い濃度の匂いを感じていく能力が必要となる。遠いところに存在する餌を食べるためには，匂いを感じる濃度範囲が広い方が有利である。障害物の存在や夜など目を用いて確認できない場合などには，なおさらこのような特性は重要である。筆者が調べたカメの嗅覚器は，10万倍の濃度範囲で匂い物質の濃度の違いを応答強度の違いとして認識していた。嗅覚器のこのような特性は，生物が生き抜くために長い年月を経て獲得されたものと思われる。

　嗅覚器は，多種多様な匂いを鋭敏に検知するだけではなく，識別する能力を有している。たとえば，異性体は，分子を構成する各元素は同じであるが，その結合する様式が異なっているだけの違いしかない。構造異性体は，分子の形が全く異なることがあるが，光学異性体は分子の形が非常によく類似している。各種異性体は，嗅覚器でどのように受容されているのであろうか。光学異性体に対する濃度 ― 応答の曲線はほぼ重なっていて，応答が生ずる匂い物質の最小濃度（閾値濃度）も変わらない。この結果は，匂いを感じる強さという点では，両者の違いを識別することはできないことを意味する。異性体間で疎水性度がほとんど変わらないことを考えると，異性体間で匂いの強さに差がないことが理解できる。

　匂い応答の一つの特徴が，慣れ（順応，脱感作）が生ずることである。つまり，同じ匂いを連続的に嗅いでいると，匂い物質が存在していても匂いを徐々に感じることができなくなる。このような嗅覚器の特性は交差順応法と呼ばれる実験手法に応用され，匂いの識別能力を調べるための貴重な手段となっている。図2のように，トランス-3-ヘキセノールをカメに与えると応答が生ずるが，匂いを与え続けていてもやがて順応して応答が消失する[3]。この状態でシス-3-ヘキセノールを与えると，新たな応答が生じる。この結果は，カメ嗅細胞がシス体とトランス体の異性体を明確に識別できることを示している。嗅覚器は，識別の程度はさまざまであるがいろいろな光学異性体を非常に厳密に構造の違いを識別している。

　ヒト梨状皮質における匂い応答性を交叉順応法を適用してfMRIで解析され，匂いの構造が類似すると交叉順応が生ずる部位が存在することが示された[4]。この結果は，嗅球で構造に依存し

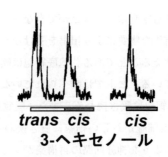

図2　交叉順応法による匂い識別の解析
トランス-3-ヘキセノールをカメ嗅覚器に与えると応答が生ずるが，やがて順応が生じて応答が見えなくなる。続けて，シス-3-ヘキサノールを与えると，シス-3-ヘキサノールを単独で与えたとき（右）と同様な大きさの応答が生じた。

た情報の収束が生じている結果をよく反映する。一方，他の部位では構造ではなく，匂いの質が同様な匂い物質で交叉順応が生じていた。この結果は，匂いの質を考える上で嗅球から出力される情報のさらなる解析が必要であることを示唆している。

　我々は，物質が手のどこに触れたか，足のどこに触れたかを認識することができる。これは，大脳皮質の体性感覚野と呼ばれる部位が手の指の感覚を感じる場所や足の指の感覚を感じる場所と厳密に分かれて存在しているためである。このような様式を体性感覚野における体部位局在性再現と呼ばれている。森憲作らは，匂い地図という概念で複雑な匂い選択性を整理した[5]。すなわち，あたかも体性感覚野で体部位再現性が認められるように，匂い物質の構造や官能基に由来する匂い情報が部位特異的に嗅球に配置されていることを示した。

　また，高木貞敬らは，嗅球から梨状皮質，さらに眼窩前頭皮質外側後部と，匂い情報が高次に次々と伝えられても匂いの選択性がほとんど変わらない経路も存在することを示した。これは，脳で意識して使える情報の量が限られているので，脳機能を無駄に使わないためであろう。睡眠中に火事による焦げた匂いのような何らかの匂い情報がもたらされたときには，まずは，詳細な情報を検討する前に脳を覚醒状態に戻すことが必要なので，匂いの詳細な質・強度の特定は後回しにしてもよい。

5　三叉神経による匂い受容

　近年，ドイツのHummel教授のグループは，三叉神経がヒトの匂い受容に重要であることに注目している[6]。以前から，匂い物質は，嗅細胞以外の細胞に応答を引き起こすことが知られていた。たとえば，カメの三叉神経は，嗅神経と同程度の高感度で，各種の匂いに応答する。また，カタツムリの巨大細胞や神経芽細胞腫も各種の匂いに対して応答する。今のところ，これらの細胞全てが嗅細胞と同様に1,000種類におよぶ匂い受容体を発現していることは示されていない。

　一方，脂質のみから作製したリポソームでも，匂い物質による膜電位変化（匂い応答）が発生

第5章 嗅覚

する。たとえば，ホスファチジルコリンにホスファチジルセリンを混合して作製したリポソームは，カエルやカメの嗅覚器より高感度で匂いに応答する。リポソームを構成する脂質の組成が異なると，匂い応答性が異なる。ホスファチジルコリンだけで作成したリポソームは，シトラールにはよく応答するが，n-酢酸アミルには低い応答性しか示さない。しかし，ホスファチジルセリンを添加したリポソームは，非常に低濃度のn-酢酸アミルに応答する。これらの結果は，匂い受容蛋白質が存在しなくとも，受容膜の脂質組成が異なっていれば，三叉神経でもさまざまな匂いに応答する能力を有していることを示唆する[7]。

文　　献

1) D. M. Small and J. Prescott, *Exp. Brain Res.*, **166**, 345-357 (2005)
2) 柏柳誠，人にフェロモンはあるのだろうか（香り選書 16），フレグランスジャーナル社 (2011)
3) M. Taniguchi, *et al.*, *Am. J. Physiol.*, **262**, R99-104 (1992)
4) J. A. Gottfried, *et al.*, *Neuron*, **49**, 467-479 (2006)
5) K. Mori, *et al.*, *Physiol. Rev.*, **86**, 409-433 (2006)
6) J. Frasnelli, *et al.*, *Neuroscience*, **142**, 541-546 (2006)
7) M. Kashiwayanagi, *et al.*, *Biophys. J.*, **58**, 887-895 (1990)

第6章　味と匂いの記憶

神宮英夫[*]

1　はじめに

　日常生活の中で，ふと嗅いだ匂いから幼少年期に同じような匂いを嗅いだ記憶がよみがえり，その経験の詳細，例えばまわりの景色や人の表情など，多くのことが思い出されてくることがある。

　このような記憶は，通常，長期記憶（long-term memory）と呼ばれている。長期にわたって，時として一生を通じて，記憶されているものである。あることを思い出そうとして，意識してこの記憶の中を探して，そのことを思い出すこともある。しかし，思いもかけずあることが思い出されることもある。味や匂いや触感などの触覚・味覚・嗅覚で，このようなことを日常経験することが多いようである。

　人が物事を長期にわたって記憶するためには，その物事と何らかの関係を持っている必要がある。楽しいことや悲しいこと，驚いたこと，わくわくしたこと，など，その物事に対して，何らかの感情が付随したとき長期にわたって記憶される。例えば，「いい国作ろう鎌倉幕府」として"1192年"を覚えている。これは，1192という無意味な数列に対して，語呂合わせで意味を付与して，自分との関係づけを行い，長期記憶に保存しようとしていることになる。この関係づけが，自我関与と呼ばれている。意味や感情などの手がかりで，自我関与がもたらされる。

　意味による自我関与では，意識的に意味づけが行われる。感情の場合は，本人の意識とは関係なくそうなってしまうので，比較的この長期記憶は，潜在的な要素を持っている。つまり，意識することなく長期記憶に保存され，意識することなくふっと思い出されることになる。

　人のこころの働きを考えるとき，知情意の関係性を理解することが必要である（図1）。知は，知覚・認知・記憶などの働きを意味しており，現在と過去に関わる働きである。五感で現在を受け止め，認知で過去の記憶とのすりあわせを行う。ある香りを嗅いだときに，幼少のころの神社でのお祭りの思い出がふっとよみがえるのは，嗅覚と認知・記憶とのかかわりを意味している。

　意は，意思や意欲などの働きであり，現在から未来へ向けてのこころの働きである。情は，感情や情緒の働きであり，知と情の働きの原動力になっている。ある香りを嫌だと思えばそれ以上嗅ごうとは思わないし，その香りを発しているものから遠ざかろうとする。このように，人とものとの関わりについては，情と意を明確に区別することは難しい。

---

[*]　Hideo Jingu　金沢工業大学　情報フロンティア学部　心理情報学科　教授；感動デザイン工学研究所　所長

第6章　味と匂いの記憶

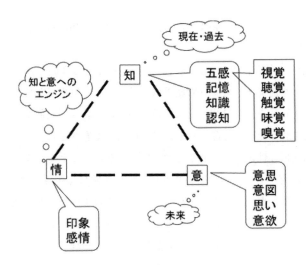

図1　知情意の関係

2　記憶心理物理学

　記憶は，その質的内容についての研究が多く行われている．さらに，日常経験することであるにもかかわらず，味や匂いや痛みなどの記憶に関する心理学的研究はほとんどない．わずかに，味や匂いに関しては"懐かしさ"研究の一部と，記憶の質的内容に関する記述が散見されるだけである．

　思い出された記憶の強度，つまりその程度に関する，記憶の量的内容に関する研究はほとんど行われていない状況である．Algomたちの一連の研究[1~3]では，実験状況の中で，物理量の異なる刺激を提示あるいはその時点の記憶を要求して，時間経過後にその強度の再生を，マグニチュード推定法などを使用して求めている．記憶に関する時間経過は比較的短く，その時点での物理量の特定は非日常的な状況で行われている．このような，記憶内容の量的側面とその物理量の関係は，「記憶心理物理学」（memory psychophysics）と呼ばれている．

　このような日常性から遊離した記憶心理物理学では，必ずしも本質をとらえることにはならない[4]．記憶と感覚・知覚との関係については，心理学が学問として成立する前後に活躍したFechner（1882, Some thoughts on the psychophysical representations of memories）やTichener（1906, An Outline of Psychology）でも述べられている

　従来，心理物理学（psychophysics）は，感覚・知覚の問題として扱われてきた．そして，心理測定法とも呼ばれるように，物理量を受けて人が感じた心理量の適切な表現手法として，現在は考えられている．Fechnerは，当初，刺激と反応との関数関係としての外的心理物理学と，刺激によって生起した生体内の生理的などの変化の関係とから，この生体内の変化と反応を規定する心理量との関係を明らかにしようとした．この関係は内的心理物理学と呼ばれている．

　そして，FechnerやTichenerは記憶と心理物理学との密接な関係を指摘しており，心理物理

学を記憶の問題として見直すことが必要である．このことは，物理量が特定できない場合の心理物理学の可能性を示唆している．

　一般的に，知覚判断や官能評価（sensory evaluation）などの評価自体では，各判断は相互に独立であり，このことを前提として，判断結果は統計を含めて処理されている．しかし，日常経験では，このような相互独立性には現実味はない．例えば，食事の場面で，今食べた食品の甘さの評価は，当然直前に食べた別の食品で感じた甘さに大きく影響されている．もちろん過去の経験を含めて，この相互依存性は考えておかなければならない．たとえ，実験状況に注意をして，休憩を入れるなどの配慮をしても，判断の相互独立性は実際には担保されているとはいえない．そして，記憶は，時間的な変化に大きく依存しており，このような時系列変化は常に相互依存性を内在しているといえる．記憶心理物理学を考えるということは，この相互依存性を織り込んだ心理物理学を確立することになる．より日常経験に近い心理物理学ということである．

3　味の記憶とキー品質

　市販されている飲料を飲んで，通常の官能評価を行うとともに，ある時間経過したあとで，その飲料を思い出しての官能評価を実施することで，味の記憶実験を行った．

　20歳前後の大学生69名に参加してもらった．同一のメーカーが販売している乳酸飲料3種類を使用した．サンプルCの商品コンセプトはサンプルA，サンプルBとは異なった製品である．

　実験は，サンプルを飲んだ直後，1時間後，1週間後の3回にわけてサンプルを評価してもらった．1時間後と1週間後では，実際にサンプルを飲まずにサンプルを飲んだ時を思い出して評価してもらった．評価項目は，片側尺度の5件法で19項目設定した．評価用語は，2名の評価者が実際にサンプルを飲みながら乳酸飲料を表現するのに必要な用語を選定した．品質の評価用語として「香りの強さ」，「香りの良さ」，「甘みの強さ」，「酸味の強さ」，「味の濃さ」，「ねっとり感」，「口残り感」，「喉ごしの好ましさ」，「後味の良さ」，「爽やかさ」，「まろやかさ」，「飲みやすさ」で，感情の評価用語として「贅沢な感じ」，「元気が出る」，「リフレッシュできる」，「ほっとする感じ」，「うれしい感じ」，「幸せな感じ」で，総合評価の評価用語として「おいしさ」を設定した．また，感情の評価をするためにオノマトペを用いた9つの評価項目を設定した．これらは，「どきどき」，「わくわく」，「わいわい」，「うきうき」，「そわそわ」，「だらだら」，「うつうつ」，「ゆったり」，「もやもや」であった．この感情の評価では，該当する項目に丸をつけてもらった．オノマトペの感情評価を用いた理由は，乳酸飲料を飲んだ時の本人が意識していない感情評価ができることと，これらの項目が片側尺度の5件法で評価するのが難しいと考えたためである．なお，以下では，通常の評価用語の結果を紹介する．

　感情と品質の繋がりをみるために共分散構造分析を行った．観測変数に品質に関する項目を，潜在変数には品質に関する評価項目について探索的因子分析をして得られた因子を，潜在変数を規定している総合評価には総合評価項目であるおいしさと感情に関する評価項目について探索的

第6章　味と匂いの記憶

因子分析をして得られた因子を，それぞれ対応づけて共分散構造分析を行った。

品質と感情の評価データ毎で，探索的因子分析を行った。データ構造は，各サンプルを時点毎にわけて，縦を参加者，横を評価用語として行った。主因子法を用いて固有値1.0以上の因子を抽出した。また，共通性が1.0に近い項目は削除して再度因子分析を行った。因子負荷量が最大かつ0.5以上の評価項目を採用し，因子の命名を行った。その結果，表1, 2の因子が得られた。

探索的因子分析から得られた因子を共分散構造分析のモデルに入れて共分散構造分析を行った。サンプルAの飲んだ直後のおいしさのパス図を図2に示す。

パス図の中で潜在変数と総合評価の繋がりの強さを示すものがパス係数である。しかし，このパス係数はそのパス図の中での相対的な値であるため，パス係数を割合に変換した。その結果を表3, 4, 5に示す。

想起しやすい品質群と感情と繋がっている品質群が同じであるかを明らかにするために，潜在変数とおいしさの関係と，潜在変数と感情の関係の一番繋がりが強い項目が一致しているかの確認を行った。サンプルAでは1時間後，1週間後で一致し，サンプルBでは全ての時点で一致し，サンプルCでは1週間後で一致していた。殆どの1時間後と1週間後で一致していたことから，想起されやすい品質群と感情は結びついていることが明らかになった。

表1　感情の探索的因子分析結果

	因子1	因子2
サンプルA飲んだ直後	楽しみ	
サンプルA 1時間後	楽しみ	まったり
サンプルA 1週間後	落ち着き	楽しみ
サンプルB飲んだ直後	楽しみ	贅沢な気分
サンプルB 1時間後	楽しみ	すっきり
サンプルB 1週間後	楽しみ	
サンプルC飲んだ直後	楽しみ	
サンプルC 1時間後	落ち着き	
サンプルC 1週間後	落ち着き	

表2　品質の探索的因子分析結果

	因子1	因子2	因子3	因子4
サンプルA飲んだ直後	舌触りと後味	まろやかな甘味	酸味と香り	
サンプルA 1時間後	舌触り	後味	酸味	
サンプルA 1週間後	後味	酸味と舌触り		
サンプルB飲んだ直後	香りと甘味	後味	酸味と舌触り	
サンプルB 1時間後	香りと口残り	酸味と後味	舌触り	
サンプルB 1週間後	香りと甘味と舌触り	後味	酸味	
サンプルC飲んだ直後	舌触り	香りと後味	甘味	酸味
サンプルC 1時間後	舌触り	後味	香りと甘味	酸味
サンプルC 1週間後	酸味と後味	香りと甘味と舌触り	まろやか	

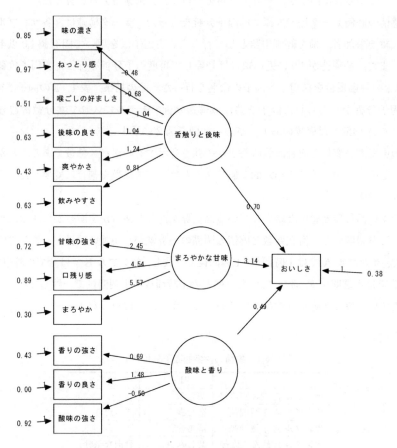

図2 サンプルAの飲んだ直後の「おいしさ」のパス図

表3 サンプルAパス係数の割合（%）

			潜在変数		
			舌触りと後味	まろやかな甘味	酸味と香り
飲んだ直後	総合評価	おいしさ	16.2	72.5	11.3
		楽しみ	44.1	10.8	45.0
			舌触り	後味	酸味
1時間後	総合評価	おいしさ	5.5	53.9	40.6
		楽しみ	1.9	51.0	47.1
		まったり	29.9	11.4	58.7
			後味	酸味と舌触り	
1週間後	総合評価	おいしさ	96.9	3.1	
		落ち着き	67.6	32.4	
		楽しみ	61.4	38.6	

第 6 章 味と匂いの記憶

表 4 サンプル B のパス係数の割合（%）

			潜在変数		
飲んだ直後	総合評価		香りと甘味	後味	酸味と舌触り
		おいしさ	43.0	45.9	11.1
		楽しみ	12.5	44.3	43.2
		贅沢な気分	5.0	67.3	27.7
1 時間後	総合評価		香りと口残り	酸味と後味	舌触り
		おいしさ	7.4	1.9	90.7
		楽しみ	39.6	19.6	40.9
		すっきり	17.4	18.9	63.7
1 週間後	総合評価		香りと甘味と舌触り	後味	酸味
		おいしさ	17.8	53.4	28.8
		楽しみ	18.0	79.1	2.9

表 5 サンプル C のパス係数の割合（%）

			潜在変数			
飲んだ直後	総合評価		舌触り	香りと後味	甘味	酸味
		おいしさ	2.2	16.5	30.9	50.4
		楽しみ	15.2	6.8	71.9	6.1
1 時間後	総合評価		舌触り	後味	香りと甘味	酸味
		おいしさ	37.3	16.4	17.3	29.0
		落ち着き	4.5	13.3	80.2	2.0
1 週間後	総合評価		酸味と後味	香りと甘みと舌触り	まろやか	
		おいしさ	12.2	22.4	65.4	
		落ち着き	25.1	26.0	48.9	

　どのような品質群が想起されやすいかを見ていくと，サンプル A，B では後味が想起されやすく，サンプル C ではまろやかが想起されやすい品質群であった。サンプル C が他サンプルと異なった品質群が想起されやすいのは，サンプル C の商品コンセプトが他サンプルとは異なったものであるためと考えられる。このように，一般的な乳酸飲料において後味がキー品質群であるといえる。また，後味の因子負荷量において最大の評価項目は，喉越しの好ましさがどの時点の後味でも最大であることがわかった。このことから，一般的な乳酸飲料のキー品質は喉越しの好ましさである。

　本研究から，飲料を飲んだ際の官能評価とともに，その評価を時系列でとることにより，感情と品質の繋がりを明らかにし，飲んだ人が感じ取っているキー品質を特定できることが明らかになった。これまで，乳酸飲料では甘味と酸味がキー品質であると考えられてきたが，今回の実験では喉越しの好ましさによってもたらされる後味であることがわかった。このことから，作り手が考えているキー品質と顧客が感じ取っているキー品質が異なっていることが十分に考えられる。

記憶に残る品質は，その製品のキー品質を構成しているということは容易に想定できる。記憶の研究は，単に記憶そのものの研究だけにとどまらず，設計品質化への重要なツールになるであろう。

文　　献

1) Algom, D. (Ed.), Psychophysical approaches to cognition. Amsterdam:Elsevier (1992)
2) Algom, D. & Marks, L. E., *Bulletin of the Psychonomic Society*, **27**, 257-259 (1989)
3) Algom, D., Marks, L. E., & Cain, W. S., *Chemical Sciences*, **18**, 151-160 (1993)
4) 神宮英夫，印象測定の心理学，川島書店 (1996)
5) 松永修平，田手早苗，神宮英夫，第11回日本感性工学会大会予稿集，IG3-4 (2009)

第7章 匂いと視覚

外池光雄*

1 はじめに

　食品のおいしさには，私達の五感の感覚が深く関係していると考えられる[1]。五感の感覚は私達に外界の状態を正しく伝え，自己の置かれている状況を理解する手掛かりを与えてくれる。しかし，五感のそれぞれの感覚が，互いにどのように具体的に関係しているかを明らかにするには，個別の感覚のみの研究では知ることができない。そこで，我々はモダリティの異なる複数の感覚を同時に刺激することによって，これらの感覚の情報が脳の中で互いにどのように関係しているか，複数感覚間の脳内での相互作用を調べる研究を行っている[2]。このため，それぞれの感覚が脳内でどのような仕組みで知覚・認知されているか，さらに複数の感覚が互いに脳内でいかなる関係の情報処理を行っているかを明らかにする非侵襲脳計測実験を行うことを目標にしている。
　本報では，五感の感覚の中でも，特に匂いと視覚との関係について現在行っている研究の一端を述べる。

2 匂いに対する非侵襲脳機能計測

2.1 匂いの脳磁図（MEG）計測と匂い中枢部位の推定

　匂いがヒトにいかなる影響を及ぼしているかを生理学的・客観的に調べるため，我々はこれまで匂いに対するヒトの非侵襲脳機能計測法を適用してきた。中でも，脳磁図（MEG）を用いる計測法は，脳波計測の時のように，脳内において電界歪の影響を受けないので，脳内の信号源推定に優れている手法である。
　そこで，我々は122チャンネルのSQUID素子を用いた全頭型脳磁計（フィンランド製：Neuromag-122）で計測した嗅覚誘発脳磁界計測データに2ダイポール法を仮定した信号源推定を行い，ヒトの左右の前頭眼窩野部に匂いの高次中枢部位が得られることを明らかにしてきた[3]。この結果は，図1に示したように左右の前頭眼窩野部にわずかに異なる2カ所ずつ信号源を推定する結果であった。つまり図に示したように，匂い刺激をした片側鼻孔側と同側の脳半球側に優位な結果であり，その場合，推定された同側半球の前頭眼窩野部の匂い中枢部位は，反対側に推定された部位（図中の▲印）とはやや非対象であり，少し前方寄り，やや正中線寄り，かつやや下方の部位に推定された（図中の●印）。また，この関係は，反対側の鼻孔を刺激した場合にも，

　＊　Mitsuo Tonoike　藍野大学　医療保健学部　臨床工学科　教授

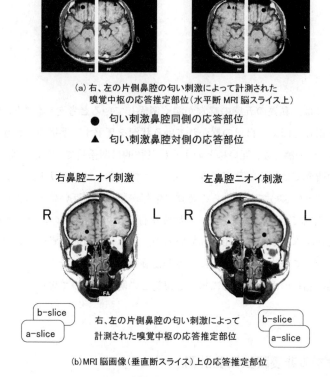

図1 嗅覚誘発脳磁界計測による信号源推定

刺激側の鼻孔側の脳半球が優位になるという対象性の結果が得られている。

一方，高木ら[4]によって研究が行われたアカゲザルの神経生理学実験によって，前頭葉の眼窩前頭皮質のLPOF部位(latro-postrior orbital frontal area)とCPOF部位(centro-postrior orbital frontal area)の極めて近い2カ所の部位に匂い中枢部位が同定されている。この細胞レベルの記録による脳生理学研究の結果は，霊長類のサルと同様に，高次の脳を持つヒトの大脳においても同様な部位に匂い中枢部位が存在する可能性を与えている。また，ヒトの脳における匂い中枢に関する研究では，Zatorreら[5]による匂いのPET研究や，Sobelら[6]による匂いのf-MRI研究があり，いずれも前頭眼窩野部に匂いの中枢部位を得ている。

以上の結果を考察してみれば，我々が脳磁図実験によって計測・解析し，推定した前頭眼窩野部の部位と一致する傾向である。しかし，我々が脳磁図実験で得た片側鼻孔匂い刺激による同側性優位の結果とは，必ずしも一致する結果ではなかった。このように匂いの中枢部位の同定と，その機能・役割の研究はまだ確定した結果ではなく，本報の後に述べるような可能性をも含め，今後，一層研究して明らかにしていくことが重要であろう。

第 7 章　匂いと視覚

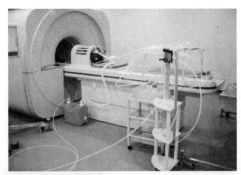
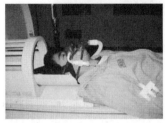
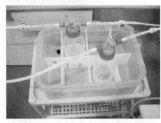

写真 1　f-MRI による匂いの脳計測実験風景

2.2　f-MRI による匂いの計測

　脳磁図（MEG）による匂いの脳計測は，ms オーダの脳活動をリアルタイムに測定できるので，時間分解能に優れているなどの長所も持つが，一方では，脳の深い部位の測定が行えないなどの短所がある。そこで，我々は機能的磁気共鳴画像（f-MRI）法を用いた匂いの脳研究を開始した[7]。この計測法は，時間分解能は良くないが，脳の深部の部位の脳活動の測定に適している。そこで，高磁場の中でも匂い実験が可能な非磁性の匂い刺激系を構築して，f-MRI による匂いの測定を行った。写真 1 は，東京電機大学に設置されている 1.5T 超伝導磁石による MRI 装置を用いた匂いの脳計測の実験風景である。

3　視覚画像刺激に対する非侵襲脳機能計測

3.1　刺激画像のカテゴリー別に対する脳活動の計測

　まず，この視覚実験では脳磁図（MEG）を用いて種々の視覚画像刺激に対し，我々の脳がいかに反応するかについて検討した。図 2 は，脳磁計の前に置かれたスクリーン上に，画像全体の明るさを統一した種々の画像を一定時間，ランダムに提示した時，大脳左半球の紡錘状回部における脳磁界反応の計測結果を示す。この結果，種々の画像刺激の反応が，おおよそ，以下のような画像刺激内容のカテゴリー別に分類できることが明らかとなった[8]。この画像カテゴリー分類では，①ヒトの顔画像，②動物の顔画像，③家の画像，④その他の物の画像，⑤風景の画像，などであった。このような視覚画像のカテゴリー分類の研究は，他でも行われているが，ここでは

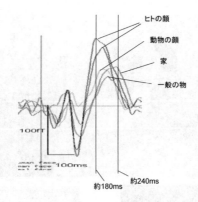

図2　各種画像刺激に対する脳磁図（MEG）応答
左半球紡錘状回部付近の応答波形（100回平均加算）

カテゴリー分けを厳密に研究することが目的ではないので，上記のような刺激画像のカテゴリーに対して，我々の脳が反応した結果のみについて述べることにする。まず，図2に示したように，脳磁図の応答で，反応の振幅値が最も顕著であったのはヒトの顔画像の反応であった。また，この反応の振幅値の大きさで比較すると，画像反応の順序が，ヒトの顔画像＞動物の顔画像＞家の画像＞その他の物の画像，の順であった。また，MEG応答ピークの潜時の値も，この画像カテゴリーに従って，応答の早い順にこれらの画像カテゴリーで分類される傾向が認められた[9]。この結果は，一般に画像刺激の中で，我々に関心の度合いの大きい刺激画像カテゴリー順にMEG応答反応が観測されたものと考えられる。つまり，我々人間は，ヒトの顔画像に最も敏感に脳が反応し，次に動物の顔，日常生活している家の画像，一般の物の画像…と脳反応の順位が続くものと思われる。

3.2　食物関連画像刺激に対する脳活動の非侵襲計測

次に，画像刺激において，食物の画像と非食物の画像に対する脳活動を調べる実験，及び，果物画像に対する通常色画像と補色画像に対する反応の実験などを行った。

まず，食物画像と非食物画像（風景画像）に対する脳磁図（MEG）実験では，食物画像刺激に対して，より大きな脳応答が認められたが，食物画像刺激のみの刺激では，脳の味覚中枢部位まで活性化するには至らなかった。しかし，この実験とは別に，後に述べるように，食物や果物の匂い刺激と共に食物関連画像刺激を同時に与えた場合には，味覚中枢部位がより強く応答する結果が観測された。同様の結果は，画像と匂いがマッチした時に嗅覚関連皮質のf-MRI応答の賦活の可能性が高くなることが報告されている[10]。また，同様にブロックデザイン法を用いて行った我々のf-MRI実験[11]においても，風景画像刺激よりも食物関連画像刺激に対してより強い賦活が大脳視覚領野（18, 19野など）から得られるとともに，一部の賦活が島皮質（insula）や扁桃体（amygdala）の部位にも観測された。

第7章　匂いと視覚

　一方，種々の果物画像刺激と，背景画像は変えずにその果物の色のみを補色に反転させた画像刺激とを比較する脳磁図（MEG）実験と，同様の課題に対しブロックデザインで計測したf-MRI実験[12]では，通常色の画像刺激は一次視覚領の応答はもとより，高次視覚野の右紡錘状回部，およびV4野周辺部に顕著な反応が観測され，一方，反対色画像刺激ではより内側部位，帯状回，及び前頭葉部位にも反応がみられた。これらの結果からヒトの脳内の高次視覚領で，色情報に関連する色恒常性処理及び反対色の情報処理が行われているものと考えられる。

4　匂い刺激と視覚画像刺激の同時刺激実験

4.1　f-MRIによる匂いと視覚の実験

　これまで，匂い刺激のみの実験や，視覚画像刺激のみのように単独の感覚実験は他でも種々の実験や解析が行われているが，匂い刺激と視覚画像刺激を同時に行う刺激実験・解析はまだあまり行われていないのが実情である。そこで，我々は，「食物のおいしさ」に対する脳内の情報処理を解明することを目標に，複数の感覚を用いた同時刺激実験に着手した[2]。本研究ではあらかじめ心理実験によって，匂い刺激と画像刺激による実験タスクの信頼性を確保しつつ，この結果を基に，心理実験で得られた結果からの相対的な情動判断に基づく匂いの快／不快と画像の快／不快とを組み合わせたf-MRIによる複合刺激実験を行った[13]。これらの匂いと視覚画像の複合同時刺激を用いたf-MRI脳イメージング実験の解析によって，匂いと画像による「快／不快」の効果と，匂いと画像が「マッチ／ミスマッチ」時の脳賦活部位の特定，およびこれらの脳内情報処理についての検討を実施したので，この実験とその結果について以下にやや詳細に述べる。

4.1.1　f-MRI実験

　嗅覚の健常被験者17名（男性9名，女性8名：平均年齢22.6歳，全員右利き）に対し，まず実験内容の説明及び定められたインフォームドコンセントを実施した後，同意書にサインを得た。

　f-MRI測定の実験デザインは，2種類の快と不快な匂い（快：レモン，不快：汗）と快と不快な画像をそれぞれ同時に組み合わせたEvent related taskとして，ランダムに提示した。

　快な匂いと不快な画像，不快な匂いと快な画像のmismatchingした組み合わせを高頻度刺激（control）とし，共に快な匂いと画像，共に不快な匂いと画像のmatchingした組み合わせを低頻度刺激（target）として提示した。刺激は，心理実験で選定した画像と匂いを用いて視覚刺激は快な画像を34枚，不快な画像を29枚の計63枚を選択し，被験者にそれぞれ1枚の画像につき1度しか提示しないようにした。

　嗅覚刺激は快な匂いに0.5％濃度のシトラール（レモンの香り），不快な匂いにイソ吉草酸（汗臭い匂い）の2種類の匂い刺激を用い，各々の臭気ガスは加湿した無臭空間でバブリングして発生させた。シトラール（レモン臭），イソ吉草酸（汗臭）を0.5％の濃度（重量％）に調整し，被験者はナーザルマスクと口用マスクを装着してMRIのベッド上に仰臥位の状態で，プリズムメ

ガネからスクリーンを観られる状態で，臭気ガスと画像を識別した．画像は呈示時間600秒として，control画像を合計43回，target画像を合計20回としてランダムに提示した．またtarget中の共に快な組み合わせを10回，共に不快な組み合わせを10回とした．

4.1.2 匂いの心理実験

本研究では，f-MRIによる脳活動計測に先立ち，実験に用いる刺激画像と匂いに対する評価を目的にした心理実験を実施した[14]．刺激画像は快な画像47枚，不快な画像34枚の計81枚を1枚につき1度だけランダムに見せて，リッカートの7段階評定実験を実施した．この結果，快な画像は風景画と飲食物に高い評価が集まり，不快な画像は死体，虫，汚物などの画像が選ばれた．一方，匂いについてはf-MRI実験に使用予定のシトラールが快な匂い，イソ吉草酸が不快な匂いに選ばれた．

第3番目の心理実験では，選ばれた画像と匂いを用いた組み合わせ複合同時刺激に対する官能評価の相関について検討した．心理評定で評価の悪かった画像を除き，快な画像12枚，不快な画像18枚の計30枚を視覚刺激画像に用い，画像刺激に対する2種類の匂い（快臭，不快臭）の複合組み合わせ刺激の心理評価を行った．心理実験結果を踏まえ，f-MRIの実験の快な画像は評価の高かった風景画のみを画像刺激に用いることに決定した．

4.2 匂いと視覚の同時刺激によるf-MRI実験の解析結果

4.2.1 Pleasant-Unpleasantに対する解析結果

被験者17名に対して不快な組み合わせよりも快な組み合わせが有意であるコントラストにおける1-sample T testの集団統計解析を行った．表1に集団解析結果の賦活部位と統計値，Brodmannの領野（BA）をまとめて示す．有意水準は，$p<0.005$（uncorrected）かつクラスターサイズが10voxel以上とした．解析結果は右側が優位半球として反応が得られ，下前頭回，中前頭回，帯状回，縁上回，上側頭回，上前頭回での賦活が得られた．

Pleasant-Unpleasantの反応として，右側上前頭回での賦活の結果を図3に示す．

4.2.2 Match-Mismatchに対する解析結果

この解析では，ミスマッチである組み合わせ（Mismatch）よりも，マッチである組み合わせ（Match）が有意であるコントラストにおける1-sample T testの集団統計解析を行った．表2

表1　Pleasant-Unpleasantの解析による脳賦活部位

Regions	Coodinates			K_E	Z-score	Brodmann's area（BA）
	X	Y	Z			
右側　下前頭回	58.06	4.16	18.27	27	3.48	44
右側　中前頭回	28.59	32.78	15.07	57	3.44	10
右側　上側頭回	52.91	9.01	−11.99	34	2.91	38
右側　帯状回	5.82	−4.12	47.23	12	3.05	24
右側　上前頭回	34.18	49.52	16.75	27	2.87	10

第7章　匂いと視覚

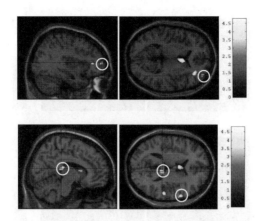

図3　Pleasant-Unpleasant 解析における脳賦活結果
上図：右側上前頭回（前頭眼窩野）
下図：帯状回，視床，上側頭回

表2　Match-Mismatch の解析による脳賦活部位

Regions	Coodinates			K_E	Z-score	Brodmann's area (BA)
	X	Y	Z			
右側　上側頭回	38.26	13.86	−22.59	86	3.84	38
右側　海馬傍回, 鉤	23.37	7.83	−18.01	83	2.72	28, 47
右側　前帯状回	11.96	33.04	13.02	118	3.56	24, 32
右側　尾状葉	9.98	12.04	16.4	265	3.48	尾状核体
左側　視床	−6.75	−26.83	10.63	232	3.47	−
左側　上側頭回	−35.75	14.42	−25.59	30	2.92	38
右側　上前頭回	0.64	51.68	34.41	27	2.92	11
右側　島	30.4	17.87	13.69	19	2.68	13

に集団解析結果の賦活部位と統計値，Brodmann の領野（BA）をまとめて示した。

このデータでは，脳活動有意水準は $p<0.008$（uncorrected）かつクラスターサイズが 10voxel 以上とした。解析結果は右側が優位半球として反応が得られ，注目部位として上前頭回，海馬傍回，前帯状回，尾状葉，視床，上側頭回，島での賦活が得られた。

また，Match-Mismatch の反応として，上前頭回（前頭眼窩野），帯状回，上側頭回（側頭極），島，扁桃体，海馬等の賦活部位結果を図4に示す。

以上の実験と解析では，匂いの快／不快と視覚画像の快／不快の組み合わせから，双方の刺激が快となる組み合わせ時の「快」応答と双方の組み合わせが不快となる「不快」応答の検討が行われた。「快」応答では，上前頭回（前頭眼窩野）や上側頭回（側頭極）が，「不快」の応答では視床，視床下部，扁桃体，紡錘状回，が良く応答しており，「快」と「不快」で脳活動部位が異なっていた。一方，匂い刺激の快／不快と，画像刺激の快／不快が一致する Match 時では，一次嗅覚野や一次視覚野に応答が見られ，これらの快／不快が互いに一致しない Mismatch 時では，上

食品・医薬品のおいしさと安全・安心の確保技術

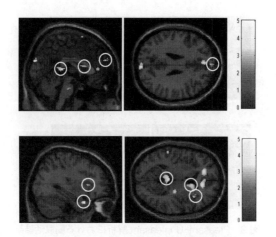

図4　Match-Mismatch の解析における脳賦活部位の例
上図：上前頭回（前頭眼窩野），帯状回
下図：上側頭回（側頭極），島，扁桃体，海馬

前頭回（前頭眼窩野），海馬傍回，島，などが良く応答しており，認知・記憶・情動に対する脳活動部位に差違が認められる結果が示唆された。

今回，快／不快な匂いと画像とがマッチしたときの相対的な情動評価における脳活動として f-MRI によるイメージング計測ができたと思われる。

本実験結果は，PET を用いた Dade[15]や Zatorre ら[5]の先行研究と一致し，能動的嗅覚反応として，右側半球優位の反応が得られた。また，Pleasant-Unpleasant として，快／不快の情動の相対的な判断を行っている部位が上前頭回の右側前頭眼窩野であることが示唆された。この結果は，Rolls ら[16]の匂いの快／不快に対する先行研究とも良く一致している。

また，認知応答部位として縁状回の賦活を得ることができた。これは Halgen[10]らの匂いの認知応答に関する脳活動部位の報告とも一致する。快／不快に対する識別や情動反応部位として扁桃体，島皮質の賦活を得ることができたが，これはヤコブレフ[17]の情動回路と一致する。さらに，Match-Mismatch という嗅覚と視覚との cross-modal な感覚の高次判断は，上前頭回，上側頭回，島，海馬傍回等の部位で処理が行われていることが本実験から示唆された。また，これらの f-MRI による実験で，特に島皮質が賦活した結果は，我々の MEG による快臭のアミルアセテートと不快臭のイソ吉草酸の2種類の匂いを用いたオドボール課題による実験[18]の報告とも一致するものであった。

一方 Henkin ら[19]は快の香りは左半球で認知され，不快の香りは右半球で認知されることを報告しているが，本実験結果では快が不快より有意な反応として右半球のみに賦活が得られ，この先行研究とは一致していない。今後，匂いの快／不快と優位半球の関係については，一層，検討していきたい。また，本実験のような複合感覚刺激実験に対する嗅覚と視覚のマッチングとミスマッチングの効果についても検討を行っていく予定である。

第7章 匂いと視覚

5 マルチモーダル感覚刺激と非侵襲脳研究の今後の展望

本報では，ヒトの「食に対するおいしさ」の機序を解明するため，非侵襲脳機能計測法による研究のアプローチの紹介と複数同時感覚刺激実験・解析の提案を行った。特に本報では，匂いと視覚画像の同時刺激を用いた研究に焦点を当てて述べた。我々は，実は，本報で述べた実験研究以外に，聴覚と視覚，あるいは，味覚と視覚といった具合に，複数同時感覚刺激に対する種々の実験・解析に取り組んでおり，その立場は，むしろ五感の感覚の総てに及んでおり，五感の感覚によるマルチモーダル複数同時感覚刺激の手法を用いた非侵襲脳計測法の研究と言った方がより適切であると考えている。また，Rolls ら[16]が指摘しているように，最終的に前頭眼窩野部に五感の全ての感覚情報が集められ，この部位で五感の感覚の統合が行われている可能性が考えられる。図5に Rolls が提唱している前頭眼窩野部における五感の統合機能とゲート理論仮説を示した。我々は，この仮説を検証するためにも，前頭眼窩野部における五感の感覚統合に関する脳機能の働きを調べる実験タスクや解析法についての新たな研究手法の開発が今後の必須の研究課題と考えている。

既に上記で述べてきたように，我々が匂いの脳磁図（MEG）実験で観測した匂いの中枢部位としての前頭眼窩野部の信号源推定の結果[3]や，かって高木ら[4]がアカゲザルの脳生理学実験で匂いの中枢部位として発見した前頭眼窩野部が持っている脳機能の意味についても，最近の新たなこれらの研究結果に照らして，今，再び，五感の統合機能の観点から見直しを行うべき重要な時期にきているのではないかと思われる。

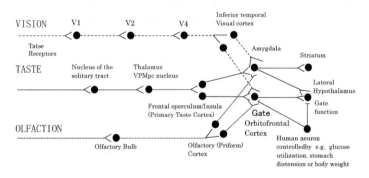

図5 前頭眼窩野部における五感（味覚，嗅覚，視覚等）の統合機能とゲート理論の仮説
（Rolls より引用，一部改変）

文　　献

1) 外池光雄ほか,日本味と匂学会誌, **11** (3), 263-274 (2004)
2) 外池光雄ほか,東京電機大学ハイテク・リサーチ・センター研究成果報告書 (2009年度),東京電機大学, pp.71-74 (2010)
3) 外池光雄,山口雅彦,日本味と匂学会誌, **6** (1), 41-54 (1999)
4) 高木貞敬,匂いの科学 (高木貞敬,渋谷達明編),朝倉書店, pp.114-123 (1989)
5) Zatorre R. J., *et al.*, *Nature*, **360**, 339-340 (1992)
6) Sobel N., *et al.*, *Nature*, **392**, 282-286 (1998)
7) 宇野富徳ほか,生体医工学, **48** (1), 59-65 (2010)
8) 宮本和哉ほか,日本生体磁気学会誌, **21** (1), 136-137 (2008)
9) Tonoike M., *et al.*, *Biomagnetism - Interdisciplinary Research and Exploration -*, Eds. by Kakigi R., Yokosawa K., and Kuriki S., *Hokkaido University Press*, Sapporo, pp.121-123 (2008)
10) Halgen E., Marinkovic K., Chauvel P., *Electroenceph Clin Neurophysiology*, **106**, 156-164 (1998)
11) 佐久間宏之ほか,日本味と匂学会誌, **17** (3), 315-318 (2010)
12) 豊福哲郎ほか,日本生体磁気学会誌, **21** (1), 138-139 (2008)
13) 外池光雄ほか,日本味と匂学会誌, **18** (3), 599-602 (2011)
14) 吉田達哉ほか,日本味と匂学会誌, **17** (3), 453-456 (2010)
15) Dade L. A., *et al.*, *NeuroImage*, **14**, 650-660 (2001)
16) Rolls E. T., *et al.*, *European J. Ne uroscience*, **18**, 695-703 (2003)
17) Yakovlev P. I., *J. Nerv. Ment. Dis.*, **107**, 313-335 (1948)
18) 外池光雄ほか,生体・生理工学シンポジウム論文集 *BPES'98*, 61-64 (1998)
19) Henkin, *et al.*, *Journal of Computer Assisted Tomography*, **25**, 493-514 (2001)

第8章　匂いセンサ

南戸秀仁*

1　はじめに

　多くの食品製造会社では，いまだに，出来上がった食品を目（視覚）で見たり，手（触覚）で触ってみるだけでなく，舌（味覚）で味わったり，あるいは鼻（嗅覚）で香りを嗅ぐことによって，一部の製造工程管理や品質管理が行われている。人間の五感（視覚，聴覚，触覚，味覚および嗅覚）は，素晴らしい機能を有しており，時には，センサを用いても判断できないような微妙な食品の違いなどを的確に認識して，その情報を食品の生産や品質管理に生かしている。しかも，人間は，それぞれの感覚だけでなく，5つの感覚の融合（フュージョン：Fusion）による情報の取得も行っており，まだまだセンサを用いた客観的製造工程管理や品質管理を行うには至っていないのが現状である。

　表1に人間の五感と対応するセンサを示す。ただ，人間の五感を使う場合は，これらの感覚が「主観的」であり，その日の体調によって，感じ方が異なったりするため，間違った判断をくだすという問題点もある。それゆえ，「客観的」な評価を行うためには，人間の五感に相当するセンサシステムの開発と現場への導入が不可欠であるため，近年，食品などの製造工程・品質管理に有効な匂いセンサシステムの開発についての研究[1~3]やあるいは医薬品の「苦さ」等を客観的に評価できる味覚センサシステムの研究[3~6]等が活発化してきている。本章では，匂いセンサシ

表1　人間の五感と対応するセンサ

五つの感覚	対応する感覚器官	対象量	対応するセンサ	検出原理	備考
視覚	目	可視光（物理量）	光センサ	光起電力効果	波長により分類可能
聴覚	耳	音波，振動（物理量）	音センサ	ピエゾ抵抗効果	周波数により分類可能
触覚	皮膚	圧力，温度（物理量）	圧力センサ，温度センサ	ピエゾエレクトリック効果（圧力），ゼーベック効果（温度）	[Pa]や[℃]の単位あり
味覚	舌	味物質（化学量）	イオンセンサ，味センサ	選択的イオン浸透，電気化学的効果（相互作用）	五つの基本味（酸味，塩味，苦味，甘味およびうま味）
嗅覚	鼻	匂い物質（化学量）	ガスセンサ，匂いセンサ	化学反応，ガスの吸脱着効果	匂いの「ものさし」なし

＊　Hidehito Nanto　金沢工業大学　高度材料科学研究開発センター　所長

ステムの開発動向並びに食品・医療診断分野への匂いセンサシステムの応用の現状について言及する。

2 匂いセンサシステム

人間の味覚，嗅覚に対応するセンサは，視覚，聴覚および触覚に相当する物理センサとは異なり，味や匂い物質すなわち化学量を認識・検知するものである。特に，嗅覚に相当する「匂いセンサ」については，匂いの基本臭が定かでない（いくつかの学説はあるものの定説が確立されていない）ため，「匂い」物質を分類したりするための「ものさし」が確立されていないのが現状である。そのため，我々は，どのように「匂い」というものをとらえてセンサシステムを開発すればよいかという指針の構築ができていないのが現状である。それ故，現在行われている匂いセンサシステムの開発研究では，様々なタイプのセンサの提案はあるものの，実用化されたセンサは少なく，現実には，各家庭の台所に設置されているガス漏れ検知用の半導体式ガスセンサおよび工業用の電位化学式ガスセンサ等が実用化されているのが現状である。さらに，実用化されているガスセンサのほとんどは，様々なガスに対して高感度ではあるものの，その選択性が良くないという大きな問題点をかかえている。

また，厳密には，「匂い」を測ることと「ガス（気体）」を測ることは，本質的には違うと言う学説[7]もある。すなわち，一種類のガス分子が我々にとって一つの匂いになることもあるのだが，一般的には，コーヒーやワインの「香り」は，その香りに寄与している複数のガス分子種からなっており，それらの香りをセンサで測る際には，その香りに含まれる個々のガス種を測るのではなく，全体の香りの計測から，これはコーヒーの香りであると判断しさらにその量を測る必要がある。

最近，上述したような意味での「香りや匂い」が何の匂いであるかを認識（識別）してかつ高感度にその量を測れるセンサシステムの開発が行われるようになってきた。そして匂いセンサという呼び名もいくつかの呼び方（匂いセンサ，臭いセンサ，ニオイセンサ，においセンサあるいは香りセンサ等）が混在する中，最近，特にヨーロッパでは，エレクトロニックノーズ（Electronic Nose：略してe-NOSE），日本語に無理に訳すならば，人工電子鼻とでも呼ぶのが適当と思われるような呼び名が定着してきており，すでに「e-NOSEシステム」と呼ばれるセンサシステム（これは，一般的にはアレイ化された複数個のガスセンサとセンサ出力解析のためのコンピュータから構成されている）が，試作・実用化され，一部，食品会社などの研究所や現場で，食品の製造工程管理や品質管理に使われるようになってきている。

図1に人間の嗅覚を模倣した将来のe-NOSEシステムの概念図[8]を示す。図（上図）に示すように，人間の場合，鼻から匂い物質が入ると（鼻でクンクンすることで匂い物質を嗅ぐ），匂い物質は鼻腔最上部の嗅上皮と呼ばれる粘膜（匂い物質を吸着させるサイトがある）に吸着し溶け込む。すると嗅上皮にある嗅細胞が電気信号を発生，電気信号が嗅神経，嗅球，脳（大脳辺縁系）

第8章 匂いセンサ

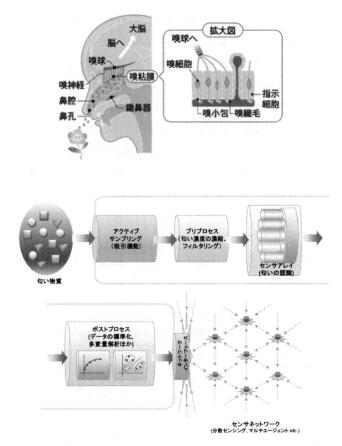

図1 人間の嗅覚（上図：http://www.new-cosmos.co.jp/infor/smell/xp3293_mecha.html）を
模倣したアクティブセンシングが可能な e-NOSE システムの概念図（下図）

へと伝達し，匂い物質がどのようなサイトに吸着したかをパターン認識することで，匂いを認識すると考えられている。下図に，この人間の嗅覚を模倣した e-NOSE システムの構成を示す。

このシステムは，人間の鼻と同じように匂い物質を嗅ぐ（Sniffing）ための吸引システムを備えた「アクティブサンプリング（Active Sampling）部」，匂い物質の濃度が低い場合に濃縮をするための「プリプロセス（Preprocessing）部」，種々のガスや匂い分子を認識（Molecular Recognition）するために，色々なガスや匂い物質に異なる選択性を示す匂いセンサ（ここではケモセンサと呼ぶ）をアレイ化した「センシング（Sensing）部」，センサの出力を標準化・規格化したり，多変量解析法（Multivariate Analysis）等を用いてセンサアレイの出力を解析する「ポストプロセス（Postprocessing）部」およびセンサ間の通信を可能にする「センサネットワーク（Sensor Network）部」から構成されており，人間と同じようにアクティブに匂いを嗅いで，匂いを認識・検知し，しかもネットワークを用いることで，分散センシングやマルチセンサーエージェント技術を使った「広域にわたる悪臭のモニタリング」等にも適用可能なシステムである。

表2に，e-NOSEシステムのセンシング部に使われるケモセンサ（Chemosensors）を列挙する。e-NOSEシステムの構築において最も重要となるのが，ケモセンサそのものをどのように機能設計するかである。センサをその原理から大別すると①コンダクトメトリックタイプ（ケモレジスター），②キャパシティブタイプ（ケモキャパシター），③ポテンショメトリックタイプ（ケモダイオードやケモトランジスタ），④カロリメトリックタイプ（サーモケモセンサ），⑤グラビメトリックタイプ（水晶振動子式ケモセンサ，SAWデバイス式ケモセンサおよびカンチレバー式ケモセンサ），⑥オプティカルタイプ（表面プラズモン共鳴式ケモセンサ，蛍光式ケモセンサ）および⑦電気化学式ケモセンサ等がある。各ケモセンサの詳細については，文献9を参照されたい。

現在，市販されているケモセンサの大半は，酸化物半導体（SnO_2，ZnOなど）や有機導電性高分子（ポリピロール，ポリアセチレンなど）表面での「匂い」分子の吸脱着に伴う電気伝導度変化を利用したコンダクトメトリックタイプのケモセンサである。このタイプのケモセンサでは，いろいろな還元性ガスや匂い分子と反応をするため，検知したいガスや匂いのみに応答する

表2　e-NOSEシステム用ケモセンサ

センサタイプ	トランスジューサー	観測量	原理	備考
ケモレジスター	酸化物半導体および有機導電性ポリマ	電気伝導度	無機および有機半導体表面でのガス吸脱着反応に伴う電気伝導度の変化を検知	日本では，新コスモス電機，フィガロから販売
ケモキャパシター	高分子薄膜	キャパシタンス	高分子薄膜へのガス吸脱着反応に伴うキャパシタンスの変化を検知	ヨーロッパで活発に研究されている
ケモダイオード	半導体（ショットキーダイオード）	電圧-電流（V-I）特性	ガスの吸脱着によるダイオードのV-I特性の変化を検知	研究例は少ない
ケモトランジスター	半導体（MOS電界効果トランジスタ）	電圧-電流（V-I）特性	ガスの吸脱着に伴うゲート電位の変化をソース-ドレイン間の電流変化として検知	集積化可能
サーモケモセンサ	半導体および金属（サーミスタ，バリスタ，熱電対）	温度	ガス雰囲気への熱の放出による温度変化を検知	スイス連邦工科大学で研究
質量感受性ケモセンサ	水晶振動子（QCM），SAWデバイス，カンチレバー	ピエゾエレクトリシティ	ガスの吸着に伴う発振周波数の変化を検知	優れた選択性を実現できる可能性あり
共鳴タイプケモセンサ	表面プラズモン共鳴（SPR）	屈折率	金属薄膜近傍でのガス吸着による屈折率の変化を検知	ファイバ端面に作製可能
ファイバータイプケモセンサ	蛍光，化学発光	蛍光の強度およびスペクトル	色素を固定化した有機蛍光体のガス吸着に伴う蛍光強度およびスペクトルの変化を検知	経時安定性が問題
電気化学タイプケモセンサ	電極	インピーダンス，V-I特性	ガスやにおい物質との相互作用による電極間のインピーダンス変化	表面分極制御型匂いセンサ

第8章　匂いセンサ

ような選択性の優れたセンサを作製することは一般的には難しいと言われている。また，ガスと半導体との反応を活性化するために，このタイプ，特に酸化物半導体を用いたケモセンサは，高温（300－500℃）に加熱して動作させるため，半導体表面で，検知するガスや匂いの分解や反応が起こってしまい，人間が室温で嗅ぐ「匂い」とは一対一に対応しない形での検知ということになる。最近，酸化物半導体や有機導電性高分子材料を用いたケモセンサを複数個（それぞれのセンサはいろいろな種類のガスや匂いに対して異なる応答を示す）用いて，その出力を多変量解析することで，ガスや匂いの識別が可能なe-NOSEシステムが提案され，一部，実用化されるに至っている。日本では，島津製作所や新コスモス電機などから製品が売り出されている。一方，欧米では，産学連携によるセンサシステムの開発が10年前ほどから行われ，e-NOSEシステムと称するセンサシステムが五千ドルから一万ドルで販売されるに至っており，食品関係等の会社の研究所等で利用されつつある。

それから，研究段階ではあるが，室温で匂いの測定が可能で，かつ，「匂い」を識別・検知できるセンサとして注目されているのが，水晶振動子（Quartz Crystal Microbalance：略してQCM），表面弾性波（Surface Acoustic Wave：略してSAW）あるいはカンチレバーを用いたケモセンサである。このタイプのセンサには，分子認識膜が堆積されており，その認識膜の機能設計を行うことにより，ある特定の匂い物質を優れた選択性で検知できる特徴がある。南戸らは，この感応膜の機能設計を行う目的で，有機高分子膜を感応膜に使ったQCMセンサを作製し，選択性の優れたセンサを実現するためのガイドラインの確立を目指した研究を推進し，成果を報告している[10]。彼らは，この感応膜を「分子認識膜（Molecular Recognition Membrane）」と命名し，この分子認識膜材料の選択基準として，ガスと分子認識膜材料の溶解パラメーターに着目した選択基準および「におい分子」と認識膜材料の官能基に着目した選択法[11,12]を提案している。

オプティカルタイプのケモセンサについても，最近，研究報告がなされるようになってきた。南戸ら[13]は，表面プラズモン共鳴（Surface Plasmon Resonance：略してSPR）現象を利用した「匂い」センサシステムを提案している。SPR現象は，物質の光学的屈折率に依存した現象であり，金膜近傍に接する媒体（たとえばガスや匂い分子や液体）の屈折率の変化に依存して変化する共鳴の際に失われる光の強度変化を測定することでセンサとしたものである。この場合もセンサは，QCM同様，金膜上に極薄（50nm以下の厚さ）の有機高分子膜を分子認識膜として堆積させた構造になっており，特定のガスや匂い分子を吸着させ，その際に，屈折率の変化に依存して変化する反射光の減衰を測定することでケモセンサとして機能を発現させている。

また，同じオプティカルケモセンサに分類されるセンサとして，色素などの蛍光のスペクトルや発光強度がガス吸着により変化することを利用したセンサも報告されている[14,15]。このタイプのケモセンサは，光ファイバの端面にマトリックス上に作製した種々の色素（有機薄膜で固定化）が，ガスや匂い分子の吸着により生じる発光パターンの変化をCCDカメラで観測することでケモセンサとしたものである。現在のところ，色素などの経時変化に問題があり実用化には至っていないが，光ファイバ端面に作製できることから，人間の立ち入ることの出来ない空間などでの

センシングに有効となることが指摘されており，今後，研究の進展が楽しみなケモセンサである。

一方，電気化学的な原理をベースにしたケモセンサが林ら[14]により最近報告された。これは水膜電極を用いた分子の分構造認識型センサと命名されたもので，原理的には生態系の匂い受容機構を模倣したものである。電極表面に薄い水膜を張った構造をしており，そこに，匂い分子が来ると水に溶けて，金属電極表面への匂い物質の吸着が起こり，その際に生じる表面分極による電極間のインピーダンス変化を計測することでセンサ機能を発現させたものである。

上述したように，ケモセンサは，化学量を電気量に変換するトランスジューサー（Transducer）として働く。それ故，ケモセンサとコンピュータを結び，ケモセンサの信号を解析するためには，①インターフェース回路，②バッファリング回路，③センサの出力信号プロセッシング，④ノイズの削除，センサ出力のドリフト補償および信号の標準化回路など，センサ出力を処理するための回路が必要である。また，ケモセンサの出力は，デジタルであるほうが好ましい。その理由は，デジタル出力のものでは，A-D コンバーターが要らないため回路がシンプルになるとともに，結果としてコストダウンが可能である。さらに，センサシステムの信頼性向上および集積化による小型化を目指し，ケモセンサと信号処理回路を一体化したセンサシステムも報告されるようになってきた。Hagleitnerら[15]は，CMOS（Complementary Metal Oxide Semiconductor：相補的CMOS）チィップ（7×7mm）上に，MEMS（Micro Electro-Mechanical System）技術を用いて実装したキャパシティブタイプのガスセンサおよびカンチレバーを用いたグラビメトリックタイプのガスセンサを組み合わせた e-Nose システムを報告している。図2にその概観を示す。図で，1はフリップチィップフレーム（flip-chip frame），2は参照キャパシターセンサ，3はセ

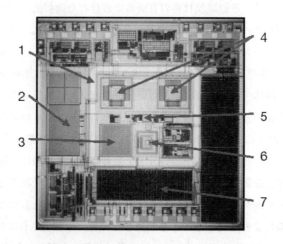

図2 異なる7つのコンポーネントから構成されるマイクロガスセンサチィップ（スイス連邦工科大学の Hagleitner ら[17]が開発）の概観
1はフリップチィップフレーム，2は参照キャパシター，3はセンシングキャパシター，4はカロリメトリックセンサ（参照用を含む），5は温度センサ，6はカンチレバーセンサおよび7はデジタルインターフェース

ンシングキャパシターセンサ，4 はカロリメトリックタイプセンサ（参照センサと対），5 は温度センサ，6 は質量センシティブカンチレバーセンサおよび 7 はデジタルインターフェースである。この CMOS センサチィップ上のカンチレバーに PEUT（polyethyruethane）を堆積させて作製したセンサを用いることで，トルエンなどの VOC（Volatile Organic Compounds）ガスを早い応答性のもと高感度で検出できることを明らかにしている。

3 匂いセンサシステムの食品への応用

匂いセンサシステムすなわち e-NOSE システムの食物・飲料分野への応用としては，不正明

表 3 e-NOSE システムの食品分野への応用

食品	対象	備考（文献）
フルーツおよび野菜	フルーツの品質評価	香り検知による非破壊検査（16）
	リンゴの熟度検知	店頭での展示期間の推定（17, 18）
	洋梨（La France）の品質管理	収穫後の貯蔵状況の把握（19）
	トマトの熟度判定	発生する揮発性ガスの検知（20）
	桃の品質管理	（21）
	リンゴと柑橘類の品質	（22）
	バナナの熟度	（23）
	ブルーベリーの品質	（24）
	ポテトバクテリア感染	（25）
	野菜	収穫後の品質（26）
コーヒーおよびワイン	コーヒー豆	タイプ分離（27, 28）
		コーヒーブレンドの分類（29）
		ローストコーヒーの品質（30）
		香りの分類（31）
	ワインの年代測定	（32）
	ブドウ生産	（33）
ミルク＆チーズ	ミルクの品質	熱処理（34），店頭展示期間の評価（35）
		鮮度（36, 37）
	ヨーグルト	店頭展示期間の評価（38）
	Taleggio チーズ	店頭展示期間の評価（39）
	Danish Blue チーズ	店頭展示期間の評価（40）
肉	Broiler Chicken Cuts	品質管理（41）
	ポーク肉（ピザのトッピング）	貯蔵制御（42）
魚	鱈	腐敗検知（43）
	Smoked Salmon	品質変化（44）
	シシャモ	鮮度（45）
アルコール	ビール	香り（46, 47）
	日本酒	銘柄（48）
その他	オイル	分類（49, 50）
		腐敗検知（51）
	シリアル	細菌の検出（52），寄生虫・ダニの検出（53）

記などによる消費者だましの防止，品質制御・管理，果物などの熟度制御，食品の汚染検査，味および香りの特性評価等の分野への応用が考えられる。表3にこれまでに報告されている匂いセンサシステムの食品分野への応用研究例を示す。

フルーツの熟度や成熟度は，店頭に展示する際の展示期間やフルーツ自身の品質という観点で重要なファクターとなる。その際，熟度等の変化に応じて起こる「香りの変化」を検知することが重要であり，e-NOSEシステムによる香りの変化の検知が有効となる。また，栽培の現場では，いつどのような時期に収穫をするかの目安を与える手段としてもe-NOSEシステムによる評価は効力を発揮すると考えられる。特に，欧米では肉や魚の鮮度などを維持するための品質管理工程にこのe-NOSEシステムを用いる研究が盛んである。その他，ミルク，チーズおよびヨーグルトなどの乳製品の品質管理，コーヒーやワイン等の香りを大事にする嗜好品の評価およびオイルやシリアル等の品質評価の分野へのe-NOSEシステムの応用研究が活発化してきている（表3参照）。

表4　e-NOSEシステムの医療診断・ヘルスモニタリング分野への応用

対象		備考（文献）
呼気	呼吸器官	結核の検出：e-NOSEシステム「MOSES II」：GSG Mess-und Analysengerate 社製を使用（54）
	マイコバクテリア（Mycobacterium）	e-NOSEシステムを用いた結核の検知（55）
	肺炎（Pneumonia）	検出精度：91.6%（56）
	喘息（Asthma）	重度疾患（57）
	呼気中のアルコール検出	10種類のケモトランジスタ式センサ（MOSFETS）および赤外線センサ（CO_2センサ）を使用（58）
	肺癌（Lung cancer）	水晶振動子匂いセンサを用いたe-NOSEシステムをにより呼気中のVOC'sを検出（59）
	肺癌（Lung cancer）	Nanosensor arrayを用いて呼気中のVOC'sを検出（60, 61）
	糖尿病（Diabetes）	酸化物半導体式匂いセンサを用いて患者の呼気を直接採集（62）
尿	尿感染症（Urinary tract infection）	e-NOSEシステムを用いて尿中の血液を検出（63）
	腎臓疾患（Kidney disease）	e-NOSEシステムを用いて尿中の血液を検出（64）
	バクテリア	有機導電性ポリマータイプの匂いセンサを用いて尿から発生するVOC'sを検出（65）
その他	ヘルスケアー	カールスルーエ大学（ドイツ）が開発したe-NOSEシステム（差38個の酸化物半導体式ガスセンサアレイ）「KAMINA」を用いた医療診断（66）
	医療環境モニタリング	15種類の酸化物半導体式匂いセンサアレイを用いていろいろな菌の分離を行う（67）

第8章 匂いセンサ

表5 市販あるいは実用化が検討されている e-NOSE システム

製造者（国）	使用センサタイプ（型式）	応用・備考（シーズ開発研究機関）
Airsense Analysis（Germany）	MO センサアレイ（i-PEN シリーズ）	食品評価，フレーバー・香りのテスト
Alpha MOS（France）	MO, OCP, QCM, SAW センサ（FOX 3000 シリーズ）	魚の鮮度測定，食品タイプ解析，食品貯蔵工程管理，パッキング評価
AromaScan PLC（UK）	OCP センサ	オートサンプラー付き，デスクトップタイプ
Applied Sensor（Sweden）	IR, MO, MOSFET, QCM センサ	純度評価，プロセス制御，医療診断
Array Tech（Italy）	QCM センサ	（Univ. Rome の研究成果を活用）
Bloodhound Sensors（UK）	OCP センサ	食品評価，フレーバー・香り評価，環境計測，劣化評価（Univ. of Leeds）
Chemosensing（USA）	カロリメトリックセンサ，光センサ（ChemSensing Sensor Array）	バクテリアの認識
CogniScent Inc.（USA）	色素ポリマーセンサ（Scen Trak）	環境計測
CSIRO（Australia）	レセプターベースセンサアレイ（Cyvenose）	悪臭除去
Cyrano Science Inc.（USA）	OCP センサ	食品・飲料の品質制御，鮮度評価，汚染計測（California Inst. of Tech.）
Diag-Nose（England）	蛍光	結核，腸癌，伝染病，泌尿器などの医療診断（Cranfield Univ.）
Dr.Fodisch AG（Germany）	MO センサ（OMD 98, 1.10）	ダスト計測
EEV Ltd. Chemical Sensor System（UK）	OCP, MO, QCM, SAW センサ（デスクトップ）	（前身が Neotronics Ltd.）
Electronic Sensor Technology（USA）	GC, SAW センサ（デスクトップ）	食品・飲料の品質制御，バクテリア検出，爆発物検出，麻薬検出，環境計測
FIS（Japan）	ガスクロ（ODSA-P1, ODNA-P1）	環境・健康モニタリング
Forschungszentrum Karlsruhe（Germany）	MO, SAW センサ（SAGAS）	環境計測，プロセス制御，雰囲気計測，火災検知，食品の品質管理，自動車
Gerstel GmbH Co.（Germany）	MO センサ（QSC）	環境計測，フレーバー・香り計測，クリニック
GSG Mess. Anal.（Germany）	QCM モジュールセンサ（MOSES II）	VOC 計測
Hewlette-Pakard Co.（USA）	QCM センサ	
HKR-Sensorysystems GmbH（Germany）	QCM センサ	食品・飲料分野，化粧品・香水分野，薬品産業（Tech. Univ. of Munich）
Illumina Inc.（USA）	蛍光（oNOSE）	ライフサイエンス，食品プロセス，化学品および農業分野（Tufts Univ.）
Lennartz Electronic GmbH（Germany）	MO, QCM センサ	食品・飲料，香水オイル，農業，化学プロセス分野
Microsensor System Inc.（USA）	SAW, EC センサ（Hazmatcad, Fuel Sniffer）	化学薬品，毒性ガス分野
Marconi Technologies Mastiff Electronic Systems Ltd.（UK）	OCP センサ	個人認識
New Cosmos Ltd.（Japan）	MO センサ	VOC 検出，香り認識
Nordic Sensor technologies（Sweden）	IR, MO, MOSFET, QCM センサ（Laptop）	純度同定（Univ. of Linkopin）
Oligo Sense（Belgium）	OCP センサ	自動車，食品，パッケージング分野
Osmetech plc（UK）	OCP センサ（Aromascan A32S）	分子診断
Rae Systems（USA）	EC センサ，サーミスター・湿度センサ（Area REA monitor IAQRAE）	VOC 検出
RST Rostock（Germany）	MO, QCM, SAW センサ（FF-2, GFD-1）	火災検知，危険物質の検知，リーク検出
Sacmi（Italy）	MO センサアレイ（EOS-835, Ambient）	オリーブオイルの品質管理
Shimadzu Co.（Japan）	MO センサ	香り検出，化学製品の品質管理，自動車＆インドアーモニタリング
Sysca AG（Germany）	MO センサ（Artinose）	（Forschungszentrum Karlsruhe）
Technobiochip（Italy）	QCM センサ（LibraNose 2.1）	食品，健康，環境，プロセスモニタリング

MO：酸化物半導体，OCP：有機導電性ポリマ，QCM：水晶振動子式，SAW：表面弾性波，EC：電気化学式，MOSFET：電界効果トランジスタ，IR：赤外吸収式

4 匂いセンサシステムの医療分野への応用

最近ではあるが癌の早期発見等に用いるための匂いセンサシステムの開発研究に関する報告がなされるようになってきた。表4に医療分野へのe-NOSEシステムの応用例を示す。特に人間の呼気をe-NOSEシステムを用いて評価することで，結核の検知，呼気中のアルコールの検知，肺癌の早期検知および糖尿病の検知をしようとする研究例が報告されている。また，尿の匂いを検知することで，尿感染症や腎臓疾患の診断を行おうという研究例も報告されている。このように医療診断分野においても，少しずつではあるが，既存のe-NOSEシステムの応用研究例が出てきている。今後の更なる発展を期待したい。

5 まとめ

食品分野ではいまだに人間の五感，特に嗅覚を用いて，食品の製造工程管理や品質管理が行われている。一方，医療分野においても，臨床医の経験から癌患者や糖尿病患者がある特定の匂いを身体から出していると言われているが，いまだに人間の鼻に頼っている場合が多い。この場合問題となるのは，人間の嗅覚はあくまで主観的であり，その日の体調により，同じ匂い物質を違ったように感じるところである。もし人間の鼻に代わるe-NOSEシステムが開発できれば，これらの分野においても，e-NOSEシステムを使った客観的な評価が可能となる。表5にこれまでに開発されたあるいは開発段階であるe-NOSEシステムを列挙する。システムとしてはまだまだ人間の嗅覚には劣るものであるが，これらのe-NOSEシステムがどんどん使われ，システムの改良が行われていけば，近い将来，必ずや食品分野や医療分野で利用され，客観的な食品の評価や医療診断が可能になると思われる。今後のe-NOSEシステムの研究の発展を期待したい。

文　献

1) H. Nanto, Introduction to Chemosensors, *"Handbook of Machine Olfaction"*, p.79, WILLEY-VCH (2002)
2) C. Di Natale, R. Paolesse and A. D'Amico, Food and Beverage Quality Assurance, *"Handbook of Machine Olfaction"*, p.505, WILLEY-VCH (2002)
3) A. D. Wilson and M. Baietto, *Sensors*, **9**, 5099 (2009)
4) K. Toko, *Biomimetic Sensor Technology*, Cambridge University Press, p.359 (2000)
5) T. Uchida *et al.*, *Chemical Pharm. Bull.*, **3**, 359 (2001)
6) 徳山絵生，内田享弘，医薬品へのセンサの応用，食品・医薬品の味覚修飾技術，p.244，シーエムシー出版 (2007)

7) 都甲 潔, においセンサの発展, 食品・医薬品の味覚修飾技術, p.266, シーエムシー出版 (2007)
8) 井出純一, 南戸秀仁, 匂いの計測手法, 嗅覚ディスプレイ, p.82, フレグランスジャーナル社 (2008)
9) 南戸秀仁, 感性を測るエレクトロニックニーズ, 表面化学, **27**, 39 (2006)
10) H. Nanto et al., *Materials Science and Engineering*, **C12**, 43 (2000)
11) 真田尚治ほか, 日本味と匂学会誌, **8**, 427 (2001)
12) H. Nanto et al., *Proceeding of NSTI Nanotech 2006*, **3**, 475 (2006)
13) Nanto et al., *Proc. of SPIE-Environmental Monitoring and Remediation III*, **5270**, 174 (2004)
14) 林 健司, 匂いのコードセンサの開発, 超五感センサの開発最前線, p.159, NTS出版 (2005)
15) C. Hagleitner, A. Hierlemann, D. Lange, A. Kummer, N. Kerness and H. Baltes, *Nature*, **414/415**, pp.292-293 (2001)
16) E. Schaller et al., *Lebenms.-WWiss. UI.-Technol.*, **31**, 305 (1998)
17) L. P. Pathange et al., *J. Food Engin.*, **77**, 1018 (2006)
18) E. Hines et al., *Electronic Letters*, **35**, 561 (2000)
19) S. Oshita et al., *Computers & Electronics Agricultures*, **26**, 209 (2000)
20) A. H. Gomez et al., *Computers & Electronic Agricultures*, **54**, 44 (2006)
21) C. Di Natale et al., *Sensors and Actuators*, **B77**, 561 (2000)
22) C. Di Natale et al., *Sensors and Actuators*, **B78**, 26 (2001)
23) E. Llobet et al., *Measurement Science and Technology*, **6**, 538 (1999)
24) J. E. Simon et al., *J. of Food Science*, **61**, 967 (1996)
25) B. P. Delacy et al., *Measurement Science and Technology*, **11**, 1685 (2000)
26) M. Riva et al., *Ital. Food Technology*, **27**, 5 (2002)
27) T. Aishima, *Anal. Chem. Acta*, **243**, 293 (1991)
28) H. Ulmer et al., *Sensor and Actuators*, **B43**, 24 (1992)
29) S. Singh et al., *Sensors and Actuators*, **B6**, 185 (1996)
30) J. W. Gardner et al., *Sensors and Actuators*, **B6**, 71 (1992)
31) C. Gretsch et al., *Semminars in Food Analysis*, **3**, 37 (1998)
32) C. Di Natale et al., *Sensors and Actuators*, **B25**, 801 (1995)
33) C. Di Natale et al., *Senosrs and Actuators*, **B33**, 83 (1996)
34) C. Zondevan et al., *J. Agriculture Food Chem.*, **47**, 4746 (1999)
35) S. Labreeche et al., *Sensors and Actuators*, **B106**, 199 (2005)
36) F. Winquest et al., *Measurement Science and Technology*, **9**, 1937 (1998)
37) C. Di Natale et al., *Sensors and Actuators*, **B64**, 15 (2000)
38) M. Navratil et al., *J. Agric. Food Chem.*, **52**, 415 (2004)
39) S. Benedetti et al., *Sci. Technol. Lattiero-Casearia*, **53**, 259 (2002)
40) J. Trihaas et al., *J. Food Sci.*, **70**, E44 (2005)
41) T. Rajamki et al., *Food Control*, **17**, 5 (2004)

42) J. S. Vestergaad et al., *Food Sci. Technol.*, **40**, 1095 (2007)
43) R. Olafsson et al., *Sensors and Sensory Systems for an Electronic Nose*, p.257, The Netherland Pub. (1992)
44) J. E. haugen et al., *Sensors and Actuators*, **B116**, 72 (2005)
45) G. Olafsdottir et al., *J. Agric. & Food Chem.*, **45**, 2654 (1997)
46) J. B. Tomlinson, *Ferment.*, **9**, 85 (1996)
47) T. C. Pearce et al., *Analyst*, **118**, 371 (1993)
48) 近藤浩一ほか, 電気学会論文誌 E, **117-E**, 443 (1997)
49) Y. Martine et al., *Anal. Chemica Acta*, **384**, 83 (1999)
50) R. Stella et al., *Sensors and Actuators*, **B63**, 1 (2000)
51) R. Aparicio et al., *J. Agric. & Food Chem.*, **48**, 853 (2000)
52) A. Jonsson et al., *Inter. J. of Food Microbiology*, **35**, 187 (1997)
53) C. Ridgway et al., *Sensors and Actuators*, **B78**, 303 (2001)
54) J. R. Stetter et al., *Abstract in ISOEN 2000*, 101-104 (2000)
55) A. Pavin et al., *Biosens. Bioelectron.*, **20**, 538-544 (2004)
56) N. G. Hockstein et al., *Laryngoscope*, **114**, 1701-1705 (2007)
57) S. Dragonieri et al., *J. Allergy Clin. Immunol.*, **120**, 856-862 (2007)
58) N. Penrose et al., *Sens. & Actuat.*, **B44**, 413-422 (1997)
59) C. Di Natale et al., *Biosens. Bioelectron.*, **18**, 1209-1218 (2003)
60) C. Peng et al., *Nano Lett.*, **8**, 3631-3635 (2008)
61) G. Peng et al., *British J. of Cance*, **103**, 542-551 (2010)
62) W. Ping et al., *Biosens. Bioelectron.*, **12**, 1031-1036 (1997)
63) C. Di Natale et al., *Physol. Meas.*, **20**, 377-384 (1999)
64) A. Pavlou et al., *Lett. Appl. Microbiol.*, **35**, 366-369 (2002)
65) S. Aathithan et al., *J. Clin., Microbiol.*, **39**, 2590-2593 (2001)
66) U. Kruger et al., *Abstract in ISOEN 2000*, 47-48 (2000)
67) S. S. Schiffmann et al., *Abstracts in ISOEN 2000*, 3-4 (2000)

第9章 テクスチャーの知覚の要素と表現用語

山野善正*

テクスチャーは，現在では，食品の物理または物理化学的性質の受容の感覚と定義され，単なる力学的な刺激のみでなく，視覚（色，形，外観），耳によるもの（音），温・冷感が含まれる。勿論，痛感，圧覚なども含まれる。

1 力学的感覚

いわゆる三叉神経によるもので皮膚表面に存在する三叉神経により知覚される。その末端の形は，発見者の名前により，図1のようなものが挙げられる。力学的刺激により，受容体の細胞が変形し，その結果細胞内の電子分布が崩れ，分極が生じ，脱分極が連動して，電気的刺激として最終的に脳に伝えられる。この神経末端は体全体に分布するが，口腔内にも存在し，比較的密度は高いとされている。

口腔粘膜にある感覚点には，痛覚を感じる痛点，蝕・圧覚を感じる圧点（蝕点），冷たさを感じる冷点，温かさを感じる温点の4種類があり，分布密度には多少の違いがあり，この順に小さくなると言われている。同じく，味覚受容体の大部分が存在する舌の表面にも前述の表面の感覚器官が存在し，人体の他のすべての部分の触覚の中でも，最も鋭敏なものとして理解されている。また，皮膚の圧受容器に与えられた刺激の強さと神経線維のインパルス頻度との関係は実験的に，Stevens のベキ法則（$f=kS^n$, $k>0$, f：感覚の強さ，S：刺激の強さ，k, n：係数）[1]又は，対数法測（$f=a\log S+b$, $a>0$, a, b：係数）が成り立つことが示されている。

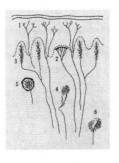

1. 自由神経末端
2. マーケル盤
3. メスナー球
4. ラフィニ球
5. クラウス球
6. パシニ球

図1 皮膚上の力学的受容器

---

* Yoshimasa Yamano ㈳おいしさの科学研究所 理事長

2 口腔機関の機能

舌は上述の受容体の存在のみでなく，食品の形態や大きさ，硬さ等を知覚して，口腔内の動きを制御する機能を持っている。LeeⅢとCamps[2]は，1991年にテクスチャーをプランジャーによる突き刺し法のような力学的な方法ではなく，水と12種類の食べ物について，8人のパネラーが実際に食べた時の口中での動きを，水の場合は0.5秒，その他は1，2秒ごとに，マウスによりモニター画面上に，飲み込むまでの動きを示させ滞留の様子を調べた結果を報告しており大変興味深い。その報告の中から，あるパネラーの場合の，水とポテトチップス及び硬いキャンディについて例示した（図2）。個人の癖はあるものの（図3），滞留時間と動きの様子はテクスチャーを反映しているものと推測している。更に，彼らのグループは，水と4種類の食品の粘性に対し，上述の方法に加え，粘度計による粘度測定及び飲み込み音による測定との関係を求めている。

また，Shamaら[3]は，物理的にニュートン流体と通常の非ニュートン流体の粘度は比較できないが，口中では感覚的に比較できるということから，選抜された26人のパネルを用いて，前者の流体である砂糖溶液を基準にして，口腔において粘度が知覚される応力とひずみの速度の範囲の関係を求めた。この結果を図4に示した。人はテクスチャーのひとつであるネバさをこのように知覚していることを示した貴重な研究といえる。

堀尾と河村[4]は，口腔での食品形態の識別能について研究した。男女大学生16人により，目隠しした状態での手，視覚及び口腔による形態識別を行い，口腔では硬さの識別に誤答はないが手では誤答があり，口では比較的小さいものの形態識別に優れていると結論している。

また，これらの他に，咀嚼に関係する筋肉や歯の神経が食品のテクスチャーを知覚するだけでなく，咀嚼を制御する機能も担っている。

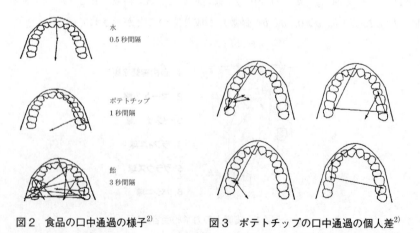

図2 食品の口中通過の様子[2]　　図3 ポテトチップの口中通過の個人差[2]

第9章　テクスチャーの知覚の要素と表現用語

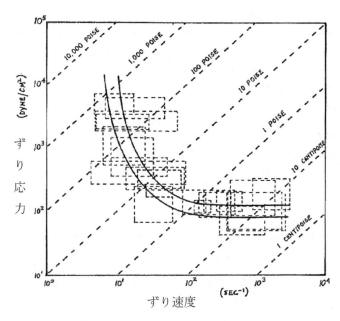

図4　口腔において粘度が知覚されるずり応力とずり速度の範囲の変化の状況[3]

3　温度

　おいしさには，適温が存在する。皮膚や口腔粘膜で温度を感じる「温点」に神経の末端が存在している。顔面や手指の皮膚には1〜4個/cm^{2}存在するのに対し，口腔内では1個/cm^{2}存在するかどうかといったところなので，皮膚より熱さを感じにくい。口に入れる前に食品の温度を下げたり，咀嚼により温点に触れにくくすると，飲み込む際には60℃程度になっていると推定される。食道以降の消化管には温点はまったく存在しない。発生学的には，口腔は消化管の一部であり消化管全体として温点が少ないことによるとされる[5]。

　食品は，体温のプラス，マイナス25℃前後がおいしいという，経験的な意見もあり，あながちいい加減な数値ではないらしい。たとえば，温スープや抹茶は60〜65℃が，おいしいとされる場合が多い。また，ビールは季節や環境温度により異なるとはいえ，10℃ぐらいがおいしいとされる（夏で6〜8℃，冬で10〜12℃）[6]。ただ，ビールの場合，冷たい温度の刺激だけでなく，ビールに含まれる，炭酸ガスの溶解度の温度依存性から，この温度前後でガス（泡）発生の程度が良いということも関連している。

4　外観，色

　食品の色，形，外観は食べ物を口に入れる前からの感覚であるが，大変重要な要素である。特に日本人は，古来，あまり調理せずに食べてきたために，天然の鮮やかな色彩や形に敏感である。

表1　食品の色に対するイメージ（文献8より作成）

色	イメージ（頻度%）	回答数
赤	甘い 41，食欲をそそる 24，暖かい 19，甘酸っぱい 17	249
オレンジ	甘酸っぱい 27，酸っぱい 20，暖かい 15，さわやか 13，甘い 13，新鮮 13	297
茶	コーヒー・紅茶 46，渋い色 30，食欲減退 13，暖かい 12	184
黄	酸っぱい 38，さわやか 19，新鮮 16，明るい 15，食欲をそそる 7，甘い 6	307
黄緑	新鮮 43，さわやか 32，食欲をそそる 14，歯ざわりがよい 11	275
緑	野菜 44，新鮮 32，さわやか 18，食欲をそそる 6	417
青	食欲減退 43，色が悪い 23，冷たい 21，苦い 13	243
紫	食欲減退 43，毒々しい 22，苦い 19，渋い色 17	244

対象：女子大生 309 名，緑に対する回答数が最も多い。

　食品のみでなく，容器や包装にもその美（おいしさ）を求める。フランス料理では，白いお皿に料理で絵を描くといわれるが，日本料理では，料理との相性を考えに入れ容器自体の色や柄に工夫をし，その結果，和食料理店は多くの種類の容器の具備が要求される。

　われわれは物体の色を光のもとで見分けているが，人間は眼球から入った光を網膜で受容する。網膜は 0.4〜0.1mm の厚さで，10 層から成っている。光は網膜の内側の各層を通って，視細胞層に達し，ここで錐体といわれている 2 種の細胞によって受容される。この光が視神経から大脳皮質中枢に達して初めて人間は色を知覚し，これらの色刺激に対し，好き（快），嫌い（不快）またはどちらでもないなどの感覚をおぼえる。このような色感覚は成長と共に変化する。色感覚の最盛期は 10 歳後半から 20 歳までであり，30 歳頃になると色感覚は弱くなり，50 歳くらいから老化が進むといわれている[7]。

　食べ物のおいしさを科学する観点から，食べ物や食品の多種類に及ぶ色彩が人にどのように知覚されているかが問題であるが，食品の色彩はあまりにも日常的な事象であるため，色から受ける情緒や生理的，心理的影響については知られていないことが多い。食品の色彩嗜好や食品の色の官能評価についての研究は余り進んではいないが，川添節江は食品の色から受けるイメージを調べた（表1）[8]。それによると，「食欲をそそる」という語句は赤，黄緑，黄，緑などから，逆に「食欲が減退」というのは青，紫により連想されている。色の測定は，色差計によりなされ，多くは，色相，彩度，明度により表示される。日本人の好みと外国人の好みについては川染らが調査している[9]。また，人の色の認識は脳で完成されるので，色の知覚は結局その人がいかなる表現用語を持っているかで決まるともいわれる。

5　音

　餅菓子や漬物を食するとき，独特の音を発する。例えば，せんべいなどをかむとき「パリパリ」などという音は，ある種の心地よい「おいしさ」なのである。まさにオノマトペの世界である。これらの音は，本人は勿論同席する他人にも聞こえる。その両者の知覚する音は少し異なること

第9章 テクスチャーの知覚の要素と表現用語

表2 感覚と咀嚼音特性の尺度[10]

	硬さ	歯の音	低音の確認	高音の確認
尺度	1～9	0～3	0～2	0～2
	軟らかい	なめらか	ない	ない
		かなりなめらか	ある	ある
		うるさい	明らか	明らか
	硬い	大変うるさい		

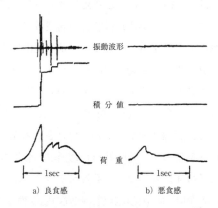

図5 破断振動測定装置による測定例[11]

は知られているところである。音は，耳から知覚されるが，蝸牛から，上オリーブ核群などを経由して，最終的には，大脳皮質で認識される。

そしゃく音を解析した研究としては，Drake[10]のイヤホーンを改良したマイクロフォンを耳にさし込んで，食品を歯で砕く時の音をとらえた例がある（表2）。そしゃく音を周波数-振幅，時間-振幅という関係から，水と食品8種について，種々の特性を求め，同時に，6人の被験者による特性値との間には必ずしも相関関係は得られず，単一の測定値で，主観的な特性と関係づけるのがいかに難しいかがわかる。

この方法のアナログとして相良ら[11]は，漬物のそしゃく音を，あらかじめ，「音響解析機」により解析し，次にテクスチュロメーターの駆動装置を利用してピックアップにより，破壊振動音の波形の積分値を求め，これと官能検査との関係により，漬物食感の評価を行った。図5にその例を示す。破壊振動音の波形の積分値と官能評価値との相関性はかなり高く，漬物歯切れ音の測定に有効であると結論している。Drakeの研究を一歩進めたものとして評価される。この方法は食品を選べば有効なものとなり得ると考えられる。

6 味覚への影響

温度の味覚への影響については，いくつか研究がなされているが，古くは，小川が温度感受性

と味覚の関係についていくつかの実験結果について報告している[12]。

　最近では，温度による，味覚への影響については，Cruzらの研究がよく知られており，舌の上の温度を変化させて味の感覚の強さを比較したところ，温度が高いと甘味を，低いと酸味や塩味をよく感じるという結果を報告している[13]。

　「ゆらぎ」は人の心を時に安定化させ，また時に感動を与えるものである。食品では日本人の常食する発酵食品はいわゆるうまみ成分を多く含み，これらが緩衝能を持っている。この緩衝能が，体内のpHを一定に保つ役割を担っていると考えられている。伊藤輝子ら[14～16]は音楽療法に着目した。音楽において，メロディー（旋律）は音響の周波数によって生じるもので，規則性と不規則性との混合による波動的複合性を持っており，定常不規則性変動（ゆらぎ）という現象の中に生じる。また強弱は，音響の振幅の変動に起因しており，メロディー同様，ゆらぎの現象の中に生じるとされる。高周波の音楽であるモーツアルトの曲を聞くと，唾液分泌量の増加，唾液免疫物質IgAの増加，唾液コルチゾールの減少などがみられるため，免疫性の向上に効果があるというのは良く知られている。伊藤は一般に心地よいとされる$1/f$のゆらぎを持つ音楽を6週間聴取した際の心理的・生理的影響および味嗜好や食物摂取への影響を調べた。さらに，聴覚刺激習慣が味嗜好や食物摂取に及ぼす影響についても調べている。ゆらぎ音楽を6週間聴取したときの皮膚温，唾液アミラーゼ活性値，血中免疫物質，味覚の感受性などへの影響についても調べ，ゆらぎ音楽の聴取で味覚感受性が増強したと報告している。加えて睡眠の質を向上させ，嗜好や食物摂取を調節すると結論付けた。

　また，調理における温度の意味については，杉田が実際の例について詳しく説明しているので原書[17]を参照されたい。

7　テクスチャーの表現

　おいしさは，食に対する感性とも言え，単においしさを感じるだけでなく，それを表現するところまでを含んでいる。テクスチャーについては，無数の表現用語があるが，それはその人の育った民族，国，地域の歴史に大いに影響される。特に日本には，古来から多数の食材を輸入しそれらを栽培し，あまり形を変えない調理法で食してきたために，世界でも最多の表現用語を持っている。例えば，英語を含む西欧語には「サクサク」，「ツルツル」などの表現はないのである。テクスチャー用語は，「硬い」「弾力性がある」などの形容詞と「サクサク」「ネバネバ」などのようなオノマトペに分けられる。

　先んじてはYoshikawa[18]らがテクスチャー用語について研究し，新しくは早川[19]らが詳しく調査を行っている。その中から一部紹介する。両者の調査した時代での用語を比較したのが図6で，言葉の変化から食生活の変化を推測できるように思われる。また，性別，年齢別，地域別によく使われる用語についても調査しているが，そのうち男女差のデータを図7[20]に示した。

第9章　テクスチャーの知覚の要素と表現用語

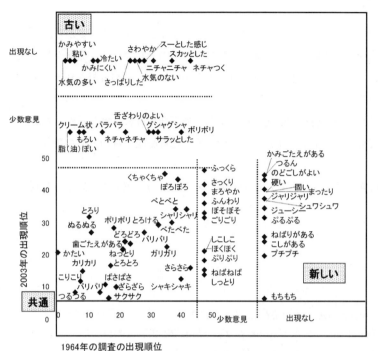

図6　テクスチャー用語の出現順位の比較[19]

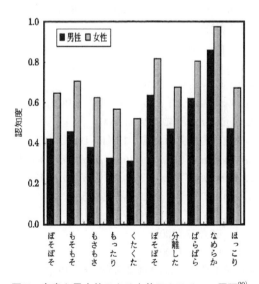

図7　有意な男女差のある上位テクスチャー用語[20]

8 まとめ

テクスチャー知覚について筆者が初めて食品工業学会で講演[21]してから，我が国においてもテクスチャーに関する研究は大いに進み，特に家政学の分野で顕著な発展が見られる。現在では，高齢化社会にあって，歯の悪い人々向けの柔らか食なるものが市販されテクスチャーの応用が広まってきている。

ここでは，咀嚼時の筋電位測定，圧測定や，嚥下観察等には触れなかったが，これらの方法を用いての研究も盛んである。また，ざらつき感の把握や嚥下後の食品の動きについても研究が始まっている。

これらの研究に関するテクスチャー全般については，最近筆者の監修した成書[22]を参考されたい。

文　　献

1) S. S. Stevens, *Am. Scientist*, **48**, 226 (1960)
2) W. E. Lee Ⅲ and M. A. Camps, *J. Tex Stud.*, **22**, 277 (1991)
3) F. Shama and P. Sharman, *J. Tex Stud.*, **4**, 111 (1973)
4) 堀尾強, 河村洋二郎, 歯科基礎医学会雑誌, **33**, 446 (1991)
5) 硲哲宗, 日本味と匂い学会編, 味のなんでも小事典, p.134, 講談社 (2004)
6) キリンビール株式会社編, ビールのうまさをさぐる, p.152, 裳華房 (1990)
7) G. Warner and V. B. Mountcastle, *J. Neurophysiol*, **25**, 359 (1965)
8) 川染節江, 香川県明善短大紀要, **13**, 23-31 (1982)
9) 川染節江, 日本家政学会誌, **38**, 23-31 (1987)
10) B. Drake, *Biorheol.*, **3**, 21 (1965)
11) 相良孝昭, 佐伯剛, 山口誠, 食科工, **16**, 350 (1969)
12) 小川尚, 佐藤昌康編, 味覚の科学, p.25, 朝倉書店 (1881)
13) A. Cruz and B. G. Green, *Nature*, **403**, 889 (2000)
14) 伊藤輝子ほか, 日本健康体力栄養学会誌, **13** (1), 1-9 (2007)
15) T. Ito et al., *Japanese Journal of Health Fitness and Nutr.*, **13** (1), 10 (2007)
16) T. Ito et al., *Japanese Journal of Health Fitness and Nutr.*, **13** (1), 19 (2008)
17) 杉田浩一, 新装版「こつ」の科学, 柴田書店 (2006)
18) S. Yoshikawa et al., *J. Tex. Stud.*, **1**, 437 (1970)
19) 早川文代ほか, 食科工, **52**, 337 (2005)
20) 早川文代ほか, 食科工, **54**, 488 (2007)
21) 山野善正, 日本食品科学工学会, 第22回講演集, 21 (1975) および松本幸雄, 山野善正編, 食品の物性第1集, p.59, 食品資材研究会 (1975)
22) 山野善正監修, 進化する食品テクスチャー研究, NTS (2011)

第10章 多素子感圧センサを用いた食感の可視化

東　輝明*

1 はじめに

　人間が何かに触れたときの感覚は触覚と呼ばれる。その触覚を感知するのが触覚センサである。体圧分布量の測定に使用されている我々のフィルム式圧力分布センサは，感圧導電性ゴムによるセンサと比較して厚みが約0.1mmと非常に薄く，また，数千ポイントと多くの測定点を持たせることができるという特徴があり，これまでは困難だった部位の圧力分布測定や実条件に近い圧力分布測定が可能になった[1]。また，100Hzのサンプリング周波数で動的な圧力分布の測定が可能で，リアルタイムのフィードバック制御用としても使用できる。そのため，医療分野（体圧分布[2]，足圧分布[3]，把持力分布，歯科咬合[4]等）をはじめ，自動車用途や液晶・半導体産業等の計測分野にも多く使用されている。感性を数値化し，誰でもが簡単にハンドリングできる数値として使用できる"触覚センサ"が必須とされている現況である。

2 触覚センサの食品分野への展開

　食品には，客観的に評価できる一次機能（栄養性）と主観的な評価が主である二次機能（美味しさ，嗜好性）が求められている。食品の美味しさは，人間の五感で感じるいろいろな因子が影響を及ぼしていると考えられる。すなわち，甘さや香り（味覚・嗅覚），食品の色や形等の外観（視覚），食品咀嚼時に出る音（聴覚），歯ごたえ，舌触りや食品の温度（触覚）である。美味しさを評価するこれら五感のうち味覚や嗅覚は論外として，視覚・聴覚・触覚は，特に食感に及ぼす影響が大きいと考えられる。食感に影響を及ぼす因子（硬さ，粘り，脆さ，ざらつき等）は，食品テクスチャーと呼ばれ，テクストロメーターやガードメーターで計測されている。しかし，咀嚼運動は歯，上顎，下顎，下顎を動かす筋，口内の食物の位置を調節する筋等が，機能的に1つの単位として働いているため非常に複雑である。そのため機器による測定だけでは，食感は評価しきれないと考えられる。従って，咀嚼圧，咀嚼筋の活動，咀嚼音，官能検査等を用いて，食感を計測・評価する事は必須であるが，実際の食品開発現場での使用検討を行うにははなはだ困難な面が多い。
　現在，食品開発の一分野で，咀嚼と関わる研究が盛んになっており，美味しさを主に支配しているテクスチャー特性の制御は，食品産業界にとって重要な課題となってきている。さらに味覚

---

　*　Teruaki Azuma　ニッタ㈱　事業開発センター　センサグループ　部長

は，化学的因子と同様に物理的因子である食感の寄与も重要であることが解明されつつあり，実咀嚼における食感を直接測定するセンサシステム，特に口腔内の感覚を再現できるフィルム状感圧センサの実現は希求のものとなっている[5〜7]。

3 食感センサシステム高速化の実現

3.1 高速化の意義

　フィルム式圧力分布センサシステムは，他の圧力センサと異なり，圧力の時間分布と同時に空間的な分布も測定できる点に特長がある。静的な状態における測定とは異なり，振動試験や運転乗車時の動作等のように，時間変化に対する圧力変動を解析する為にはサンプリングスピードを速くしなければならない。センサシステムが高速サンプリング可能となるようなハードウェア及びソフトウェアを開発し，高速サンプリングシステムの応用として咀嚼時の圧力分布計測を試みた。このシステムは，咀嚼中における口腔内での圧力分布の時間変化がリアルタイムに追跡できる為，人間の咀嚼に近い状態で食品の物性データ（圧力分布）が口中の状態を再現しつつ，時系列で得られるという今までに無い特徴をいかせば，食感センサシステムの構築となる。

3.2 フィルム式圧力分布センサシステムの構造と特徴

3.2.1 センサシステムの構造について

　センサシステムの構造を図1に示す。厚さが100μm未満の極薄型フィルム状のセンサシートは，行電極と列電極がマトリックス状に配置され，各電極表面には加圧によって電気抵抗が変化する感圧インクが塗膜形成されている。そして，これらの行電極と列電極の交点部分の抵抗値を一定時間内にスキャンすることで各感圧点の圧力を測定している。

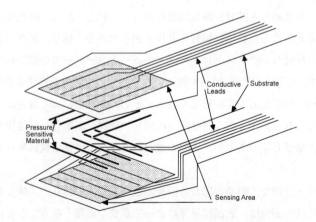

図1　フィルム式圧力分布センサシステムの構造

第10章　多素子感圧センサを用いた食感の可視化

3.2.2　感圧原理について

電極表面に塗膜形成されている感圧インクは，センサシートへの加圧によって電気抵抗が変化する。しかし，図2に示すように，その測定原理は感圧インクの体積変化によって影響されるカーボン粒子間距離の接近だけでは無く，接触表面における状態の変化によって影響される抵抗値の変化が大きく寄与している。

3.2.3　回路について

図3に示すOPアンプ回路を用いて，センサシートの各感圧点における抵抗値と基準抵抗（20kΩを設定している）との比を電圧変換して出力する。

多数の行電極と列電極の交点である多くの感圧点における電圧値を測定する為に，図4で示される回路を用いて個々の感圧点の電圧値をスキャニングしながら一定時間内に取り込んでいる。この回路はセンサシートとコンピュータとを接続するコネクタにこの機能を内蔵させている。コンピュータに表示されるセンサシートの代表的な圧力対出力値の関係を図5に示す。

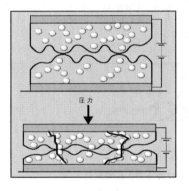
図2　フィルム式圧力分布センサシステムの感圧原理

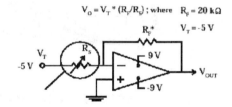
図3　シングルセルセンサの電気回路

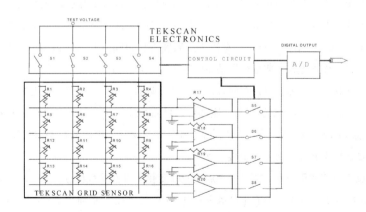
図4　圧力分布計測システムのブロック図

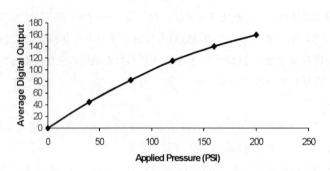

図5 センサシートの代表的な圧力対出力の関係

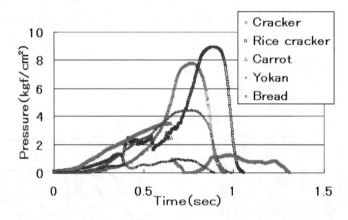

図6 5種類の食品の咀嚼1回目における圧力の経時変化

3.3 高速サンプリングシステムの検証

高速サンプリングシステムを用いて,人間が食品を噛むときの圧力分布を直接計測した。なお,感圧点数は200点でサンプリング周波数は1,200Hzである。センサシート上に5種類の食品(クラッカー,煎餅,人参,羊羹,パン)を置き,被験者に咀嚼させて圧力のデータを測定した。図6に示すように,個人差は,咀嚼の周期や咀嚼圧に見られるが,食品の特色は咀嚼1回目における圧力の経時変化に生じる。また煎餅及びチーズを咀嚼しているときの圧力をサンプリング周波数1,200, 600, 300, 100Hzで測定し,咀嚼における高速サンプリングの効果を検討した。測定結果を図7及び図8に示す。図7及び図8より,サンプリング周波数が100Hzのときは咀嚼の特徴を示すことは不充分であると示唆された。

食品の物性によって適正なサンプリング周波数は変化すると思われる。チーズのような均一な試料では1,200Hzサンプリングの有用性はみられない。しかし,煎餅のような不均一な構造を持ち,もろく崩れる試料では,より速いサンプリング(1,200Hz)が必要であることが分かった。

第10章　多素子感圧センサを用いた食感の可視化

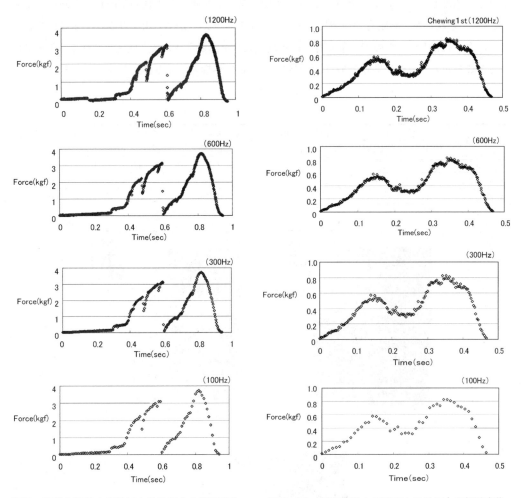

図7　煎餅の咀嚼1回目における圧力の経時変化　　図8　チーズの咀嚼1回目における圧力の経時変化

4 食感センサシステム (Mscan) の概要

4.1 食感センサシートの仕様

Mscan センサシートの種別は以下の3種類で各々の図面 (図9) 及び感圧有効面積を示す。

研究用 MscanⅡから一歩進め,現場用に開発した MscanⅣセンサシートは,動作させるプラットフォームとしてパームコンピュータを使用する為,センサーセル数の制限から分解能が荒い(大きい) 形状だが,感圧有効面積比率を格段に上昇させた。かつ,センサシート全体の形状がコンパクトに仕上がったので,量産時には多数個取りが出来る為コスト低減が図れる。生産量によるところが大きいが,単価 1,000 円程度の価格で市場へ投入できる目処を付けている。

センサ種別	電極幅 (mm)		分解能 (mm)		電極交差面積 (mm^2)	センシングエリア (mm^2)	有効感圧面積比 (%)
	行(RW)	列(CW)	行(RS)	列(CS)			
Mscan I	1.2	1.2	2	2	1.4	4.0	36.0
Mscan Ⅱ	1	1	2	2	1.0	4.0	25.0
Mscan Ⅳ	3.2	3.2	4.2	4.2	10.2	17.6	58.0

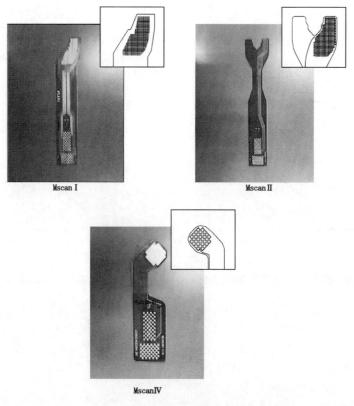

図9 Mscan センサシート (仕様と感圧の面積)

第 10 章　多素子感圧センサを用いた食感の可視化

4.2　食品咀嚼試験について

　MscanⅡでの食品咀嚼試験結果，食感における一定の評価が得られた事から食感システムをより確実なものとするには多くのデータ蓄積が不可欠であると考える。食感センサシステムから得られる指標として，咀嚼圧値を使った時系列表示の二次元パターン化を行い，複合的な咀嚼時における生体信号の総称として，取り扱える様にまとめている。

　現場使用システムのセンサシートのコストダウンを図り，最終的には歯科用である T-スキャンⅢ用センサシートと同レベルの価格帯を目指す事及びこの現場用 MscanⅣシステムと MscanⅡシステムとの比較試験を数多く実施し，測定精度を高めていく事も重要と認識している(図10)。

4.3　現場用 MscanⅣの現状

　既に開発したMscanⅣは，パームトップコンピュータに多く使われているPalm-OS環境下で

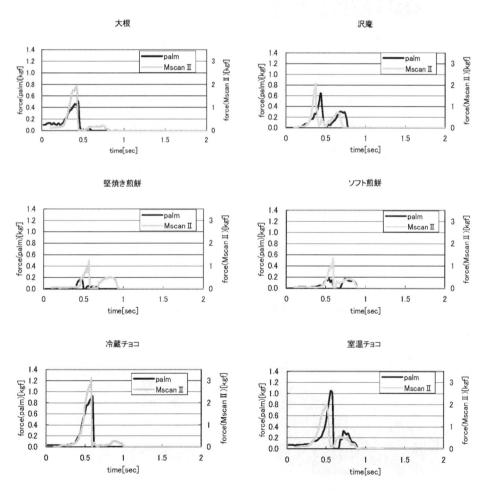

図10　MscanⅣシステムと MscanⅡシステムの食品咀嚼試験の比較

動作するシステムで使用が出来るようにした（図11）。リアルタイム分布表示のみ出来るソフトウェアを，MscanIIシステムに内臓されている機能からグラフ表示を新たに組み込み（図12），レコーディングデータの管理も可能とし，パームに接続できるホストコンピュータへのデータ転送も実現した。当初は専用シリアルボックスとパームコンピュータとの接続は，シリアルポート経由であったが，USBへの変換が完成した（ブロック図は図13及びUSBは図14）。現場での使用が簡便で扱いやすい小型の食感センサシステムとして提案出来た。

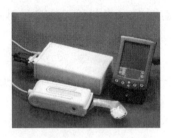

図11　MscanIV Palmシステム

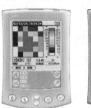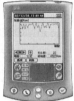

図12　MscanIVのディスプレイ

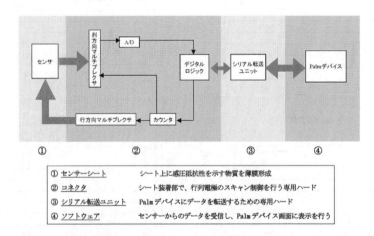

図13　MscanIV Palm systemのブロック図

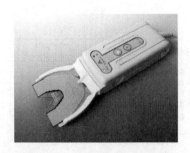 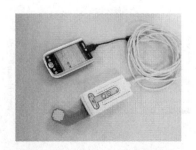

図14a　USBシステム　　　　　図14b　MscanIVのUSBシステム

第10章　多素子感圧センサを用いた食感の可視化

　近年，高速サンプリング可能な USB インターフェースが完成となり，Windows PC の小型化と共に，パームコンピュータの入手困難な状況下から，新世代の簡便で扱いやすい食感センサシステムとして希求されている。

文　　献

1) Malacaria, C., *Sensors Magazine*, September, 102-104 (1998)
2) 安東範明ほか，神経治療, **11**, 273-277 (1994)
3) 安東範明ほか，リハ医学, **31**, 483-489 (1994)
4) Mizui M., *et al.*, *Int. J. Prosthodont*, **7** (1), 62-71 (1994)
5) Kohyama K., Nishi M., Suzuki T., *J. Food Sci.*, **62** (5), 922-925 (1997)
6) Kohyama K., Nishi M., *Journal of Texture Studies*, **28**, 605-17 (1997)
7) Kohyama K., Sakai T., *Food Sci. Technol. Res.*, **7** (1), 17-21 (2001)

第11章　視覚

志堂寺和則[*]

1　はじめに

　われわれが食料品を購入する際，まず目で見て，色や形，つや，きず，鮮度その他の読み取れる諸々の事項を確認する。場合によっては，手に持った際の重さや手触り，さらには匂いなども参考にするであろうが，購入時の判断においては視覚情報が圧倒的な割合を占める。そして，食事をする際も，まず目の前に出された料理を見て，おいしそうかどうかを無意識的に判断している。

　料理の世界では，いかにおいしそうに見せるかがポイントのひとつとされている。特に，日本料理には目で味わうという言葉があるくらい見た目が重視され，見た目を良くするためには，食材選びに始まり，調理方法，盛り付けにいたるまで種々の工夫が凝らされている。日常生活では食品や料理の見た目が重視されるが，見た目（外観，視覚情報）に関する研究，特に見た目とそれを見る人の心理との関係を探った研究は案外と少ない。

　見た目を構成する要素のひとつは色である。色には，色相，明度，彩度の3つの属性がある。色相とは赤，青，黄といった色味のことであるが，光の持つ周波数で決定される。人間が見ることのできる光は波長が360〜400nm位から760〜830nm位までの電磁波であると言われているが，波長が変化するにつれて色相が変化して見える。色彩科学では，短い波長である紫から長い波長の赤までを一本の帯のようにイメージして，さらに紫から赤までの帯に赤紫を足してぐるっと円環状に表現する。これを色相環という（図1）。色相環で，円の反対側の色のことを反対色あるいは補色という。赤から黄までの色を暖色系，緑青から紫までの色を寒色系と称するが，食品には暖色色のものが多く，寒色系のものは少ない。明度は明るさのことで，光の強度に比例する。彩度は飽和度ということもあるが，色の鮮やかさであり，主たる波長の占める割合が多ければ多いほど（見えている色相の波長以外の波長が少なければ少ないほど）彩度が高く見える。彩度が上がるとビビッドで強烈な印象を与える色になり，彩度が下がるとパステルカラーのような淡いほのぼのとした印象を与える色になる。また，明度と彩度の組み合わせを色調（トーン）という。色相が異なっていても色調が同じであれば，共通した印象を与える。

　食品の色とは，正確には光源に照らされた食品の色であり，光源が持つ波長ごとの成分の割合（光源の分光分布）によって見え方（演色）が変化する。このため，スーパーマーケットのような同種の食材を並べるような場合には，精肉用，鮮魚用，青果用，惣菜用等の対象に適した分光

---

　　[*]　Kazunori Shidoji　九州大学　大学院システム情報科学研究院　教授

第 11 章　視覚

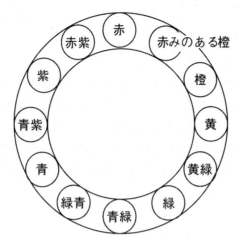

図 1　色相環

分布を持つ照明が用意されている。一方，レストランや食卓などの種々の料理が提供される場合には，多様な料理を想定した照明が必要とされる。

　また，色は単独で見ているというより近隣の色との関係で見ていると考えた方がよいケースも多い。同じ色であっても，近隣の色によって違った見え方になる。これは，色相，明度，彩度の三属性のどれにおいても生じる。色相の場合であれば，色相環において，ある色が近隣の色の影響で近隣の色とは反対方向にずれて見える場合（たとえば，橙が近隣の黄によってより赤っぽい橙に見える場合）を色相対比，近隣の色の方向にずれて見える場合（先ほどの例ではより黄色っぽい橙に見える場合）を色相同化という。

　味覚は鈍感なところがあり，状況や他の感覚の影響を受けやすい。最近，報告された研究は，普通の人の味覚がいかにあやふやなものであるかをよく表している。Hall らは，2 種類のジャムのうちどちらが好きかについて，スーパーマーケットに訪れた人々に尋ねた[1]。同じジャムの対に対して 2 回判断してもらったが，ジャムの容器にからくりがあり，容器は同じであるが，最初の判断のときと 2 回目の判断のときで中身が入れ替わっていた。このため 2 回目の判断時には，最初に好きと答えたジャムの容器から取り出されたジャムは好きではないと答えたほうのジャムであり，最初に好きではないと答えたジャムの容器から取り出されたジャムは好きなほうのジャムであった。しかし，その変化には 33％の人しか気がつかなかったという。また，Harrar らは，ポップコーンを 3, 4 粒，色の違う器（青，緑，白，赤の 4 色）に入れておき，味を評価してもらう実験を行った[2]。甘みを添加したポップコーンでは，白い器と比較して青い器で食べると塩味を強く感じ，塩味の強いポップコーンでは，白い器と比較して青あるいは赤い器で食べると甘味が強く感じたと報告している。

　器と食材の色の組み合わせ，料理に含まれる食材の間の色の組み合わせにおいて，一般によいと言われるものは色彩調和理論を活用して説明することができる。色彩調和理論はシュルブー

ル，ルールやオストワルト，ムーン＆スペンサー等々による理論があるが，料理の場合は以下のような調和で説明されることが多い。

反対色調和：色相環上で向かい合う色の組み合わせで，補色調和ともいう。色のコントラストが強く，お互いの色が強調され引き立つ。反対色調和は2色の関係であるが，3色，4色の場合は，色相環で均等な間隔になるように色を選べばよい。調理においては，青（緑），赤，黄，白，黒の5色を配すると見た目よく栄養的にもバランスのいい食事になると言われることがあるが，無彩色の白，黒を除くと，3色が色相環で適度に離れた配置となっている。

同系色調和：ほぼ同じ色相で明度や彩度の違う組み合わせ。濃淡でバランスをとるもので，全体として統一感，一体感がある。

類似色調和：色相が似通った色の組み合わせ。同系色調和と同じく，統一感，一体感がある。

単色調和：有彩色と無彩色の組み合わせ。無彩色は有彩色の彩度を高める効果がある。

食器には白がベースカラーで青色の絵柄を配したものも多いが，これは，まず食器の白さによって食べ物の彩度を高く見せ，さらに，青い色により食べ物の色を強調する（食材には暖色系のものが多いため反対色調和が成立）ことを狙っての先人の工夫であろう。

形も見た目を構成する要素の一つである。料理全体の形ということでは，たとえば，盛り付けにおいて，おいしそうに見せるためには高く盛るということがよく言われる。高く盛ることによって，料理を立体的に見せることができ，また手をつけていないという清潔感をもたせることができる。これは経験則であるが，市川らは料理の盛る高さによって食欲や好みが影響されることを実験的に確かめている[3]。

2 食品における色彩の影響

食欲を増進あるいは減退させる色については，Birrenの論文がよく引用される[4]。この論文では，橙および赤，黄が食欲に訴える色で，黄緑，紫がその逆の色であるとされている。Birrenの論文を受けて，川添は，食品の色に対する好みの程度を評価してもらうというアンケート調査を行い，橙，赤の暖色系が食欲を促す影響があると評価され，茶，紫，青が評価されなかったと報告している[5]。黄緑がBirrenの論文では食欲減退色とされたのに対して川添の論文では食欲増進色とされ，青が前者では食欲増進色で後者では食欲減退色であるなど，両者の結果は若干異なる部分がある。日米の国民性や食生活の違い，実験方法の違いなどが考えられる。しかし，赤や橙，黄という暖色系が食欲を増進させる色であるという点は共通している。

奥田らは，色見本を使って，味をイメージする色についてのアンケート調査を実施した[6]。甘みをイメージする色としてはピンク，苦みとしては茶，酸味としては黄，塩味としては無彩色および青が男女共通して選択されたが，うま味では男女差がみられ，男性は橙，女性は茶を選択したという。

食物に着色をすることによってどのような影響が生じるかについては，着色した溶液を用いた

Maga[7]や薄めたフルーツフレーバ飲料を用いたDuBoseら[8]等が代表的な研究として知られている。DuBoseら[8]の研究では，薄めたフルーツフレーバ飲料（グレープ，レモンライム，チェリー，オレンジ）を色がわからないようにして何味かを判断してもらうと正答率が低下すること，フルーツの色に近い色に着色すると正答率が上がるが別の色に着色すると色に惑わされた誤答が増えることを報告している。一般的には食物を着色することによって味が変化することは当然のように受け取られているが，色の影響を見つけることができないという研究報告も実は多い。坂井とBell[9]は，色は味の同定には影響を及ぼすが，味やおいしさの評定には影響を及ぼしにくいと推論している。Spenceら[10]も最近，何の味かを同定するような実験ではどの研究においても色の影響を受けるという結論が得られているのに対して，味の強度知覚あるいは味覚の属性（甘味，塩味等）に関する実験では統一した見解は得られていないと類似の意見を述べている。

3　食品の外観から得られる情報の知覚

和田らは食品の鮮度知覚がどのような視覚情報に基づいているのかについて検討を行っている[11]。彼らは新鮮な野菜は表面に光沢があると考えた。参考にしたのは，光沢のある表面の輝度ヒストグラムは明るい方向になだらかに広がるような正の歪を示すのに対して，光沢のないマットな表面は丁度，その逆の特徴を示すという本吉らの質感知覚に関する研究[12]である。

和田らはまず，時間経過とともにキャベツ画像の輝度ヒストグラムの歪が正から負へと変化していくことおよび主観的な鮮度評価が低下していくことを確認した。次に，鮮度が高いときに撮影した画像Aにおいて，輝度ヒストグラムだけをより時間が経過して撮影した画像Bの輝度ヒストグラムの分布形状に変化させた画像A'では鮮度評価が下がることを見出した。しかし，画像A'の鮮度評価値は画像Bほどは低下しなかった。このようなことから，表面の輝度ヒストグラムの変化は鮮度知覚の手掛かりのひとつであると論じている。

次に，ユーザーサイエンス機構のプロジェクト研究として私の研究室で行った研究を3つ紹介したい。最初は，ケーキのどういった視覚情報がどのような印象を生むのかについて検討を行ったものである[13]。8種類のケーキの写真を見てもらい，いくつかの質問に対してSD法で評価してもらった。また，その人の嗜好等についても別途回答してもらった。アンケート調査の結果を共分散構造分析を用いて分析すると以下のようなことがわかった（図2）。ケーキの写真から色彩に関する印象と形態に関する印象が生じる。両者はお互いに影響し合うという関係があり，その中でケーキ写真に対する全体的な印象が生じる。見る人の甘味に対する嗜好は色彩に関する印象に影響を及ぼす。全体的な印象と甘味に対する嗜好からケーキ写真に対する見た目の評価が決まる。

別の研究では，リンゴを購入する際にどういった情報を手掛かりとして用いているかについて検討をおこなった[14]。用いた方法はAHP（階層的意思決定法）と呼ばれる方法である。まず，リンゴを評価するポイントについて，青果物商に対して聞き取り調査を行い，意見を集約すると，

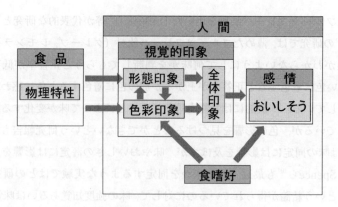

図2 ケーキを見た際に生じるプロセス

色，形，表面の状態（きずなど）という3要素が得られた。次に，リンゴを側方から撮影した写真を主観評価してもらい，特徴がかたよらないようにクラスター分析によって，主観的に類似度の低い4つのリンゴ写真を選択した。この4枚のリンゴ写真と色，形，表面の状態という評価要素を用いて，AHPを実施した。その結果，3つの要素を同じ程度に重視する人，色と表面の状態を重視する人，色を特に重視する人，表面の状態を特に重視する人という4つのグループを形成することができた。そして，AHPで求めた総合評価値と主観的な評価値は強い正の相関を認めることができた。

最後は，記憶色とおいしそうな色についての関係を調べた研究である[15]。この研究で参考にしたのは，Siple & Springer の記憶色と好みの色の関係を調べた研究である[16]。記憶色とは，対象についてその人の記憶にある，イメージとして持っている色のことである。彼らの実験の結果は，記憶色と好みの色はほぼ同じということであった。しかし，好みの色とおいしそうな色は違うのではないか，また，おいしそうな色を食材ごとに求めるより，他の色との関係において求めるとより一般的な結論が得られるのではないかと考えた。その際，食材そのものの色は個体差が大きいのに対して，記憶色はその個人で一意に求められるため，参照となる色として適しているように思われた。最初の実験では，野菜（トマト，ニンジン，キュウリ），果物（イチゴ，バナナ，ブドウ）ともに記憶色よりもおいしそうな色の方が彩度が高いことが示唆された。ただ，その差は小さく，マンセル彩度の数値で1前後であった。次の実験では，他の8種類の青果物について調査した。手続きを簡略化したため精度は落ちたが，それでもリンゴ，玉ねぎ，サツマイモにおいて，記憶色よりもおいしそうな色の方が彩度が高いという同様の結果を得た。これらの結果から，おいしそうな色は，記憶色を少し高彩度にした色である傾向が示唆された。TVや雑誌等で食品や料理を見せる際，特にCMでは，かなり高明度，高彩度で見せるケースも多い。これは，単においしそうという印象を形成させるだけでなく，プラス清潔感，きれいさを出す演出と思われる。

第 11 章　視覚

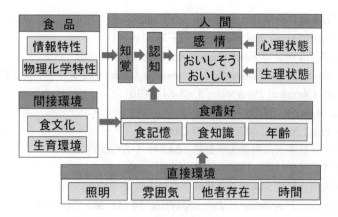

図3　食感性モデル

4　食感性モデル

　食品を見て，食べて，おいしいという感情が生まれる裏ではどのようなプロセスが内部で進行するのであろうか。先述の図2はそのような仮説のひとつであるが，相良・池田はより抽象度の高い食感性のモデルを提唱している[17]。しかし，おいしさという感情は彼らが扱っているよりもさらに多様な要因の影響を受けることが知られている。筆者は，種々の知見を総合して，ラフなものではあるが図3のようなモデルを提案したい。人間に影響を及ぼす要因として，食品と直接環境，間接環境の3つを設定した。食品は食品そのものであり，相良・池田に倣って，情報特性（商品名や産地等）と物理化学特性（成分や構成等で五感に訴求する特性）の2つの特性を持たせた。直接環境は，食べるという場面に直接的な影響を及ぼすもので，照明や場の雰囲気，一緒に食べる人，食べる時間等の諸々の要素を内包する。間接環境は，その場ではなく，その人がどのようなものを食べて育ったかといった生育環境，より広くその人の属する集団の持つ食文化等が該当する。直接環境，間接環境も知覚そして認知をへて人間に取り込まれるが，この図では省略している。

文　　献

1) Hall, *et al.*, *Cognition*, **177**, 54-61 (2010)
2) Harrar, *et al.*, *Perception*, **40**, 880-882 (2011)
3) Ichikawa, *et al.*, *Kansei Engineering International*, **6** (1), 13-20 (2006)
4) Birren, *Food Technology*, **17**, 553-555 (1963)
5) 川添，日本家政学会誌, **38** (1), 23-31 (1987)

6) 奥田ほか,日本調理科学会誌, **35** (1), 2-9 (2002)
7) Maga, *Chemical Senses and Flavor*, **1**, 115-119 (1974)
8) DuBose, *et al.*, *Journal of Food Science*, **45**, 1393-1415 (1980)
9) 坂井, Bell, *Foods & Food Ingredients Journal of Japan*（FFIジャーナル）, **210**, 65-74 (2005)
10) Spence, *et al.*, *Chemical Perception*, **3**, 68-84 (2010)
11) Wada, *et al.*, *Appetite*, **54**, 363-368 (2010)
12) Motoyoshi, *et al.*, *Nature*, **447**, 206-209 (2007)
13) 志堂寺, 都甲, 日本食品科学工学会誌, **54** (1), 1-8 (2007)
14) 長村, 志堂寺, 信学技法, HIP2006-79, 57-61 (2006)
15) 小樋, 九州大学大学院システム情報科学府修士論文 (2009)
16) Siple & Springer, *Perception & Psychophysics*, **34** (4), 363-370 (1983)
17) 相良泰行, 池田岳郎, おいしさのモデリングによる品質設計, おいしさをさぐる食品感性工学, 農林水産技術情報協会編 (2004)

第12章 聴覚と食品のおいしさ

西津貴久[*1], 倉澤郁文[*2], 高橋浩二[*3]

1 はじめに

テレビで流れる食べ物のコマーシャルでは,ビールや炭酸飲料をグラスに注ぐときのシュワーという音,スナック菓子のパリッという音,フライのサクサク音などが添えられる。食事の場面で必ず耳にする音という聴覚情報には,臨場感を増すだけでなく,目にしている食べ物を「おいしそう」に思わせる効果がある。実際に食品を口にしている場合も同様で,例えば食感は口腔内の触覚だけでなく,聴覚の影響も受けると言われている[1]。

聴覚を刺激するのは「振動」である。その振動源は,例えば,せんべい,あられ,クッキーなどクリスピーなものを咀嚼する際の破砕に伴って発生する振動である。その振動は,3つの経路,①食品破砕時の振動が空気中を音として鼓膜まで伝播,②破砕や口腔内での食塊擦過時の振動が骨伝導で骨導音として内耳まで伝導,③破砕による歯根膜の機械受容器への刺激,により知覚される。また,咀嚼による食塊形成後,嚥下する際にも体内を伝導して「音」として知覚される。

本章では,聴覚を刺激する「音」に着目し,まず,発生源となる食品の破砕時の振動について述べたのち,口腔で発生する咀嚼音と嚥下音に関する最新の知見を紹介する。

2 食品破砕時の振動

咀嚼時に比較的大きな音が発生するアイスクリーム・コーンを用いて,食品破砕時の振動について考える。

楽器のチューニング用コンタクトマイクをコーンに装着し,平板プランジャーで圧縮(速度4 mm/min)中の破砕に伴う振動の検出を試みた。プランジャーにかかる力とマイクで検出された音声波形について,プランジャーの変位に対してプロットしたものを図1に示す。

プランジャーを押し下げていくと,コーンは変形していくと同時に,コーン自身が持つみかけの弾性(実質部の弾性および構造による弾性)によりプランジャーに抵抗する力も増していく。この過程で図中に示す領域の面積に相当するエネルギーを蓄える。そしてついに大きな変形に耐え切れなくなり,図中矢印の点で破断する。その際,新しく表面(破断面)が生じるが,その面

[*1] Takahisa Nishizu 岐阜大学 応用生物科学部 准教授
[*2] Ikufumi Kurasawa 松本歯科大学 歯学部 歯科補綴学講座 教授
[*3] Koji Takahashi 昭和大学 歯学部 口腔リハビリテーション医学講座 教授

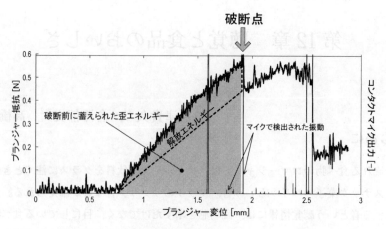

図1 アイスクリーム・コーン圧縮時にプランジャーにかかる抵抗力および
コンタクトマイクで検出された音声波形

が生成されるときに材料が振動する。図中のスパイク状ピークがその際生じた振動である。咀嚼時には，この振動が周りの空気や頭蓋骨を介して伝わっていくことになる。この破断によって，直前まで蓄えられていた歪エネルギーの一部または全部が解放エネルギーとして放出される。その解放エネルギーは新たな表面を生じさせるのに必要な表面エネルギー，主として摩擦による損失エネルギー，そして振動エネルギーの和となる。この破断時のエネルギー収支は次式で表される。

破断直前まで蓄えられていた歪エネルギー ＝ 残留する歪エネルギー＋表面エネルギー
　　　　　　　　　　　　　　　　　　　　　＋振動エネルギー＋損失エネルギー

解放エネルギー，そして振動エネルギーの割合は，食品の物性や構造的特性によって異なる。また破断面積あたりの振動エネルギーが大きいほど，音や振動として知覚される際の刺激強度は大きくなると考えられる。また，図1をよく見ると，破断が発生する以前から規模の小さな微小な亀裂が生じていることがわかる。こうした亀裂が複数生じた後，ある時点でそれらの亀裂が連結して一気に大きな破断が生ずるものと考えられる。

図2に測定した力と振動について時間に対してプロットした結果を示す。横軸がプランジャー変位（つまり歪）であればプランジャー速度の違いによる差異は見られない（図は省略）が，時間変化でみると両者は大きく異なる。この結果は破砕速度によってピッチの異なる音や振動になることを示しており，このことから咀嚼速度の違いによって咀嚼音は異なって知覚されると考えられる。

第12章 聴覚と食品のおいしさ

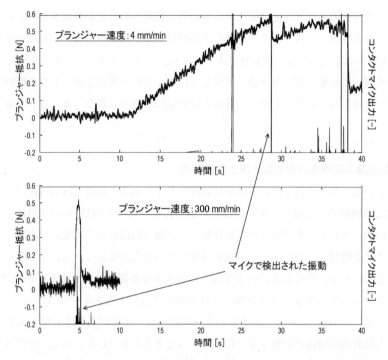

図2 アイスクリーム・コーン圧縮速度が抵抗力および振動に及ぼす影響

3 食感評価における咀嚼音の役割

　食品のおいしさの要因として咀嚼時に発生し耳で感じる音，すなわち咀嚼音がある。これは食感とともにその食物のテクスチャーを特徴づけるものであるが，咀嚼時の音が鼓膜や聴覚神経に達するまでの伝搬には2つの経路が存在する。1つは空気の振動として外耳道から鼓膜に達する音，他方は歯の振動が顎骨や頭蓋骨を経由して内耳に達する音である。一般に前者を「気導音」，後者を「骨導音」と呼ぶ。食品を咀嚼する際に聞こえる音の大半は「骨導音」である。一方，声を例にとると，同じ自分の声であっても普段聞いている声が録音されたものと異なって聞こえるのは，自分の声が録音の声のような空気振動による「気導音」のみでなく，声帯から頭蓋骨の骨振動に由来する「骨導音」の両者を1つとして捕えて聞いているためである。

3.1 咀嚼音を表す擬声語

　テクスチャーは，食品分野においては，食物を食べた時に口腔内で感じるさまざまな感覚のうち，「口当たり」，「歯ごたえ」，「のどごし」などの食物の物理的性質に起因して知覚される食感を総称したものである。日本語にはテクスチャー表現の数が多いと言われている[2]が，その中で咀嚼音を表す表現においても"サクサク"，"パリパリ"を始めとする擬声語が多い。英語表現にも"crunchy"などがあり，例えばセロリの摂取時の咬断音（咬み切る音）やポテトチップス，

コーンフレーク程度のサクサク感は好まれるものの，表現へのこだわりは少ない。日本では「歯ごたえ」が嗜好の要因であるが，その咀嚼音が周囲に気づかれずには食べられない煎餅や「耳で食べる」とも言われる数の子などの食材がある。また，"シャキシャキ"，"カリカリ"，"ポリポリ"など擬声語を用いて食感の違いを多様に表現し，ほとんどが日常的なおいしさの微妙なニュアンスとして使い分けられていることから，日本人は食感における独特な「食文化」を有していると考えられる。

3.2 破砕性食品の咀嚼音の周波数分析と食感評価

咀嚼音とおいしさの関連性が高いのは主に破砕性食品である。高橋[3]は口の前にマイクを置き，空気伝播による咀嚼音（気導音）を咀嚼回数の進行に従い咀嚼1回目から10回目までの測定を行い，咀嚼回数の進行とともにいずれの被験食品とも周波数成分は高周波成分が消滅し，咀嚼音が低くなることを確認している。しかし咀嚼回数による変化の様相は食品により異なり，周波数分析により生ニンジン，たくあんに代表される高周波成分が緩慢に消失するグループ（A）と，煎餅，ポテトチップスに代表される高周波成分が急激に消失するグループ（B）に分かれることを報告している。これはAグループはBグループに比べ，咀嚼回数の進行にともない食品が小片になっても口腔内の唾液の影響を受けにくいためと考えられている。一方，骨伝導マイクを用いた咀嚼音（骨導音）の周波数分析では，高周波領域での振動加速度（dB）が低下する傾向にあるという。これは，骨伝導マイクの特性や高周波の振動がヒトの皮膚を伝播しにくいことが原因と考えられている[4]。

森谷[5]は破砕性食品を，一回の咀嚼で一気に噛み砕く動作を行わせた場合，咬合力のピークが一度だけ現れるりんごやチョコレート，ピーナッツに代表される一段階破砕性食品と，咬合力のピークが複数回現れる煎餅，クラッカー，ポテトチップスに代表される多段階破砕性食品に分類している。さらに咀嚼音による食品の判別試験として，骨伝導マイクで録音した食品咀嚼時に発生する咀嚼音（骨導音）を骨伝導スピーカーで被験者に提示し，食感による判別試験との比較を行っている。その結果，咀嚼音のみの方が食感のみより感覚的に優位であることを報告している。

3.3 咀嚼音のマスキングによる効果

咀嚼音に対して介入，すなわちマスキングあるいはキャンセリングを行い，その効果を観察することは，食感評価を行う上で有効であると考える。図3にノイズキャンセリングヘッドフォンを装着した実験装置の例を示す[6]。本装置による観察対象は，破砕性食品咀嚼時における，①ホワイトノイズを適用することによる咀嚼音のマスキング効果，および②骨伝導マイクより得られた骨導音の位相反転を利用したキャンセリング効果である。なお，いずれの実験ともノイズキャンセリングヘッドフォンにより気導音のレベルは低下させることが可能となる。前者の実験で用いるホワイトノイズを10-50dBの範囲で設定し，破砕性食品の咀嚼時にさまざまな強度で適用した結果，被験者の感覚として，①マスキング効果により試料の咀嚼音が不明瞭になる，②不明

第12章 聴覚と食品のおいしさ

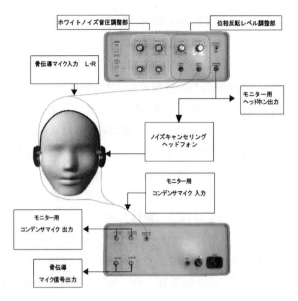

図3 咀嚼音に介入を行い，その影響を観察する実験装置の1例

瞭の程度は，粉砕され食塊が小さくなる閉口運動終末位付近，あるいは咀嚼後期のマスキング効果の方が，食塊が大きい閉口運動開始時，あるいは咀嚼初期のマスキング効果より大である。③咀嚼音が不明瞭な程，試料の粉砕程度の知覚が不明瞭になる。ヒトは食品がどの程度粉砕されているか，その知覚には歯根膜感覚が非常に重要であることが良く知られている。しかし，歯根膜感覚が保持されていても咀嚼音が不明瞭であることは咀嚼ひいては嚥下に及ぼす影響を無視することができない可能性が高い。一方，後者のキャンセリング効果については高周波数領域における効果が十分でなく，骨導音のキャンセリングは決して容易ではないことが窺われた。

口腔内の環境は天然歯だけでなく歯科治療により装着されたクラウン，義歯，あるいは歯根膜が全く存在しないインプラント，さらにはそれぞれの材質の違いなど一様ではない。このような環境の中で咀嚼音は「おいしさ」の要素であるとともに，機能的な役割を演じている可能性についてもさらなる研究の必要性がある。

4 嚥下音測定とその応用

嚥下時に産生される嚥下音は聴診器を頸部に軽く接触させることで聴取することができる。この手法を頸部聴診という。頸部聴診は医療現場では嚥下音の性状や長さおよび嚥下前後の呼吸音の性状や発生するタイミングを聴取して，嚥下障害をスクリーニングする手段として広く使われている。聴診器としては新生児用聴診器など接触子が小型のものの方が扱いは容易である。

嚥下音を記録する場合は加速度ピックアップあるいは小型マイクロフォン（エレクトレットコンデンサマイクロフォン）などの音響信号検出機器を使用して嚥下音を検出し，各種録音機器に

録音する[7]。加速度ピックアップは周囲の騒音の影響をほとんど受けずに,設置した部位の振動として嚥下音を検出することができる。加速度ピックアップを設置する部位は輪状軟骨直下気管外側上の皮膚面が最も適する[8,9](図4)。この部位では比較的大きなレベルで嚥下音を検出することが可能で,かつ頸動脈の拍動や嚥下時の喉頭挙上に伴う皮膚振動による雑音の影響が少ない。一方,小型マイクロフォンを利用する場合は聴診器のイヤチューブにマイクを挿入して使用すると嚥下時産生音を明瞭に検出することができる。一般に嚥下音は液体と固形物では液体の方が,粘度の低い液体と高い液体では粘度の低い液体の方が,嚥下時により大きな音圧レベルでかつ持続時間の短い明瞭な嚥下音が産生される傾向がある[10]。

嚥下音の産生部位と音響特性を明らかにする目的で,画像・音響分析プログラムを新たに構築し,健常者を対象として嚥下音産生時の造影画像と嚥下音音響信号データの同期解析を行った[11]。対象は健常成人12名で,嚥下試料はヨード系血管造影剤5mlとし,各被験者8嚥下ずつ計96嚥下について食塊通過時間の測定(図5),食塊通過音の識別(図6)と出現頻度の解析,および最大ピーク周波数(図7)の計測を行った。食塊通過時間は喉頭蓋通過時間(121.7±

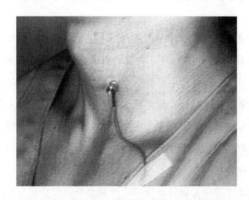

図4 嚥下音の検出部位(輪状軟骨直下気管外側上の皮膚面)

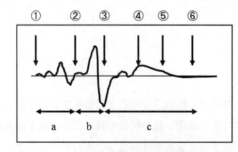

a:①―② 舌根部通過時間
b:②―③ 喉頭蓋通過時間
c:③―⑥ 食道入口部通過時間

図5 食塊通過時間の測定(嚥下音時間振幅波形上で計測)

第12章 聴覚と食品のおいしさ

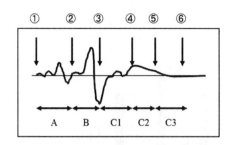

① 食塊先端が舌根に侵入
② 食塊先端が喉頭蓋を通過
③ 食塊先端が食道入口部に侵入
④ 食道入口部最大開放の始点
⑤ 食道入口部最大開放の終点
⑥ 食塊後端が食道入口部を通過

A:舌根部通過音
B:喉頭蓋通過音
C1:食道入口部通過開始音
C2:食道入口部通過途中音
C3:食道入口部通過終了音

図6　食塊通過音の識別（嚥下音時間振幅波形上で識別）

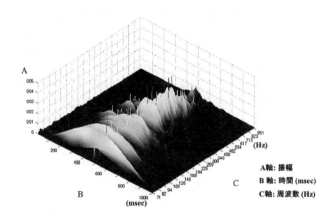

図7　最大ピーク周波数の計測（ヒルベルト変換より得られた周波数・振幅エンベロープを
時間軸上に沿って再構築した時間・周波数・振幅 3D グラフ上で計測）

92.4msec），舌根部通過時間（184.8±70.6msec），食道入口部通過時間（342.9±61.1msec）の順で長くなり，舌根部通過音，喉頭蓋通過音，食道入口部通過開始音，食道入口部通過途中音および食道入口部通過終了音が識別された。このうち喉頭蓋通過音が最も出現頻度が高く（96嚥下中94嚥下）（図8），また最大ピーク周波数の平均値の比較では食道入口部通過開始音（370.7±222.2Hz）が最も高く，続いて食道入口部通過途中音（349.1±205.4Hz），舌根部通過音（341.2±191.3Hz），喉頭蓋通過音（258.6±208.2Hz），食道入口部通過終了音（231.2±149.8Hz）の順であった（表1）。

食品・医薬品のおいしさと安全・安心の確保技術

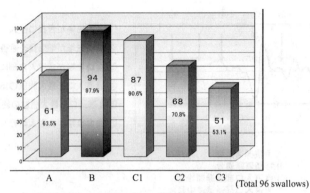

A:舌根部通過音　　B:喉頭蓋通過音　　C1:食道入口部通過開始音
C2:食道入口部通過途中音　　C3:食道入口部通過終了音

図8　識別された通過音の数ならびに頻度

表1　各食塊通過音の最大ピーク周波数の平均値

通過音	舌根部通過音	喉頭蓋通過音	食道入口部通過開始音	食道入口部通過途中音	食道入口部通過終了音
最大ピーク周波数	341.2±191.3 (56.1)	258.6±208.2 (80.5)	370.7±222.2 (60.0)	349.1±205.4 (58.8)	231.2±149.8 (64.8)

[Mean±1SD　Hz（変動係数 %）]

文　　献

1) 日下部裕子ほか，味わいの認知科学　舌の先から脳の向こうまで，pp.132-133，勁草書房（2011）
2) 早川文代，おいしさの科学，1, 66（2011）
3) 高橋淳子，食事の咀嚼時における破砕音と嗜好性との関連，食に関する助成研究調査報告書　すかいらーくフードサイエンス研究所，11, 19（1998）
4) 西成勝好ほか，食感創造ハンドブック，㈱サイエンスフォーラム（2005）
5) 森谷哲朗，食味における感覚統合に関する研究，筑波大学大学院博士課程システム情報工学研究科修士論文（2005）
6) 倉澤郁文ほか，日本補綴歯科学会誌　特別号，51, 151（2007）
7) 高橋浩二，セミナーわかる摂食・嚥下リハビリテーションⅠ，pp.72-87，医歯薬出版（2005）
8) K. Takahashi et al., *Dysphagia*, 9, 54（1994）
9) K. Takahashi et al., *Dysphagia*, 9, 168（1994）
10) K. Takahashi et al., *Minute 2nd Workshop on Cervical Auscultation of Feeding*, 40（1994）
11) 中山裕司ほか，昭和歯学会雑誌，26 (2), 163（2006）

―応用編―

第13章　味覚センサで味を科学する

池崎秀和[*]

1　はじめに

　味覚センサでは，塩味，酸味，甘味，旨味，苦味などを評価できることに加え，「コク」や「キレ」などを数値で表すこともできる。最近のトレンドとして，「コク」や「キレ」は食品にとって非常に重要な味となっている。しかしながら，その定義が難しいのが現状である。というのも，これらは人や対象物によって，とらえ方が異なり，また化学分析では求められない量だからである。

　味覚センサーで数値化した「コク」には2種類あり，ひとつは旨味の持続性であり，もう一つは味の奥行感や複雑さである。例えば，スープやめんつゆでは，「コク」は旨味の持続性であり，これは，旨味センサの後味で検知できる。また，日本酒や豆腐では，微量の苦味が味の複雑さを感じさせ，これも「コク」と表現されている。これは苦味センサの先味（苦味雑味）で評価できる。これらの「コク」は，レトルトカレー，生ハム，みりんや醤油などで，商品の価格との相関も出ており，「コク」が大きいほうが，商品価格が高い傾向にある。

　次に，味の「キレ」は，特に苦味や渋味の強いもので重要な指標である。この「キレ」は後味の減衰の大きさで数値化できる。先味の強さを100％として，そのときの後味が何％に減衰するかを求める方法である。キレが良いとは，この後味が大きく減衰した場合である。例えば紅茶では，苦味のキレとグレードの関係があり，「キレ」の低い紅茶は，グレードが低い傾向にあり，「キレ」が良い紅茶は，グレードが高い傾向があった。つまり，高級な紅茶では，キレのよさが特徴の1つとなっていることが分かる。また，ビールでも「キレ」は重要な味であり，ファーストインパクトとして強い苦味がある一方で，それが後に引かない，つまりキレが良いことは，高貴な苦味と言われている[1]。

　今まで「コク」や「キレ」は感覚的な表現であったが，味覚センサでは，これらを数値で表現できるのである。ここでは，さらに進んだ評価方法である固形物の評価方法，賞味期限の設定方法，難溶性の医薬品の評価方法について説明する。

---

　*　Hidekazu Ikezaki　㈱インテリジェントセンサーテクノロジー　代表取締役社長

2 味認識装置の応用

2.1 固形物の口腔内での味の時間変化

　固形物の口溶け感は，口腔内での味の時間変化を測定することで評価できる。例えば，油脂を含むチョコレート等の菓子では，味自体も重要であると共に，口溶け感も重要とされている。時間とともに味の溶出がどう変化するかを評価することで口溶け感を評価できると考えた。サンプル調整方法を図1に示す。ここでは，図中の金属製茶こしにチョコレートを入れ，40℃の溶液に所定の時間だけ浸漬し，溶出時間を変化させたサンプルを作成した。結果の模式図を図2に示す。すべてのチョコレートにおいて，250秒後の完全溶出したときの味は同じであるが，途中での溶出の仕方が異なっており，味が強く出ている方（▲印）が，一番口溶け感が良いと考えられる。

　次に，ソーセージの場合でも同様の評価ができた（図3）。ここでは咀嚼時間を変化させるために，サンプルの粉砕時間を変えて，各サンプルを調製した。評価に用いた味は，旨味コク（旨味の持続性）である。同じ咀嚼時間で比較した場合，3種類のソーセージの中で，ソーセージA

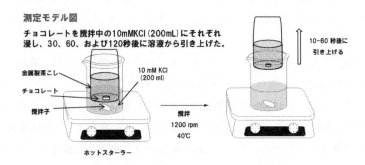

図1　口溶け感の評価のためのサンプルの前処理

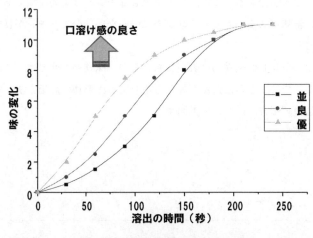

図2　口溶け感の評価（味の溶出）

第13章 味覚センサで味を科学する

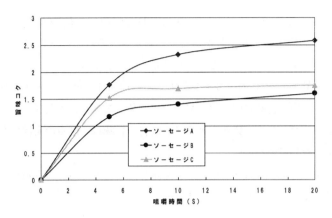

図3 咀嚼時間によるソーセージ旨味コクの持続性評価

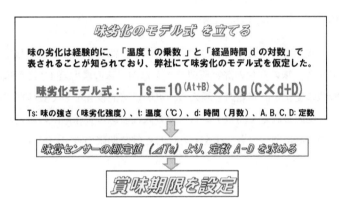

図4 味劣化のモデル式

が，一番味が出ていることが分かった。このように，口の中での味の変化に関しても，味覚センサで評価できる可能性ができた。

2.2 賞味期限への応用

賞味期限を客観的に設定することは，製造コスト，環境側面でも重要な課題である。安全面は化学分析で行い，味については，味覚センサを用いて，賞味期限の設定方法について述べる。

例として，健康ドリンクの経時変化をモデル化したケースについて説明する。図4に概念を示す。サンプルは5～60℃までの5種類で，各々4ヶ月間の経時変化を観測した。食品や飲料の劣化は，経験則より「温度の指数に比例する」かつ「時間の対数に比例する」と言われており，それをもとにモデル式を立てた。

$$Ts = 10^{(At+B)} \times \log(C \times d + D)$$

この式において，Ts が味の強さであり，A，B，C，D は定数である。t は温度，d は時間（月数）である。味覚センサの測定値より定数が求まり，式が決まる。この式に時間 d を代入すると，その時の味の変化が求まり，それをもとに賞味期限の設定ができる。

図5は，飲料を5℃から60℃の環境下で最大4ヶ月間劣化させて，それらのサンプルを味認識装置で測定し，その中で苦味雑味に関しての，実測値とモデル式の関係である。実測値は図中に丸（○）印で表示した。モデル式から推定された苦味雑味は，図中の実線であり，実測値と推定値の実線はほぼ一致していた。

今回の健康ドリンクの場合，苦味，酸味と苦味雑味（苦味の先味）の3項目で味の変化があった。それを前述の式でモデル化したのが下記である。

$\varDelta$苦味雑味：$= 10^{(0.034 \times t - 1.05)} \times \log(\varDelta d + 1.2)$
$\varDelta$酸味：$= 10^{(0.012 \times t - 0.307)} \times \log(\varDelta d + 1.44)$
$\varDelta$苦味：$= 10^{(0.031 \times t - 1.37)} \times \log(\varDelta d + 0.8)$

図6にこのモデル式を用いた賞味期限の設定例を示す。25℃を室温と仮定して，上記モデル式に代入した結果である。味の変化の許容範囲を±1以内（味の濃度差1.2倍が味の1単位）とすると，10ヶ月で酸味の変化が許容範囲を超える。実際に官能検査をして賞味期限の設定として妥当かを検討し，許容範囲の設定を調整することで客観性のある賞味期限の設定が可能となる。

このように，他の食品に関しても，味をもとにした賞味期限の設定ができるようになると考える。

2.3 味認識装置を用いた難溶性医薬品の苦味評価（直塗り方法の開発）

医薬品の開発現場においても，味覚センサは有効なツールとなり活用されてはいるものの，課

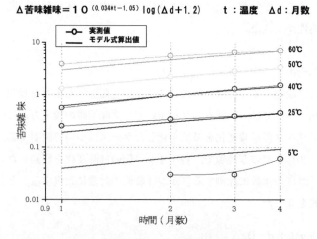

図5　実測値とモデル式算出値の比較[2]

第13章　味覚センサで味を科学する

題の一つとして，水に溶けにくい難溶性の医薬品評価方法が挙げられる。この課題を解決する方法として，医薬品をセンサ表面に直接塗布し，そのセンサ挙動から苦味を評価しようとするものである。難溶性医薬品は水溶液に添加しても，溶けずに浮遊しているか，懸濁したままの状態である。この状態では，医薬品はセンサ膜自体に吸着できない。そこで，図7に示す方法のように，

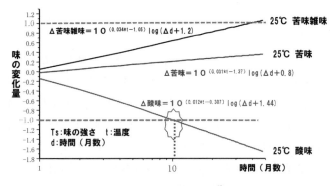

図6　賞味期限の設定[2]

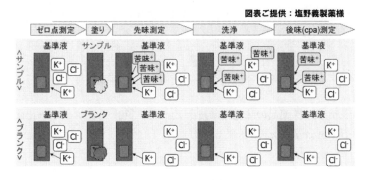

図7　直塗り法の測定流れ

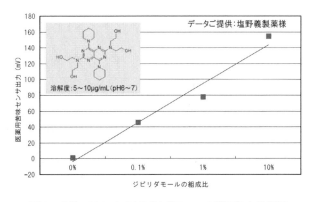

図8　直塗り法によるジピリダモールの濃度依存性評価

107

医薬品を直接塗布することで，膜に吸着させ，センサに応答させようとするものである。

図8にこの方法を用いて難溶性医薬品を評価した例を示す。医薬品含有量を変えたサンプルを測定したところ，医薬品の含有率が高いサンプルほど，苦味の出力が高い結果が得られた。このように，難溶性の医薬品も，味覚センサにより評価できる可能性が得られた。

3 おわりに

「味の数値化」を実現する味認識装置は，食品業界全体の評価基準として，食品・飲料メーカー，公的研究機関，大学などを中心に300台以上が導入され活用されている。新製品開発・マーケティング，製造工程における品質管理，クレーム対策，流通における品質保証等，幅広い用途がある。さらに，人による官能検査を行えない，新薬，ペットフード，飼料などの評価ツールとしても期待され，医薬業界などへの幅広いビジネス展開を進めている。さらに，今回紹介したような新しい評価方法以外にも，味のデータベースの構築や食品設計シミュレータ等が開発されつつあり，味覚センサが，世界で共通の「味のものさし」としてデファクトスタンダードとなる日も近いと確信する。

文　　献

1) 都甲潔ほか，食品・医薬品の味覚修飾技術，pp.131-140，シーエムシー出版（2007）
2) 池崎秀和，*Beverage Japan*, **337**, 42（2010）

第14章　医薬品の苦味マスキングと味覚センサによる苦味の数値化

吉田　都[*1]，内田享弘[*2]

はじめに

　医薬品の悪い服用性は，患者のQOLの低下をまねき治療効果に悪影響を与え，ひいては医療経済学的にも不利であることが強く叫ばれるようになった。内服製剤の服用感の悪さの例として，カプセル剤がのどに引っかかり服用できないようなケースもあるが，製剤の苦味が問題となる場合が最も多い。すなわち，苦味の強い薬物やアミノ酸類を長期間連続して服用することは患者にとって苦痛であり，時にはノンコンプライアンスを引き起こし，薬物治療の大きな妨げになる。このような観点から種々の苦味マスキングのための工夫がなされてきた。口腔内崩壊錠ともあわせ，医薬品の服用性や苦味マスキングの評価は製品開発上，早期から取り組むべき課題といえる。

　したがって，いかに苦味を評価し，それを目標まで抑制できる技術と評価系を構築することが重要である。本章前半では代表的な苦味マスキングの理論・手法を最近話題になった事例も含めて紹介する。後半では，味センサ装置を用いて種々の口腔内崩壊錠や微粒子コーティング製剤について，評価した事例を紹介する。

1　医薬品の苦味マスキング法の理論

　苦味マスキングの具体的手法は，表1[1)]に示すように，官能的マスキング法，化学的マスキング法，物理的マスキング法に大別できる。

1.1　官能的マスキング法

　甘味，酸味などをもつ矯味剤やメントールなど清涼感を与えるようなフレーバー（香料）などの添加剤を加える方法である。最近では甘味をもつキシリトール，エリスリトールなどの吸熱性をもち清涼感のある糖アルコール類の使用が好まれている。橋本らが開発した苦味を有する薬物ファモチジンに糖アルコール類およびメントールを添加してファモチジンの苦味を抑制する製法は特許番号　第2705787号として登録された[2)]。その成果を活用した一般用医薬品「ガスター®10

---

*1　Miyako Yoshida　武庫川女子大学　薬学部　臨床製剤学講座　講師
*2　Takahiro Uchida　武庫川女子大学　薬学部　臨床製剤学講座　教授

食品・医薬品のおいしさと安全・安心の確保技術

表1 マスキング法の分類[1]より一部改変

大分類	味マスキング法	応用例
物理的方法	糖衣成分によるコーチング（糖衣錠）	
	水易溶性高分子によるコーチング（フィルム錠）	トラベルミン（三共）
	有核錠（二重錠），三層錠	
	カプセル剤	
	水難溶性高分子によるマトリックス（粒剤）	エクセグラン散®
	水難溶性高分子によるコーチング（粒剤）	AS-2646 散
	膨脹型マトリックス（粒剤）	スパフロキサシン散（2）
	崩壊剤を含む粒子の水難溶性高分子によるコーチング（粒剤）	スパフロキサシン散（1）
	発泡剤を含む粒子の水難溶性高分子によるコーチング（粒剤）	エノキサシン散（1）
	ワックス等による熱処理，粉末コーチングまたは噴霧乾燥（粒剤）	スパフロキサシン散（2）
	メカノケミカル効果による粉体－粉体処理（粒剤）	イソプロテレノール塩酸塩
	マイクロカプセル（相分離法等）	セレキノン錠
		エノキサシン散
	吸着剤（粒剤）	
	pH 依存型高分子によるコーチングとマトリックス（粒剤）	
	pH 調整による不溶化（粒剤）	ロペミン小児用
化学的方法	シクロデキストリンによる包接化	塩酸メロクロフェンノキサート散
官能的方法	甘味剤の添加香料の添加	ロペミン小児用

〈散〉（商品名）」は厚生労働省より製造販売承認を 1997 年に受け，現在も薬局店頭で販売されている。比較的新しい甘味剤として，医薬品添加物規格 2003 にエリスリトールやタウマチンが収載され，2006 年に新たにスクラロースが収載された。苦味マスキングのための甘味剤の選択肢が増えたことによって，甘味剤による新規苦味マスキング処方の開発が期待される。またアミノ酸類も苦味抑制物質として注目されている。大日本製薬㈱から 2003 年に発売された 0.2％モルヒネ液剤（オプソ®内服液）では，甘味成分としてソルビトールを，酸味成分としてクエン酸，そして旨み成分として L-グルタミン酸ナトリウムを配合することでモルヒネの強い苦味抑制と良好な服用性を実現している[3]。また我々は L-アルギニンにもキニーネ等の薬物や分岐鎖アミノ酸（BCAA）の苦味に対する抑制効果を確認しており[4,5]，これらアミノ酸類を苦味抑制や味付けの添加剤として利用することも製剤設計の選択肢の一つである。並木らは患者の服用性を考慮してチョコレート風味の口腔内速崩壊錠を製造した[6]。バリアフリー製剤として水無しで服用できるよう工夫された速崩壊錠の製造法を利用し，主薬の苦味を味蕾上で遮断するために，D-マンニトールに加え，ココアパウダーを苦味抑制剤として添加している点に特長がある。ココアパウダー中の油性成分が苦味抑制に効果を示すことに加え，ココアパウダー自身の風味も服用感の向上に寄与していると考えられる。風味，いわゆるフレーバーの添加が苦味閾値を優位に上昇させることは，総論，医薬品の味の評価のところで述べたとおりである。

第14章 医薬品の苦味マスキングと味覚センサによる苦味の数値化

1.2 化学的マスキング法

代表的な方法として，薬物のプロドラッグ化，包接化などが知られている。とくにシクロデキストリンの包接化による苦味抑制の試みは従来より行われている。舟崎らは苦味が強い抗コリン薬である臭化プロパンテリンに対してα-，β-およびγ-シクロデキストリンが苦味抑制効果を有することを示し，そのマスキング効果の程度はβ->γ->α-の順であることを報告している[7,8]。表面張力の測定データから結合定数と結合比を算出したところ，結合比は1：1で，結合定数の大きさはβ->γ->α-の順となり苦味マスキング順と一致すること，そして結合定数より苦味マスキングの程度が予測できることを明らかにした。β-シクロデキストリンによる医薬品の包接は，臭化プロパンテリンのみならず種々の抗ヒスタミン薬の苦味マスキングにも功を奏することが報告されている[9]。最近，Madyらにより，収斂味の強いファモチジンをカルボキシメチルβ-シクロデキストリンにより苦味抑制に成功した例が報告された[10]。また，H_1拮抗薬のなかで刺激性が強いセチリジン塩酸塩にβ-シクロデキストリンと酸味が強いクエン酸を添加することで苦味抑制が可能でかつおいしい製剤化の実現が達成された例もある[11]。

1.3 物理的マスキング法

苦味マスキングの中で最もオーソドックスな方法で，各種固形製剤における製剤学的修飾を意味する。すなわち，口腔内での薬物放出を物理的に抑制する方法である。主薬の粒子表面を水難溶性高分子で皮膜する方法[12]，ワックスなどによりマトリックス化する方法[13]など多くの方法があり，現在でも最も代表的な苦味マスキング法といえる。各種マスキング法で共通して留意すべきことは，口腔内での薬物放出を抑制して苦味を抑制しつつも，消化管での薬物放出抑制の結果，吸収が低下してバイオアベイラビリティが低下することがないようにすることである。

また，錠剤のフィルムコーティングなどの方法では，1回の投与量の多い医薬品あるいは水溶性の医薬品の溶出を制御しづらい。吉田らは，2分以上の長いラグタイム形成とその後の速やかな薬物放出を同時に達成する塩析収斂抑制システムを確立させた[14]。塩析とは，高分子水溶液に塩を添加すると，水溶性高分子の周りに水和していた水分子が塩の溶解のために除去されて，水溶性高分子が疎水性相互作用により沈殿する現象である。薬物放出におよぼす塩の影響については過去に報告があるものの，塩析を利用したマスキング技術としては，過去に報告はなく，革新的な技術と言えよう。塩析収斂抑制システムは，薬物を含む粒子に塩析剤と水溶性高分子からなる塩析層を被覆し，更に外層に水浸入量制御層として水不溶性物質を被覆するものであり（図1），塩析剤濃度の変化により水溶性高分子が不溶化・溶解する塩析効果を利用することを特徴としている[15~17]。本システムは微粒子システムであり，最近登場して市民権を獲得している口腔内崩壊錠の構成成分として利用できる点が優れている。

苦味（収斂味）が強い，消化管運動機能調整薬であるトリメブチンマレイン酸塩の苦味抑制製剤の創製を目的として，胃溶性高分子であるポリビニルジエチルアミノアセテートを用いてW/O/W型複合エマルション溶媒留去法によりマイクロスフェア化した粒子径30μm前後の製剤を

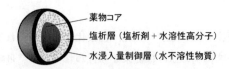

図1 塩析収斂抑制システムの構造

調製し，*in vitro* にて溶出性の評価を行うとともに苦味マスキングの最適化を行った。併せてヒトにおける等価濃度試験法により苦味抑制効果を確認した。また複数の溶解度の異なる薬物を選択しW/O/W型複合エマルション溶媒留去法を用いて調製した製剤の物性について検討した。さらに，上記トリメブチンマレイン酸塩についてスプレードライ法にてポリビニルジエチルアミノアセテートとトリメブチンマレイン酸塩をマトリックス化した製品を調製し，*in vitro* にて溶出性の評価を行い，マイクロスフェアと併せ苦味抑制効果を比較検討した。苦味抑制評価の方法としては従来口腔内条件を想定した簡便な放出試験を利用することが行われていたが[18,19]，新たな試みとして，食品分野で使用されている味センサに着眼し，とくに苦味に応答するセンサを利用して上記苦味マスキング製剤の抑制効果判定に使用することを試み，その有用性が確認された。

2　味覚センサによる苦味評価系の構築

2.1　味覚センサによる H_1 受容体拮抗薬の苦味の数値化

　官能試験では人間の日々の体調，気分に依存し，再現性や味覚疲労などの問題もあり，より客観的な評価方法としての機器を用いた評価方法が検討されている。具体的には溶出試験による苦味を呈する医薬品の分析による方法や，味覚センサなどがある。武庫川女子大学　薬学部　臨床製剤学講座ではインセント社の味覚センサを用いた医薬品の苦味・苦味抑制の評価については，総論でのべたように多くの医薬品・アミノ酸などについて検討を終えている[20,21]。特に苦味物質のセンサ出力値が強いセンサに着目して回帰分析を実施することで各種医薬品の苦味を定量的に評価できる事実を報告している[22,23]。

　ここでは苦味膜の組成を変え，感度が上昇した苦味膜を利用して種々の抗ヒスタミン剤の苦味の数値化について評価した我々の最近の知見を述べる。はじめにインセント社の味覚センサの概要を説明する。インセント社の味センサ装置[24]は，味覚細胞に相当する脂質膜センサの電極部分，神経に相当するロボットアーム，ヒト大脳に相当する情報解析のためのコンピューター部分からなる。特に重要な電極部分は，脂質膜を有する作業電極と参照電極からなっており，脂質膜センサは測定薬物の種類に合わせて選択する[25]。苦味を測定したいサンプル溶液中に種々の膜組成のセンサを浸すと，各センサと参照電極間の電位差が出力となりこの信号がコンピューターへと送られる。このデジタル情報を出力として解析に利用される。我々はこれまでこのデジタル情報を解析して医薬品の苦味や後味としての苦味強度を定量的に評価した実績がある。本章では，我々

第14章 医薬品の苦味マスキングと味覚センサによる苦味の数値化

が塩酸キニーネ（苦味標準物質）およびH_1受容体拮抗薬8製剤の苦味を数値化し，評価した結果を紹介する[26]。使用した膜組成を表2に示す。BT0は，従来使用していた苦味膜センサであるAN0に比べて膜表面の疎水性を向上させ，より効率的に塩基性苦味物質との疎水結合をするために最適化された苦味膜センサである。このBT0を用いて，塩酸キニーネ（苦味標準物質）およびH_1受容体拮抗薬8製剤の苦味を数値化し，評価した。表3にそれぞれのCPA値（サンプルを測定した前後での基準液の測定値の変化であり，医薬品を服用後，口の中に苦味が残った結果生じる味に相当）を示す。いずれのCPA値もAN0よりもBT0のそれの方が大きな値を示すことが明らかとなった。大きな値を示す方が，医薬品の苦味を定性的のみならず定量的に評価する上で有利となる。AN0のセンサ膜を用いて得られた，相対値（R：医薬品服用後の苦味に相当する出力），CPA値，吸着率（CPA/R）を用いて主成分分析を行ったところ，明確な解析結果は得られなかった。一方，BT0のセンサ膜を用いて得られた，相対値（R：医薬品服用後の苦味に相当する出力），CPA値，吸着率（CPA/R）を用いて主成分分析を行ったところ，図2のような結果が得られた。主成分分析を行ったところ，グループA，BおよびCの3つのグループに分類することができた。濃度0.01mg/mlおよび0.1mg/mlのそれぞれの条件において，同じように分類できたことから，濃度に影響を受けないことがわかる。グループCに属する⑨ケトチフェンおよび⑩オロパタジンは三環系構造を有している。また，グループBに属する3化合物のうち，⑤セチリジンおよび⑪フェキソフェナジンはジフェニルメタン誘導体である。このことから，H_1受容体拮抗薬の苦味には，その構造が重要な因子の一つとして関わっているのでは

表2 味覚センサの膜組成[26]

Sensor	Lipid	Plasticizer
BT0 (Bitterness, basic)	Phosphoric acid didodecyl ester	Bis (1-butylpentyl) adipate tributyl o-acetylcitrate
AN0 (Bitterness, basic)	Phosphoric acid didodecyl ester	Dioctylphenyl phosphate

表3 塩酸キニーネ（苦味標準物質）およびH_1受容体拮抗薬8製剤のCPA値[26]

Drug	CPA value (mV) of sample solution (0.01mg/ml)		CPA value (mV) of sample solution (0.1mg/ml)	
	BT0	AN0	BT0	AN0
Quinine hydrochloride	12.72	2.36	63.26	17.27
Cetirizine dihydrochloride	8.01	4.56	45.46	28.43
Diphenhydramine hydrochloride	23.61	4.86	71.35	25.38
Chlorpheniramine maleate	18.83	0.84	56.20	8.48
Epinastine hydrochloride	25.57	10.47	71.78	39.31
Ketotifen fumarate	12.84	3.20	42.97	16.15
Olopatadine hydrochloride	4.53	3.90	37.12	24.50
Fexofenadine hydrochloride	15.54	3.50	64.43	24.19
Azelastine hydrochloride	20.12	1.33	82.68	21.07

食品・医薬品のおいしさと安全・安心の確保技術

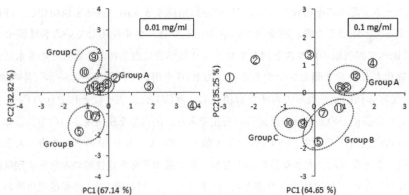

① Quinine, 0.01 mg/ml ② Quinine, 0.03 mg/ml ③ Quinine, 0.1 mg/ml ④ Quinine, 0.3 mg/ml
⑤ Cetirizine ⑥ Diphenhydramine ⑦ Chlorpheniramine ⑧ Epinastine ⑨ Ketotifen
⑩ Olopatadine ⑪ Fexofenadine ⑫ Azelastine

図2　BT0の相対値，CPA値，吸着率を用いた主成分分析[26]

ないかと考察される。BT0のように，今後，従来の苦味膜センサに比べてより感受性の高い苦味膜センサが開発されることによって，苦味を数値化するだけではなく，化合物の構造や物理化学的性質などと苦味との相関が評価できるようになり，より体系的な医薬品の苦味評価が可能となることが期待できる。

2.2　味覚センサによる苦味マスキング評価の実際（アムロジピンOD錠およびファモチジン口腔内速崩壊錠の苦味マスキング評価）

アムロジピンは心拍数変動が少なく，高血圧症のみならず狭心症の適用を持つことから臨床上極めて有用な医薬品である[27]。アムロジピンの経口製剤については，錠剤の発売に続き，患者の利便性を考慮した口腔内崩壊錠のアムロジピンOD錠〔商品名：アムロジン®OD錠／大日本住友製薬㈱〕が2006年に開発上市されている。本剤はその製剤の有用性を認められ，多くの高血圧患者に用いられているが，その一方で，約10％の医師がアムロジピンの苦味に対する改善要望を持っているという調査結果もある[28]。これを受け，アムロジンOD錠には新たな剤形改良が加えられ，いわゆる次世代型口腔内崩壊錠として生まれ変わることとなった。

図3に改良製剤の概念図を示した。まず，新規開発した微粒子コーティング技術を駆使して，口腔内で苦味およびざらつきを感じない100μm以下のアムロジピン被覆微粒子を調製した。さらにそれを内包して，なお口腔内崩壊錠としての硬度／崩壊のバランスを高次元で実現できる新規OD錠基本処方（SUITAB-NEX®）を開発し，両技術の融合によりOD錠化するという極めてユニークな製剤技術コンセプトにより創製された製剤である。この結果，改良製剤は速やかな崩壊性を持ちながら，服用性改善や製剤の安定性・強度の点でも現行製剤より格段に優れた製剤となっている。アムロジンOD錠の改良前後の2製剤について苦味を中心とした服用性について定量的に評価を行った結果を示す[29]。まず，インセント社の味覚センサを用いて，アムロジピン

第14章　医薬品の苦味マスキングと味覚センサによる苦味の数値化

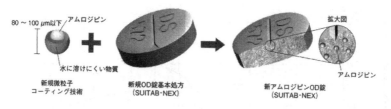

図3　新アムロジピンOD錠（SUITAB-NEX）の概念図[27]

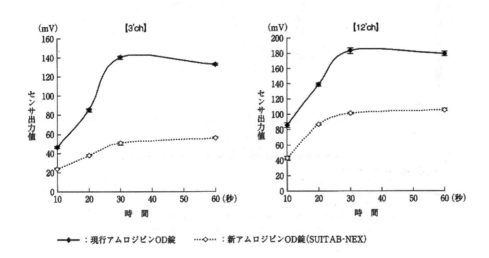

図4　アムロジピンOD錠溶出液のインセント社の味センサ測定結果[29]

OD錠溶出試験後の溶液を測定した結果を図4に示す。このグラフから，改良前のアムロジピンOD錠，改良後のアムロジピンOD錠（SUITAB-NEX）ともに，振とう時間に比例して出力値が大きくなっているが，改良前のアムロジピンOD錠は時間とともに急激に出力が大きくなるのに対し，改良後のアムロジピンOD錠（SUITAB-NEX）は60秒振とう後も出力値はそれほど大きくなっていない。この結果より，改良後のアムロジピンOD錠（SUITAB-NEX）は改良前のアムロジピンOD錠に比べ，苦味が大きく抑制されていることが示唆された。次に，図5に，Alpha M.O.S社の味センサによる測定値をもとにアムロジピンの味に影響を与える主成分分析を行った結果を示した。第1主成分（PC1）77.9％と第2主成分（PC2）19.2％の寄与率は，合計で97％を超えており，センサ測定情報のほとんど全てが味の主成分分析図上に表現できていることを示している。甘味の指標であるアスパルテーム，タウマチン溶液のデータも併せて図中に結果を示した。この結果より主成分分析図上では，アムロジピン溶液の濃度が濃くなるにつれて，プロットが右側へ移動することがわかる。つまり，横軸は苦味を表しており，苦味が強い製剤ほど右側にプロットされると考えられる。改良後のアムロジピンOD錠（SUITAB-NEX）の苦味は，グラフの左側にプロットされており，改良前のアムロジピンOD錠に比べて苦味が弱いことが示

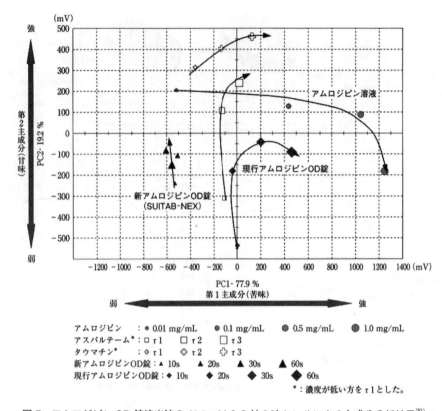

図5 アムロジピンOD錠溶出液のAlpha M.O.S社の味センサによる主成分分析結果[29]

唆される。しかも改良前のアムロジピンOD錠は時間経過とともに主成分分析図の中のプロットの位置が変動して苦味が変化することを意味しているが，改良後のアムロジピンOD錠（SUITAB-NEX）では時間が経過してもプロットの位置は大きく変動しないことから苦味も経時的に変化しないことが予測できた。一方，甘味料であるアスパルテーム，タウマチン濃度が濃くなるに従い，グラフの上側へ移動する傾向がある。縦軸が甘味の強さを示していると考えると，改良前のアムロジピンOD錠と改良後のアムロジピンOD錠（SUITAB-NEX）の甘味は大きな違いはないと推察される。

更に我々は，市販のファモチジン口腔内崩壊錠の先発品製剤ならびに複数の後発品製剤の苦味についても味センサ（Alpha M.O.S社）で推定が可能であることを明らかにした[30]。先発品製剤ガスター®D錠（アステラス製薬）ならびに複数の後発品製剤をランダムに割付して測定を行った。図6に示すように，センサ出力値から得られた主成分分析図における先発品製剤ならびに複数の後発品製剤のユークリッド距離の評価から，それぞれの製剤の苦味評価が可能であり，ファモチジン口腔内崩壊錠の後発品製剤の中には，先発品製剤と比較して苦味が強い製剤があることが推察された。

今，医療の現場では，対象薬物の苦味の程度や目的とする剤形の種類によってはより高度な技

第 14 章　医薬品の苦味マスキングと味覚センサによる苦味の数値化

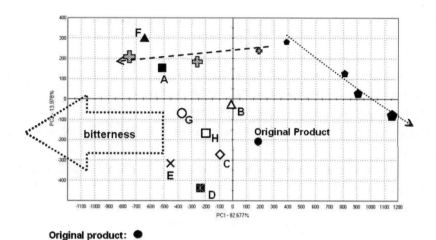

図6　ファモチジン OD 錠溶出液の Alpha M.O.S 社の味センサによる主成分分析結果[30]

術の導入が求められる時代になった。前苦味マスキング方法のうち，例えば官能的マスキング法と物理的マスキング法が組み合わされている小児用散剤（大正製薬㈱のクラリス® ドライシロップなど[31]）も開発されている。このような場合，苦味マスキング製剤の種類に応じた適切な定量的苦味抑制効果の評価方法の開発が必要となる。このように患者の QOL 改善のための苦味抑制技術は企業では重要な課題であり，多くの特許が研究成果として登録されている。味覚センサを活用することにより，ヒト官能試験を減らすことができ，医薬品の苦味の定量的評価，あるいは飲み合わせなどによる苦味変化の予測などが可能となれば有益である。今後，味覚センサを用いた検討を継続することで，苦味が問題となる製剤の情報やその回避方法の提示が可能となり，製剤の適正使用の推進や育薬の点でも利点があると考えられる。

文　　　献

1) 中村康彦ほか，*Pharm. Tech. Japan*, **7**, 77-93 (1990)
2) 橋本佳己ほか，苦味改善易服用性 H2 ブロッカー固形製剤：日本特許 第 2705787 号
3) オプソ内服液（大日本製薬）インタビューフォーム，2004 年 6 月改訂版
4) T. Ogawa et al., *Chem. Pharm. Bull.*, **52**, 172-177 (2004)
5) E. Tokuyama et al., *Chem. Pharm. Bull.*, **54**, 1288-1292 (2006)
6) 並木徳之，第 2 回医薬品添加剤セミナー講演要旨集 (2003)
7) N. Funasaki et al., *J. Pharm. Sci.*, **88**, 759-762 (1999)
8) 舟崎紀昭，第 22 回物性物理化学研究会（2004 年 6 月 25 日於京都大学薬学部）講演要旨集

9) 〈http://www.pharma-polymers.com/pharmapolymers/en/downloads/〉
10) F. M. Mady et al., *Int. J. Pharm.*, **397**, 1-8 (2010)
11) 〈http://www.sawai.co.jp/release_list/20110406/1807.html〉
12) H. Sugao et al., *J. Pharm. Sci.*, **87** (1), 96-100 (1998)
13) T. Yajima et al., *Chem. Pharm. Bull.*, **50** (2), 147-52 (2002)
14) T. Yoshida et al., *Int. J. Pharm.*, **365**, 81-88 (2009)
15) R. H. Harding et al., *Water-Soluble Resins*, Reinhold Book Corporation, New York, pp.191-215 (1962)
16) J. L. Azorlosa and A. J. Martinelli, *Water-Soluble Resins*, Reinhold Book Corporation, New York, pp.131-153 (1962)
17) T. Nakano et al., *Pharm. Res.*, **16**, 1616-1620 (1999)
18) T. Yoshida et al., *J. Control Release.*, **131**, 47-53 (2008)
19) L. A. Ohannesian et al., US Patent 6,160,020, December 12, (2000)
20) T. Uchida et al., *J. Pharm. Pharmacol.*, **55**, 1479-1485 (2003)
21) Y. Miyanaga et al., *Pharm. Res.*, **20**, 1932-1938 (2003)
22) Y. Miyanaga et al., *Sens. Matel.*, **14**, 455-465 (2002)
23) 内田享弘, 薬剤学, **68** (4), 220-229 (2008)
24) K. Toko, *Biosens Bioelectron.*, **13**, 701-709 (1998)
25) T. Uchida et al., *Chem. Pharm. Bull.*, **49**, 1336-1339 (2010)
26) M. Ito et al., *Sens. Matel.*, **23**, 483-492 (2011)
27) K. Kato et al., *Clin. Eval.*, **19** (3), 355-378 (1991)
28) 遠山幸男, 新薬と臨牀, **57** (10), 1648-1655 (2008)
29) 内田享弘ほか, 新薬と臨牀, **58** (5), 854-862 (2009)
30) E. Tokuyama et al., *Chem. Pharm. Bull.*, **57** (4), 382-387 (2009)
31) T. Yajima et al., *Chem. Pharm. Bull.*, **47** (2), 220-225 (1999)

第15章　残留農薬検知への応用

田原祐助[*1], 都甲　潔[*2]

1　はじめに

1939年スイスの昆虫学者Dr. Paul MullerによるDDT（dichloro-diphenyl-trichloroethane）の殺虫効果の発見以降，農薬の開発及び利用が急速に進められる事となった。農薬は農産物の供給に貢献する一方，人体，環境にとって脅威となる事は言うまでもない。㈱農林水産消費安全技術センターによると，我が国の登録農薬状況（平成22年9月）は，有効登録件数が約4,500種類，登録有効成分数が538種類である。

近年，人口増加に伴い食のグローバル化が急速に進んでおり，消費者に食の安全・安心を保障・提供する事が生産者に求められる。平成14年に輸入冷凍ほうれんそうから基準値以上のクロルピリホスが検出された事や，平成20年の冷凍餃子からのメタミドホス混入の事例は，消費者に農薬や輸入食品の危険性を意識付けることとなった。ここでは，農産物の化学農薬を中心に，食の安全・安心を保障・提供するための残留農薬検知技術について紹介するとともに，脂質高分子膜を用いた新たな残留農薬検知技術の開発について紹介する。

2　農薬

農薬は，農産物を病害虫や雑草の被害から保護し，収穫量の安定性や，品質の確保において欠かせないものである。その一方，生体や環境にとって悪影響を及ぼす事から，厳しい監視が必要となっており，各国が食品に対する独自の残留農薬基準値を制定している。農薬は，殺虫剤，殺菌剤，殺虫殺菌剤，除草剤，農薬肥料，殺そ剤，食物成長調節剤，その他の農薬に分類される。化学構造では，有機塩素系，有機リン系，カルバメート系，ピレスロイド系等に分類される[1]。我が国では，農薬取締法（農林水産省），食品衛生法（厚生労働省），食品安全基本法（内閣府）の3つの法律が関与している。

昭和31年，りんごに対し，我が国で初めてとなる農薬残留基準が設定された。対象は，砒素，鉛，銅，DDTであった。その後，昭和43年に食品衛生法に基づき，キュウリ，トマト，ぶどう，りんごに対し，最大残留基準が初めて設けられた[2]。平成18年5月よりポジティブリスト制が施行され，全ての食品に残留農薬基準値が設定される事となり，残留農薬の基準値が無い農薬に

[*1]　Yusuke Tahara　九州大学　大学院システム情報科学研究院　学術研究員
[*2]　Kiyoshi Toko　九州大学　大学院システム情報科学研究院　主幹教授

は一律10 ppbの基準値が設定された。厚生労働省が公表している平成16年度農産物中の残留農薬検査結果（地方公共団体における検査結果及び検疫所における検査結果を合わせて集計）によると，検査数約200万件中，基準値を超えた数は全体の0.01％となる65件（国産品14件（0.01％），輸入品51件（0.01％））であった[3]。ポジティブリスト制定を受け，検査数は今後さらに増加すると考えられる。

3 残留農薬の分析技術

3.1 機器分析

残留農薬の検出技術は，ガスクロマトグラフ・質量分析計（GC/MS）や，液体クロマトグラフ・質量分析計（LC/MS）等の機器分析が一般的である。厚生労働省は，農産物，農薬毎に前処理から分析までを定めた公定法を公開している。残留農薬の検出には，複雑な前処理が必要となり，分析完了まで数日を要する。図1に厚生労働省が公表しているGC/MSによる農薬等の一斉試験法の概略図を示した。

3.2 簡易分析

残留農薬のスクリーニングを目的として，酵素免疫測定法（ELISA）やコリンエステラーゼ活性阻害を利用した簡易分析キットが市販化されている。

ELISAは，抗原抗体反応を用いる事で高い選択性を有し，サンプル中に含まれた農薬の濃度を高感度に定量する事が出来る[4]。また，公定法の測定結果と相関が高い。初期費用は，100万

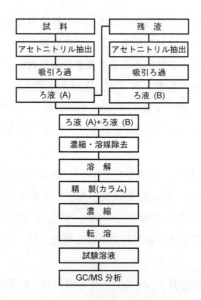

図1 GC/MSによる農薬等の一斉試験法の概略図

第 15 章 残留農薬検知への応用

円程度（マイクロプレートリーダー等）であり，ELISA キットを用いた 1 検体当たりの分析コストは約 3,000 円程度である。測定時間は前処理から結果出力まで 3 時間程度であり，残留農薬の検査対象は約 30 種類程度の農薬原体に限られる。

コリンエステラーゼ活性阻害を利用した簡易キットは，有機リン系，カルバメート系農薬のスクリーニングを目的とした検出に用いられている。検出原理は，有機リン系，カルバメート系農薬の，コリンエステラーゼ（コリンエステル類を加水分解する酵素）酵素反応を阻害する性質を利用し，試料から前処理を施して抽出したサンプル溶液と基質を混合して酵素反応の有無を確認する。酵素反応の有無は，溶液もしくは試験紙の呈色反応を目視または吸光度分析から確認し，残留農薬の定性及び定量（酵素反応有：陰性，無：陽性）を行う。この簡易検査キットを用いた 1 検体当たりの分析コストは約 1,500 円程度である。定量性は低いものの，前処理を含め非常に簡便な分析手順であり，専門家でなくても扱うことが可能で，現場での即時分析を意識したキットである[5]。また，コリンエステラーゼ阻害を有する農薬（登録農薬数の 20% 程度）が検査対象となる。

4 新しい残留農薬検知技術の試み

農薬は，低薬量で広範囲に散布させるために，有効成分を希釈及び散布しやすい形に加工され製剤されている。製剤には，農薬活性を示す有効成分（原体），それを保持しハンドリングに簡便さを与える添加剤（担体），界面活性剤から成り，担体と界面活性剤は農薬助剤と呼ばれている。界面活性剤は，原体や希釈剤の乳化，分散，展着，可溶性の増加を目的として用いられている。文献を調査したところ，一般に農薬製剤に際して原体が約 2-30%，界面活性剤が約 0.1-10% 含まれている。さらに，アニオン性界面活性剤を助剤として用いている農薬は，登録農薬数の約 70% を占めていると推察される[6]。

筆者らは，一次スクリーニングに用いる残留農薬検知技術の開発を進めている[7,8]。第 4 章で紹介されているように，味覚センサは脂質高分子膜と味物質との物理・化学的相互作用によって脂質高分子膜の膜電位変化から味を検出する。この原理を応用し，脂質高分子膜を用いた新たな残留農薬検知技術の開発を行った。

4.1 脂質高分子膜電極の作製

残留農薬検知に用いる脂質高分子膜は，脂質，可塑剤，ポリ塩化ビニルをテトラヒドロフラン（THF）で溶解し，ガラスシャーレ内で乾燥して製膜したものを用い，味覚センサ電極と同様の手順で電極を作製した。サンプル測定には，味覚センサ（味認識装置 TS-5000Z，㈱インテリジェントセンサーテクノロジー）を用いた。

4 級アンモニウム塩は，アニオン性界面活性剤に対し静電引力を有し，また，4 級アンモニウム塩のアルキル側鎖の長さや数が表面張力に強く影響[9,10]する事から，脂質高分子膜の脂質とし

食品・医薬品のおいしさと安全・安心の確保技術

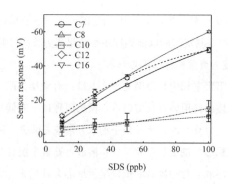

図2　4級アンモニウム塩側鎖数と膜電位応答の関係

表1　アニオン性界面活性剤に対する膜電位応答

分類	名称	100ppbに対する応答電位
硫酸エステル型	ドデシル硫酸Na	－55mV
スルホン酸型	ドデシルベンゼンスルホン酸Na	－44mV
スルホン酸型	ジオクチルスルホコハク酸Na	－40mV

て4級アンモニウム塩（tetraheptylammonium bromide(C7), tetraoctylammonium bromide (C8), tetradecylammonium bromide(C10), tetradodecylaamonium bromide(C12), tetrahecadecylammonium bromide(C16)）を使用した。図2に，4級アンモニウム塩の側鎖数の違いによるドデシル硫酸ナトリウム（SDS）に対する膜電位応答を示した。SDSはアニオン性界面活性剤の一つである。膜電位変化は，C10，C16よりもC7，C8，C12を用いた脂質高分子膜のほうが高く，SDS濃度10ppbに対して十分な感度が得られた。これは，アルキル側鎖の長さと膜電位応答の関係性の解明には更なる考察が必要となるが，脂質と膜基質であるPVCや可塑剤との相溶性による膜構造に起因すると考えられる。また，農薬原体であるイマザリル（防カビ剤），クロルフェナピル（殺虫剤），グリホサート（除草剤）には応答しなかった。表1に，100ppbに調整したドデシルベンゼンスルホン酸ナトリウム，ジオクチルスルホコハク酸ナトリウムに対する応答電位を示した。以上により，脂質高分子膜電極を用いる事で農薬助剤であるアニオン性界面活性剤を選択的に高感度に検出可能である事が示された。

4.2　残留農薬の検出

開発した脂質高分子膜電極が，実際の農産物及び農薬に対して有効な検出技術に成り得る事を示すために，実サンプルを用いた実証実験を行った。また，筆者らが出案する残留農薬検知技術は，一次スクリーニングを目的とし，使用者を選ばず短時間での検出を目指している。そこで簡便な前処理（残留農薬抽出）方法についても検討した。実サンプルにはみかんを，農薬には殺菌剤のベルクート水和剤（農林水産省登録第18821号，日本曹達㈱）を用いた。ベルクート水和剤

第 15 章 残留農薬検知への応用

の有効成分はイミノクタジンアルベシル酸塩であり，農薬原体のイミノクタジンとアニオン性界面活性剤のアルキルベンゼンスルホン酸（LAS）から成る。

農薬は，基準液（30 mM KCl，0.3 mM 酒石酸）に溶解して調整し，みかん約 100 g に塗布し，完全に乾燥した（図3(a)，(b)）。塗布した農薬濃度は，製品データシートを参照し，イミノクタジンがみかん重量に対し 10-100 ppb となるように調整した。次に，脂質高分子膜への添加剤の影響を考慮し，添加剤等が含まれていないポリ袋に，みかん及び基準液 100 ml を入れ（図3(c)），超音波洗浄器で3分間抽出処理を行った（図3(d)）。得られたサンプル溶液を測定試料とし，味覚センサで膜電位応答を測定した。図4の横軸は，みかんに塗布したイミノクタジン濃度である。イミノクタジン濃度が 100 ppb の時，含有する LAS 濃度は 272 ppb である。LAS 標準品で作製した検量線から膜電位応答を計算すると，期待される膜電位応答よりも約25％低かった。原因として，製剤に含まれる他成分による影響と考えられるものの，イミノクタジンのみかんに対する残留農薬基準値は 200 ppb である事から，今回行った検出方法は，残留基準値に対し短時間で十分に検出可能である事が実験的に示された。脂質高分子膜を用いたこの残留農薬検出システムは，農薬原体そのものではなく，助剤として用いられる界面活性剤を検出することで，間接的に残留農薬を検出する。機器分析に比べ，農薬種の特定，含有量の測定という厳密な分析を行う事は出来ない。しかし，使用する農薬種，使用頻度を把握している生産者が行うセルフチェックとして用いる分には，十分利用可能な検出技術であるといえる。また，ELISAやコリンエステラーゼ活性阻害等の簡易分析よりも検知農薬数が多い（登録農薬数の 70％）。更なる研究データを蓄積し，本測定技術を実用化出来れば，残留農薬の一次スクリーニングとして簡便に残留農薬の検出が可能となり，農産物の生産から出荷まで食品の安全・安心の確保技術の一つに成り得ると期待している。

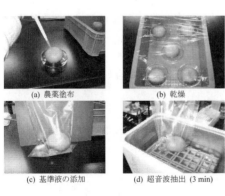

図3 みかんからの残留農薬抽出プロトコル

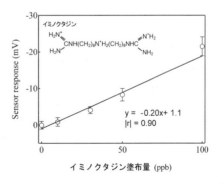

図4 イミノクタジン塗布量に対する膜電位応答[7]

5 おわりに

人口爆発や砂漠化を背景として,農薬の使用は食糧を確保するための極めて重要な役割を担っており,今後更なる開発が進められるであろう。また,食のグローバル化に伴い,消費者の安全・安心への注目は高まる一方である。本章では,残留農薬の検出技術に関して紹介した。筆者らが開発を進めている残留農薬検知技術は,農薬に対する選択性は有していないものの,一次スクリーニングでの使用を想定しており,短時間で,簡便な操作で測定出来る検出技術である。また,味覚センサのポータブルセンサデバイスの開発を進めている[11]。将来的には,生産現場,品質管理,買付時に使用できる残留農薬検知システムを実現したいと考えている。

謝辞

本研究の一部は,地域産学官連携科学技術振興事業費補助金「地域イノベーションクラスタープログラム(グローバル型)」の一環として行われた研究成果である。本プロジェクトに協力された九州大学大学院システム情報科学研究院テクニカルスタッフの海野薫氏に謝意を表する。

文　献

1) H. C. Rathore, "Handbook of PESTICIDES Methods of Pesticide Residue Analysis", pp.7-46, CRC Press (2010)
2) 永山敏廣,食品衛生学雑誌, **51**, 340-348 (2010)
3) 厚生労働省,農産物中の残留農薬検査結果等の公表について(概要)(2008)
4) 永井宏幸ほか,岐阜県保健環境研究所報, **15**, 16-20 (2007)
5) 上條恭子ほか,東京都健康安全研究センター研究年報, **57**, 179-182 (2006)
6) 経済産業省,年報 — 平成20年 — 化学工業統計 — 統計表一覧 — 経済産業省生産物動態統計 (2010)
7) K. Umino *et al., Sens. Materials*, **24**, 1-11 (2012)
8) 峯直樹ほか,電気学会研究会資料センサ・マイクロマシン部門総合研究会, MSS-11-16, 63-67 (2011)
9) T. Yoshimura *et al., J. Colloid Interface Sci.*, **275**, 618-622 (2004)
10) A. Kumar *et al., Colloids and Surfaces A: Physicochem. Eng. Aspects*, **228**, 197-207 (2003)
11) Y. Tahara *et al., Sensors*, **11**, 9878-9886 (2011)

第16章　におい識別装置を用いたおいしさの定量

喜多純一*

1　はじめに

　図1は，日本酒とビールのフレーバーホイールである[1,2]。フレーバーホイールとは，その食材に含まれる風味についてにおいと味に分け，官能的な特性用語を用いて列挙したものである。両者ともににおいが約7割を占めており，風味の中に占めるにおいの重要性が理解される。

　さて，におい識別装置と成分分析であるGCやGCMSとの違いはどこにあるのか？

　図2に示しているように，成分分析は3つのフェーズの一番左に位置するが，におい識別装置は中央にある嗅覚感覚量を求めることを目的としている。

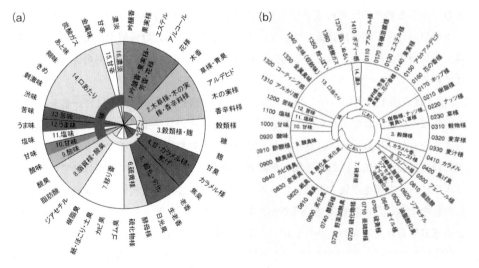

図1　(a) 日本酒[1] と (b) ビール[2] のフレーバーホイール

---

*　Junichi Kita　㈱島津製作所　分析計測事業部　GCTA-BU　グループ長（マネージャー）

食品・医薬品のおいしさと安全・安心の確保技術

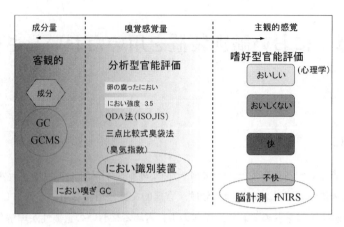

図2　においの3つの側面

2　嗅覚感覚量とは

　嗅覚感覚量とは，嗅覚の感覚から感情の部分を除いた量のことで，嗅覚を分析装置のように用いたときの値と定義している。これは，もともと嗅覚の感覚自体は個人によるバラつきはそれほど大きくないが，嗅覚の信号を脳内で処理するにあたり個人差が大きいため主観的感覚では個人差が大きくなるものと考えての定義である。具体的には官能評価のうち10数人程度の訓練されたパネルを用いる分析型官能評価では，人による誤差をできるだけ低減するように工夫されており，事実分析型官能評価の一種であるQDA法[3]や三点比較式臭袋法[4]では再現性の高いデータが得られている。

　QDA法とは，図1のフレーバーホイールの各官能指標と同様の指標でにおい質を評価する手法で，ISOにも規定されており，個人差をなくすためにその官能指標には実際におい標本が提示できるようなものが用いられる。具体例としてはバター臭や炊飯米臭などになる。

　三点比較式臭袋法とは，においの強さを決める方法で，悪臭防止法で採用されている。原理はサンプルのにおいを無臭空気で希釈していき，無臭になるまでの希釈倍率を求めるというものである。これをできるだけ客観的に行うため，T&Tオルファクトメーターという5種の薄いにおい種を嗅ぎ分けられる6名のパネルを用い，6名の結果の平均で求める。また無臭か有臭かの判定は，同時に3つのバッグのにおいをパネルに嗅がせ，1つはサンプル臭を何倍か希釈したもの，残りの2つは無臭空気を入れておいて，パネルはその3つのバッグの中からにおいのするバッグを選定する方法としている。この方法で100倍希釈して無臭になれば臭気濃度100，1000倍で無臭になれば臭気濃度1000となる。すなわち臭気濃度は無臭になるまでの希釈倍数そのものになる。しかし，嗅覚感度は濃度の対数に比例することが分かっているので（ウエーバーヘヒナーの法則），嗅覚感度に比例した指標として次の式により求まる臭気指数が用いられる。

　　　臭気指数 = $10 \times \log_{10}$(臭気濃度)

第16章 におい識別装置を用いたおいしさの定量

よって，100倍希釈して無臭になるにおいの強さは臭気濃度が100で，臭気指数は20となる。1000倍では臭気指数30となる。

ここで注意が必要なのは，この嗅覚感覚量は，複合臭であってもその組成と濃度が求まれば基本的に求まる客観的な値であり，工夫すれば装置でも求められる量であるということである。

3 おいしさはどのように求めるか？

おいしさや快・不快度は，図2で示す主観的感覚になる。この部分は嗅覚の情報をもとに脳内での処理により得られるもののため，個人によって，また同一の個人によってもTPO（時間，場所，場合）によって結果が異なってしまう。よって快・不快などの主観的感覚は脳を調べないと求まらず，においの組成や濃度だけからは求まらない量ということになる。

しかし，対象者を例えば高校生の女子という風に限定すれば，嗅覚感覚量を求めればそこからある程度主観的感覚を予想することができる。その意味で快・不快などの主観的感覚を求めるために嗅覚感覚量を求めておくことは重要で，事実一番客観性の高い成分分析の結果から主観的感覚を説明するためには，一旦においを嗅ぎGCなどの手法を用いてクロマトデータを嗅覚感覚量のデータであるアロマクロマトグラムに変換する，ということがよく行われている。

4 におい識別装置FF-2020Sの装置上の工夫

におい識別装置FF-2020Sシステムは図3の構成になっており，本体には酸化物半導体におい素子が10種とにおいを濃縮する濃縮管が内蔵されている[5]。その左側の装置は希釈混合装置FDL-1で，装置中には100mlのガスタイトシリンジが入っており，においサンプルガスを希釈したり混合することができる。その左側の装置オートサンプラFAS-1はサンプルバッグを12

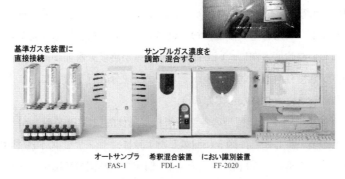

図3 におい識別装置FF-2020Sシステムの構成

食品・医薬品のおいしさと安全・安心の確保技術

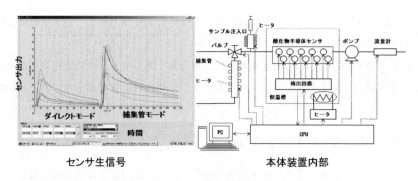

センサ生信号　　　　　　本体装置内部

図4　センサ信号と装置内部構成

個設置でき，サンプルバッグは図の写真のようなもので固体や液体サンプルを数 g もしくは数 cc 入れ，そこに無臭の窒素ガスもしくは空気を入れ 1 時間ほど放置しサンプルを作成する。場合によっては大気ガスをそのままバッグにハンディーポンプなどでサンプリングすることもある[6]。

その左側はアロライトボンベという小容量（0.8L）のボンベで 9 種あり官能基ごとの基準ガスが入っており，センサ感度を定期的に校正するために利用される。

センサのみの検出限界は 10ppb オーダーで人の嗅覚には追いついていないので，グラファイトカーボンを複数詰めた捕集管を利用し，においを濃縮してからセンサで検出する構成にすることにより，捕集管も含む検出限界では 0.1ppb レベルまで高感度化を実現している。よって，通常の測定では，図 4 に示すように装置に取り込んだにおいを直接センサで測定するダイレクトモードおよび一旦捕集管ににおいを集めて水蒸気を除いてからセンサに濃縮したにおいガスを当てる捕集管モードの 2 種のモードで測定している。

5　解析方法の工夫

センサの出力信号のうち解析に用いる値としてセンサのピーク強度を用いる場合，センサが 10 個あるので 10 次元の測定結果が得られることになる。通常その主成分分析を行った結果などが測定結果とされるが，利用している酸化物半導体センサの感度特性は嗅覚レセプターの感度特性とは異なり，においの強度方向についてはセンサの方が感度分解能が高く，におい質の変化の方向はセンサの方が感度分解能が弱いため，そのまま主成分分析を行ってしまうとその結果は強度方向の違いが強調されたものになってしまう。

それを避ける目的で，通常は学習型の多変量解析，具体的には PLS やニューラルネットワークが使われることが多い。しかし，図 5 に記載したように，センサを 10 個も利用する場合には，一般にそのセンサ数の 5 倍から 10 倍，すなわち 50 個から 100 個の教師データが必要になってくる。教師データとは官能値とセンサ出力の関係があらかじめ求まっているデータセットというこ

第16章 におい識別装置を用いたおいしさの定量

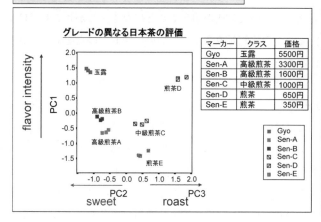

図5 多変量解析の問題点

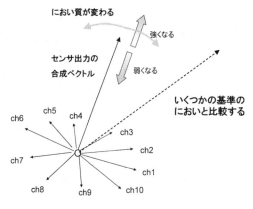

図6 におい識別装置における解析方法の考え方

とになる。ということは，最低50通りのケースについてその官能値が正確に求まっている必要があるので，51個目のサンプルの官能値を装置で求めるために，50個の官能評価があらかじめ正確に求まっていなければならないというパラドックスが生じてしまう。すなわち50個も正確な官能値を入手できるところでは51個目の官能値を求めるのにわざわざ装置を使わずに直接官能で求めるのではないかというものである。

よって，我々はトレーニング型の多変量解析を用いることはせず装置の測定結果だけから官能値を予測する方法を独自に開発している。

その解析方法の基礎になっているのが図6である。具体的には10個のセンサ出力を要素とするセンサ出力ベクトルを考えた場合に，あるにおいのベクトルから同じにおい質で濃度だけが濃

くなれば，センサの出力比率は同じでセンサ出力がどれも増えるためベクトルで見ればベクトルの方向は変わらずにベクトルの長さだけが伸びることになる。逆ににおい質が変化するとセンサ出力の比率が変化するためベクトルの角度が変化する。すなわちベクトルの長さ変化でにおいの強度変化が追え，ベクトルの角度変化でにおい質変化が追えることになる。しかしこれだけでは相対値評価になってしまうため，いくつかの比較対象となるにおい，図6では点線で示された比較対象のにおいを複数準備する必要がある。

5.1 絶対値表現解析スタンダードモード

におい識別装置 FF-2020S システムでは図7に示す解析方法を有している。

その中で絶対値表現解析のスタンダードモードでは図3で説明した9種の基準ガスをもとに，図8のように9種の基準ガスベクトルを求めておき，その基準ガスベクトルとサンプルベクトルの近さ度合いからそれぞれの基準ガスベクトルに対する類似度を求める。次にそのサンプルガスは9種の基準ガスベクトルからできていると仮定し，その類似度を用いて各基準ガス寄与分を求め，そこから寄与臭気指数（臭気寄与）を算出し，それら9種の臭気寄与を一旦臭気濃度に直し

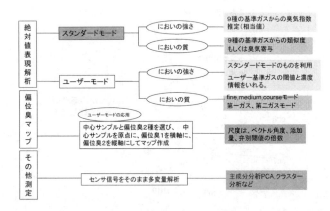

図7　におい識別装置 FF-2020S システムで有している解析方法

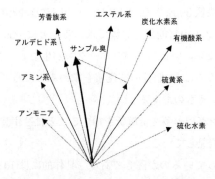

図8　絶対値表現解析スタンダードモードの基準ガスベクトル

第16章　におい識別装置を用いたおいしさの定量

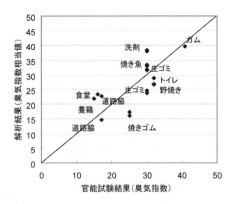

図9　におい識別装置で求めた臭気指数相当値と官能評価
（三点比較式臭袋法）で求めた臭気指数の相関

て加算して全体の臭気指数相当値を求めている。詳細は文献5)を参照。

　これにより求めた臭気指数相当値は，図9に示すように，実際に官能で求めた臭気指数とよい相関を示す。絶対値表現解析スタンダードモードは類似度でにおい質の情報も得られるが基本的ににおいの強さを求める方法といえる。

5.2　絶対値表現解析ユーザーモード

　スタンダードモードではにおい質は9種の基準ガスを用いて粗くしか表現できないので，より詳細なにおい質の違いはユーザーモードで表現する。ユーザーモードとは予めいくつかのユーザーが定めた比較対象になるにおい質を用いて，その比較対象のにおいとサンプルのにおいがどれだけ近いかを類似度で表すものになる。

　その近さ度合いは，においベクトル間の為す角度から求め，図10に示すように，その角度と

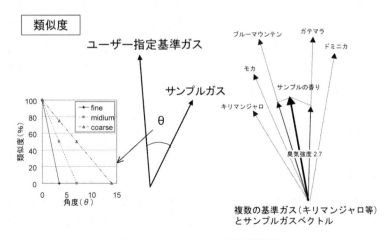

図10　ユーザーモードの類似度算出法

131

食品・医薬品のおいしさと安全・安心の確保技術

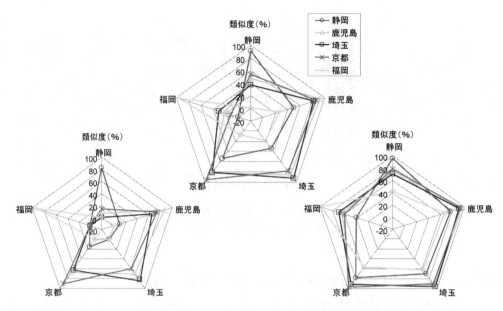

図11　ユーザーモードの結果

類似度の関係は，fineモード，mediumモード，coarseモードの3種がある。これは食品などの微妙なにおい差を調べるためには，fineモードが有効であり，ゴムやプラスティック材料を分けるには，mediumモードが有効で，coarseモードは絶対値表現解析のスタンダードモードでの類似度に近いものになっている。一例として，お茶の葉の香りの産地別データを示す（図11）。

これ以外に，両端の2つのにおい，例えば牛乳がヨーグルトに発酵する場合などには，牛乳のにおいとヨーグルトのにおいを基準にして発酵状態を解析するという第一ガス，第二ガスモードというものもある。

さらに，5.1項のスタンダードモードで用いた9種のにおいとかけ離れたにおいが原因臭である場合には，我々が定めた9種の基準臭だけでは臭気指数相当値がうまく求まらない場合があり，そのような場合には，そこに実在するにおいで強度方向も校正するのが望ましい。

そのようなモードとしてユーザーモードの強度情報ありというモードがあり，例えば，繊維の消臭能力テストでは模擬汗臭や模擬加齢臭を定めてそれを基準臭にする方法についてISO化を行っている。またトイレ臭の連続評価では，尿石臭や排水口臭を基準のガスとして評価を行った例がある。今回はおいしさ評価がテーマなのでこの部分の詳細説明は割愛する。

5.3　偏位臭マップ法

ここまでの内容では，におい方向がまっすぐなベクトルで表せるとして記述してきたが，実際には，10個のセンサそれぞれ濃度に対して少しずつ直線からずれているため，におい質を変えずに（組成を変えずに）濃度を変化させてその測定ベクトルの軌跡をたどると図12のように湾

第16章 におい識別装置を用いたおいしさの定量

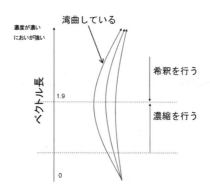

図12 実際の同一臭の濃度変化軌跡

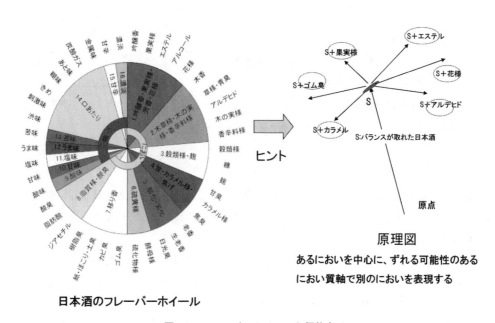

日本酒のフレーバーホイール

図13 フレーバーホイールと偏位臭

曲する。この湾曲に対応するためFF-2020Sシステムの一つ前の装置FF-2Aでは，基準のにおいに対して3点濃度を変えて測定し，その湾曲の程度を近似曲線で補完していたが，3点だけでの補完では，微妙なにおい質差判定ではその誤差が無視できなくなることがあった。そこでFF-2020Sシステムでは希釈混合装置と装置内蔵の捕集管を使ってサンプルの濃度を自動で調整して測定し，すべてのサンプルについて同一のベクトル長で測定する方法を実現した。これにより微妙なにおい質変化であっても追えるようになった。

図13に再度フレーバーホイールを示すが，この図よりにおい質にはさまざまな香気質が含まれているという一方，典型的なお酒のにおいにこれらの香気質を加えることにより別のお酒の香りを表現できるとも解釈でき，この加える香気質のことを偏位臭と呼ぶ。偏位臭マップ法という

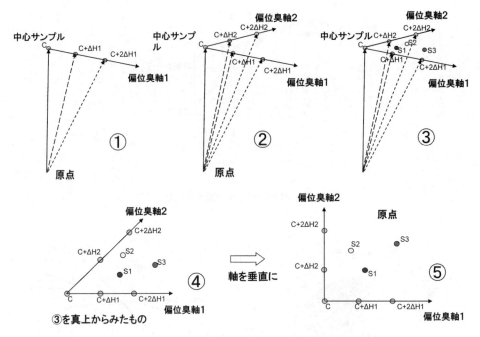

図14 偏位臭マップの作成方法

解析方法を新たに考案した。

　本来は，中心的なにおいに一度に多数の偏位臭を加えて評価できることが望ましいが，あまり偏位臭の数を増やすと測定時間が延びてしまうため，装置の設定としては偏位臭を1つか2つ選定できることにした。

　具体的には，図14のように，中心のにおいCに偏位臭を少し加える場合C+ΔH1とさらに加える場合C+2ΔH1の2点を測定し，それをもとに偏位軸を作成し，1本もしくは2本の偏位軸を得ておく。これらの測定はすべてベクトル長を合わせて行われるので，偏位軸2本はほぼ同一平面上にある。その後比較対象とするサンプルS1，S2，S3を測定して最後に見やすくするために2本の偏位臭軸を直角に広げて表現する（④→⑤）。

　この応用として，図15は正常な牛乳のにおいを中心サンプルとして，偏位臭としてアルデヒド臭とグリーン臭を用いて測定した例である。牛乳を熱劣化させることによりアルデヒド臭軸に変化することが分かる。

　この偏位臭マップの利点は次の2点になる。

　①感覚的には一つの官能表現用語，例えば麹臭などでも実際は複数の成分でできているようなにおい質を一つの偏位臭軸として選定できることである。

　②偏位臭に安定なにおいを選定することにより，センサ感度が変わっても校正ができることになる。

　また，それぞれに偏位臭軸に対してどこまで嗅覚が弁別できるのかを調べるために，図16の

第16章 におい識別装置を用いたおいしさの定量

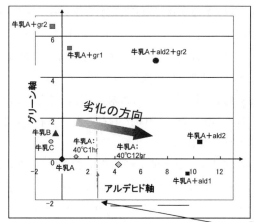

中心:牛乳　偏位臭1:アルデヒド臭　偏位臭2:グリーン臭

図15　偏位臭マップの応用（牛乳の劣化）

テスト内容	中心サンプルに対数偏位臭を加える割合							PCからの質問	被験者の回答	正誤
	0	1/1000	1/300	1/100	1/30	1/10	1/3			
異臭を最初に感じるところを探す	○							においを覚えてください		
		○						異臭を感じますか？	感じない	
			○					異臭を感じますか？	感じない	
				○				異臭を感じますか？	感じる	
1/100が分かるか？					○			異臭が前回に比べ，濃くなった？ 薄くなった？，同じ？	濃くなった	正解1
				○				異臭が前回に比べ，濃くなった？ 薄くなった？，同じ？	薄くなった	正解2
			○					異臭が前回に比べ，濃くなった？ 薄くなった？，同じ？	薄くなった	正解3
1/300が分かるか？			○					異臭が前回に比べ，濃くなった？ 薄くなった？，同じ？	同じ	正解1
				×				異臭が前回に比べ，濃くなった？ 薄くなった？，同じ？	薄くなった	不正解1
			×					異臭が前回に比べ，濃くなった？ 薄くなった？，同じ？	同じ	不正解2

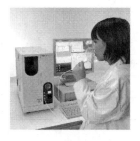

図16　嗅覚閾値の測定方法

ように問答形式に答えていくだけで官能評価での弁別閾値を求めるソフトも開発した。

次に，米の酸化しやすさの比較結果を示す。米い，米ろ，米はの三種の米についてSは新米のまま，Aは表に記載の条件で少し酸化劣化させたもの（半年保存に相当），Bも同様に酸化劣化させたもの（1年保存に相当）の3通りに処理をした（表1）。

Cは強制的により強い酸化劣化を行い『米い』を古米と同等に劣化させた。

それぞれの米を炊飯した直後を測定した。具体的には炊きたての米をすばやくバッグに移しそのヘッドスペースガスを測定した（図17）。

その酸化劣化の程度を測定するため，強制的にCの条件で劣化させた米を蒸れ臭軸とし，島津から供給する偏位臭試薬の一つであるアルデヒド臭を偏位臭軸として測定した。

結果，中心からずれるほど酸化臭が増えることになるが，『米い』に比べて『米ろ』は同じ酸化条件Bであっても酸化臭が抑えられていることが分かる。また同様に，『米は』は『米い』に比べて同じAという酸化条件であっても酸化臭が抑えられていることが分かる。

表1　炊飯米のサンプル素性

■米条件　3合(450g)使用

	pH	水分(%)	加工	保存方法
鮮度S	7.4	13.8	なし	その他の期間は冷蔵庫
鮮度A	6.8	13.8	精米を40℃1W	
鮮度B	6.6	14.0	精米を40℃4W	
鮮度C（古米臭基準）	6.2	13.0	玄米を40℃8W +精米後40℃1W	

■米品種　米い／米ろ／米は

■官能試験結果

	米い_S	>	米い_A	>	米い_B
±3段階評価	0(基準)		-0.4		-0.6<

どちらが好ましいか　| 米は_A | > | 米い_A |

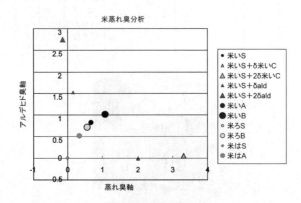

図17　炊飯米の蒸れ臭評価結果

第 16 章　におい識別装置を用いたおいしさの定量

6　まとめ

FF-2020S システムでは絶対値表現解析のスタンダードモードおよびユーザーモードに加え，偏位臭マップという解析方法を加え，官能データを教え込まなくても装置のみで嗅覚感覚量が求められるようになった。

これらのデータを利用して，主観的感覚であるおいしさや快，不快度を求めることにより，食品のおいしさ評価をより科学的なものにしていけるものと考えている。

文　　献

1) 宇都宮仁ほか，酒類研究所報告，**178**, 45-52（2006）
2) BCOJ 官能評価法，㈶日本醸造協会
3) H. Stone, *et al.*, *Food Technol.*, **28**（11）, 24（1974）
4) 悪臭法令研究会編，ハンドブック悪臭防止法，ぎょうせい（2004）
5) 喜多純一ほか，島津評論，**64**（1・2），63-73（2007）
6) http://www.an.shimadzu.co.jp/prt/ff/ff2020.htm

第17章　匂いのセンシングと匂いの再現

中本高道*

1　はじめに

　食品，飲料，化粧品，環境計測等の分野では，香りを計測したり再現する手法が求められている。食べ物のおいしさを扱うには香りの情報が不可欠であり，食べる前に安全性を調べるためには香りにより判断する方法が有効である。しかし，人が匂いを嗅いで主観的な判断をするよりは客観的な判断を行うセンサが求められている。また，食品からの異臭の検査などは安全安心な食生活を送る上で必要である。匂いの種類を識別したり，匂いの強さを計測する匂いセンサに関しては，二十数年の研究の歴史があり，一部実用化されている。一方で香りを発生してユーザに提示する装置を嗅覚ディスプレイと呼ぶ。嗅覚ディスプレイの歴史はまだ浅く，研究者人口も多くはない。さらに，匂いをセンシングして記録し，その匂いを再生するシステムを匂いの記録再生システムという。本稿では，それらの中で匂いの記録再生システムを紹介する。匂いの記録再生システムの中では，匂いセンサと嗅覚ディスプレイの両方を用いている。

　匂いセンサは，異なる特性を有する複数センサの出力パターンをパターン認識することにより，匂いの種類を判別するセンサである[1,2]。生物の場合でも多数の嗅覚レセプタの応答パターンを嗅覚神経系でパターン認識して匂いの識別を行う。近年，嗅覚レセプタを用いたセンサに関する研究も始まっているが[3]，現状では水晶振動子センサ，SAW（Surface Acoustic Wave）センサ，半導体ガスセンサ，導電性高分子等が用いられ，パターン認識には多変量解析やニューラルネットワークが用いられる[4]。

　嗅覚ディスプレイは，主に人工現実感の分野で研究されている。かつては人に嗅覚刺激を与えて脳波を観測したり官能検査を行うためにオルファクトメータが使われていたが，近年コンピュータを接続して容易に使用できる嗅覚ディスプレイが研究されてきた[5]。空気砲を用いて特定の人のみに香りを提示する香りプロジェクタ[6]やwearable嗅覚ディスプレイ[7]，ゲルを用いたアロマチップ等[8]の研究が日本を中心に行われてきた。また，筆者らは多様な香りの要素臭を瞬時に調合して提示する方法を提案し[9]，ゲームコンテンツを制作した[10]。

　上記の2つのシステムを結びつけたものが匂いの記録再生システムである。匂いの記録再生に関する概念が提案されたが実際の研究例は少ない[11,12]。実際の実験例としては，松下らの市販の導電性高分子を用いたセンサアレイと線形回帰式を用いて匂いの混合比を求めた例がある程度である[13]。このようにパターン認識で判別した匂いと同じ匂いを再生させたり，自動的に要素臭の

＊　Takamichi Nakamoto　東京工業大学　大学院理工学研究科　電子物理工学専攻　准教授

第17章　匂いのセンシングと匂いの再現

調合を行う方向の研究が数例あるが，まだ匂いセンサの研究に比べて報告は極めて少ない。

筆者のグループは対象臭の応答パターンと同じになるように複数の要素臭を調合し，その調合臭のレシピを記録するシステムを提案した[14,15]。その後，2006年には，5種類の果実臭の記録再生実験を行い，海外でもOdor recorderの名前で知られている[16]。さらに質量分析器を用いて要素臭を決定する方法を提案した。以下，匂いの記録再生システムの仕組みと実際の研究事例を紹介する。

2　匂いの記録再生

能動センシングを行うセンシングを用いた匂いの記録再生システムの仕組みを以下に説明する。能動センシングとは，センシングとアクチュエーションを繰り返して能動的に探索することを取り入れてセンシングの性能を高めようとするものである[17]。能動化学センシングはかつて筆者らを中心に日本で調査研究が行われたが最近米国でも研究されている[18]。ここでは，対象臭を構成する要素臭のレシピの変更を繰り返しながら探索して求める。能動センシングを利用した代表的な例は匂い源探知ロボットであるが[19]，探索の対象となる空間は実際に物が配置された空間だけでなく，もっと一般的に拡張できる。匂いの記録再生システムでは各要素臭濃度を1つの次元に持つ多次元濃度空間内を何らかの指標をもとに探索する。

能動センシングを用いた匂いの記録再生システムの原理図を図1に示す。システムは，センサアレイ，匂い調合装置とレシピ変更アルゴリズムを実装したコンピュータから成る。匂い調合装置とは多数の要素臭を任意の比率で混合して匂いを調合する装置であり，人に対して匂いを提示する場合は嗅覚ディスプレイと呼ばれる。

まず，対象臭の匂いをセンサアレイに導入して応答パターンを測定する。次に複数の要素臭か

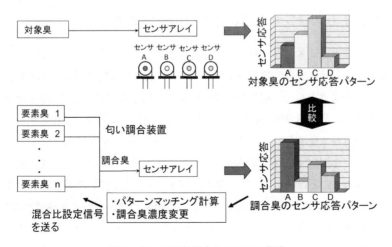

図1　匂いの記録再生システムの原理

ら匂い調合装置により調合臭を作りセンサアレイに導入してその応答パターンを測定し，対象臭に対するそれと比較する。一致していない場合は両者が近づくように調合臭のレシピを逐次変更する。最終的に収束し両者の応答パターンが一致した時の調合臭のレシピより対象臭のレシピを知ることができる。そして，いったんレシピを決定すると，匂い調合装置により決定したレシピに従って要素臭を調合して匂いを発生させる。センサアレイは水晶振動子センサ，半導体ガスセンサ，電気化学センサや質量分析器を用いることができる。

パターンマッチングを行う場合は，入力データと同じ次元で行うと雑音の影響を受けやすいために少数の次元で構成された特徴量空間でパターンマッチングを考えることが多い。この特徴量空間は雑音の影響を除いたものになっている必要があり，後述の実施例では線形判別分析により抽出した特徴量を用いた。レシピを求める際には，MIMO（MultiInput MultiOutput）フィードバック制御を行う[20]。

次に，この能動センシングの意義に関して説明する。単純な線形回帰式のみでもできそうであるが，化学センサでは線形重ね合わせが成立しない場合が多い。以下で用いる水晶振動子ガスセンサの場合は，大まかには線形重ね合わせを満足するが厳密には成立せず，回帰分析等の手法では十分な定量精度が得られない。そこで，通常のアプローチではセンサ応答に関して非線形性を考慮したモデルを作成することになる。

精緻なモデルを作るには時間と労力を要するが，能動センシングを用いた手法ではこのモデルを必要としない。対象臭と調合臭の相対比較を行いフィードバック制御により対象臭と調合臭を近づけていくためにモデルを必要としない。さらに化学センサでは環境変動でセンサ特性が変化することがしばしば起こる。しかし，能動センシングでは応答が変動しても相対測定法のために影響を受けずに調合臭レシピを求めることができる。このように，能動センシングは柔軟性とロバスト性を有する。

3　水晶振動子ガスセンサを用いた匂いの記録再生

前節の匂いの記録再生システムにおいて，要素臭の数を増やすことがその汎用性を増すためには必要である。しかし，要素臭の数が多くなると次第に多重共線性の問題で要素臭濃度の定量精度が低下する。そのような場合，要素臭空間上の匂いの探索空間を限定する方法が有効である。その手法として1つは特異値分解法を用いて少数の次元の空間に限定して探索することと[21]，調合臭のレシピを限定して量子化してしまうこと[22]の2つの手法が有効であったが，本稿ではその中で調合臭のレシピを限定する2値量子化法といわれる方法を用いた。2値量子化法は要素臭のレシピを正確に求めることはせずに，その要素臭が対象臭に入っているかどうかだけを考えて，対象臭のセンサアレイ応答パターンに最も近くなる要素臭の組み合わせを決定する方法である。この場合は，各要素臭の濃度はセンサアレイ応答パターンのベクトルの大きさが等しくなるようにあらかじめ調整しておく。

第17章 匂いのセンシングと匂いの再現

2値量子化法を行ったときには，対象臭と調合臭のレシピは正確には一致しない。しかし，完全に一致しなくてもほぼ同じような応答パターンが得られれば，類似した匂いが調合されたと考えることができる。そこで，実際に対象臭に含まれている要素臭よりも少ない数の要素臭で類似した匂いを作ることを行い，これを"匂いの近似"と呼んだ。この方法は要素臭の数を減らすのに有効である。

この2値量子化法を実装し，13要素臭を用いて5種類の果物の香り（apple, orange, lemon, banana, peach）の記録実験を行った[23]。用いたセンサは13種類の感応膜を塗布した水晶振動子センサ（20MHz，AT-CUT）である。正準判別分析で得られた3次元空間上で得られた予測値及び最終的に決定したレシピの実測パターンと対象臭に対する実測パターンを図2に示す。また，その時用いた要素臭を表1に示す。同図で○は対象臭のパターン，×は記録した匂いに対す

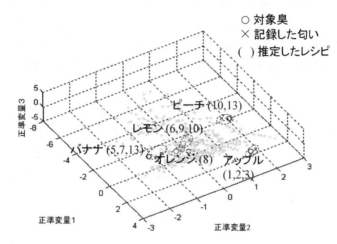

図2 水晶振動子ガスセンサアレイと2値量子化法を用いた果実臭の記録

表1 果実臭の記録で用いた要素臭

No.	要素臭
1	trans-2-hexenyl acetate
2	propionic acid
3	1-butanol
4	isoamyl acetate
5	allyl caproate
6	eugenol
7	isoamyl-n-butyrate
8	linalool
9	citral
10	octanal
11	benzaldehyde
12	gamma-decalactone
13	geraniol

るパターンで，（ ）内は得られた要素臭の組み合わせで番号は表1の番号と同じである。同図内の灰色の多数のプロットはすべての要素臭の組み合わせに対する予測値である。同図のように，5種類の果物の香りについて，対象臭に近いパターンの匂いを調合することができた。そして，これらの調合した香りに関して，官能検査を行った結果，実際の対象臭に近い香りを作り出すことができたことを確認した。

4 実時間質量分析を用いた匂いレシピの計測

通常の質量分析器は液体試料をオートサンプラで注入して測定を行うもので，大気中の匂いを直接サンプリングして測定を行うものではない。一方で，大気中の匂いを直接吸引して質量分析器に導き測定を行う実時間質量分析器も存在する。質量分析器は本来真空中で動作するものなので，大気との間には大きな圧力差が存在する。そのために，細い内径を持つ長い導管を用いて大気をサンプリングする。ここでは，液体試料をヒータで気化させて質量分析器を用いて測定した。まず，試料に対して有効な m/z を選択する。そして，非負拘束付最小二乗法によりレシピ推定を行う[24]。

試料は麻婆豆腐のフレーバを用いた。麻婆豆腐は，ガーリック，ネギ，味噌，麻婆の素，ペッパー，醤油から構成される。この構成比を推定した結果を表2に示す。同表のように良好な精度で麻婆豆腐のレシピを求めることができた。また，実際のレシピと推定レシピに基づき，嗅覚ディスプレイで香りを発生させた。そして，3点識別法[25]を用いて9人の被験者に対して官能検査を行った。その結果，推定レシピで発生させた香りは1/3の確率で正しく識別されたので，良好な精度で麻婆豆腐の香りが再現できたことがわかった。このように実時間質量分析器を用いた匂いの記録再生も可能である。

5 匂い要素臭の探索方法

匂いを再現するために，少ない数の要素臭を調合して多数の香りを表現することが望ましい。そのためには，どのような要素臭を準備するかが重要になる。上述の研究では多成分で構成され

表2 実時間質量分析器を用いた麻婆豆腐のレシピ記録

	料理レシピ（％）	推定レシピ（％）
ガーリック	30	39.5
ねぎ	25	17.7
味噌	15	15.6
マーボーの素	30	27.0
ペッパー	0	0
醤油	0	0.1

第17章 匂いのセンシングと匂いの再現

る匂いの各成分の構成比を決定する手法を検討したが，要素臭としてどのようなものがふさわしいかも重要な課題である。要素臭を決めるためのデータとしては，官能検査の結果を用いるのが最もよいが，条件を統一して大規模なデータを集めるのは容易でない。かつて，官能検査結果を多変量解析する試みも行われているが要素臭という観点からの検討はない。過去の研究例として関連するのは Amoore の原臭説である[26]。Amoore は分子の形状を中心に匂いの分類を行い 7 種類の原臭を提案したが，結局 7 種類の原臭だけでは無理があるようである。筆者らは質量分析器を用いて大量にデータを集めてトップダウン的にデータ解析で要素臭を探索した。

大量のデータを効率よく集めるためにガスクロマトグラフ法を用いずに，質量分析器単独で得られるマススペクトルを利用する。質量分析器の出力パターンは安定で，数百次元のデータを得ることができる。数多くの香りを質量分析器で測定してそれらの応答パターンのデータベースを作成する。そして，得られた応答パターンデータベースから基底ベクトルの抽出を NMF (Nonnegative Matrix Factorization) 法で行う[27]。基底ベクトルは数学的に得られたものなので，現存する香りのマススペクトルから基底ベクトルに相当する香りのレシピを非負拘束最小二乗法を用いて決定し，そのレシピに基づいて要素臭を作成する。そして，対象臭の応答パターンを測定し，再度非負拘束最小二乗法を用いて要素臭のレシピを決定し調合することにより対象臭を近似的に表す[28]。

NMF 法を用いて探索して基底ベクトルを求め，その基底ベクトルをもとに元のマススペクトルデータを再現した結果を図 3(a)(b) に示す。横軸がマススペクトルの ID（単一成分），縦軸は m/z で濃淡がスペクトル強度を表す。10,000 のマススペクトルデータを 100 の基底ベクトルを用いて，ほぼ再現できることがわかった。これはシミュレーションの結果であり，実際の試料の測定結果に基づいた検討を現在進めている。

精油を調合して調香師が作成した 13 種類のブレンド精油に関して要素臭を調合して近似臭を作成した。対象臭と近似臭を官能検査（3 点識別法[25]）で嗅ぎ比べた結果，12 要素臭の時の正答

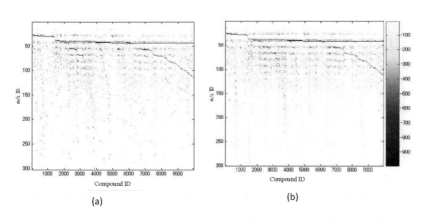

図 3　10,000 のマススペクトルデータを 100 の基底ベクトルで再現した様子
　　（a）もとのマススペクトル，（b）再現したマススペクトル

率が44-89%，30要素臭の時の正答率が33-56%であり，ある程度類似した香りが少ない要素臭を調合することにより作成可能であることがわかった[29]。

6 まとめ

匂いのセンシングと再現に関して，その概念と実験やシミュレーションの例を紹介した。要素臭を用いた香りの再現に関しては現在精力的に検討が行われており数十成分の要素臭を用いればかなりの範囲の香りを表現することが可能である。そして，食品等の安全安心にも多大な貢献が可能であろう。この数十成分の要素臭を調合して再現する嗅覚ディスプレイの研究も進んでいるが，これは別の機会に解説したい。

文　献

1) T. C. Pearce, *et al.*, Handbook of machine olfaction, Wiley-VCH (2003)
2) 中本，匂いセンサ，相良監修，食品感性工学，化学工業日報社，129-168 (2004)
3) 棚田ほか，電気学会論文誌，131-C, 35-41 (2011)
4) 森泉，中本，センサ工学，昭晃堂 (1997)
5) 中本編著，嗅覚ディスプレイ，フレグランスジャーナル社 (2008)
6) Y. Yanagida, *et al.*, Proc. IEEE Virtual Reality 2004, p.43 (2004)
7) T. Yamada, *et al.*, Proc. VR2006, pp.199-206
8) 金ほか，情報処理学会論文誌，**49**, 160 (2008)
9) T. Nakamoto and Pham Hai Dinh Minh, Proc. IEEE Virtual Reality, p.171 (2007)
10) T. Nakamoto, *et al.*, *IEEE Computer Graphics and Application*, **28**, 75-78 (2008)
11) P. E. Keller, *et al.*, Interactive Technology and the new paradigm for healthcare, IOS Press and Ohmsha, p.168 (1995)
12) F. Davide, M. Holmberg, I. Lundstrom, Communication through Virtual Technologies, G. Riva and F. Davide Eds., IOS Press, p.211 (2001)
13) 松下，*Aroma Research*, **10**, p.42 (2002)
14) T. Nakamoto, *et al.*, *Sensors and Actuators B*, **76**, 465-469 (2001)
15) T. Nakamoto, Odor recorder, *Sensor Letters*, **3**, 136-150 (2005)
16) P. Somboon, B. Wyszynki, T. Nakamoto, *Sensors and Actuators B*, **124**, 557 (2007)
17) 電気学会能動化学センサシステム調査専門委員会，進化した化学センサを目指して ― 能動化学センサー，電気学会技術報告第817号 (2001)
18) R. Gutierrez-Osuna, R. Gosangi and A. Hierlemann, Proc. International Symposium on Olfaction & Electronic Noses, 11-12 (2011)
19) T. Nakamoto, H. Ishida and T. Moriizumi, *Anal. Chem.*, **4** (7), 531A-537A (1999)

第17章 匂いのセンシングと匂いの再現

20) T. Nakamoto, N. Okazaki and T. Moriizumi, *Sensors and Actuators B*, **41**, 183-188 (1997)
21) T. Yamanaka, R. Matsumoto and T. Nakamoto, *IEEE Sensors Journal*, **3**, 468-474 (2003)
22) T. Yamanaka, R. Matsumoto and T. Nakamoto, *Sensors and Actuators B*, **89**, 120-125 (2003)
23) P. Somboon, B. Wyszynski and T. Nakamoto, *Sensors & Actuators B*, **124**, 557-563 (2007)
24) P. Somboon, B. Wyszynski and T. Nakamoto, *Sensors & Actuators B*, **141**, 141-146 (2009)
25) 日科技連官能検査委員会編,官能検査ハンドブック,日科技連,pp.252-253 (1973)
26) E. Amoore 著,原訳,匂い — その分子構造,恒星社厚生閣 (1970)
27) A. Cichocki, *et al.*, Nonnegative Matrix and Tensor Factorizations, Wiley, 7-66 (2009)
28) T. Nakamoto and K. Murakami, Proc. IEEE Virtual Reality, 159-162 (2009)
29) M. Ohno, Y. Nihei and T. Nakamoto, Proc. ISOEN2011, pp.29-30

第18章　着香検知センサの開発

松本　清*

1　はじめに

　飲料工場では，同一の製造ラインを用いて多品目の製品を順次生産している。そのため，製造管理上，製造ラインの洗浄が極めて重要な工程となっており，衛生目的で行う CIP（Cleaning-in-place）を経た後，さらに移り香防止を目的とした熱水洗浄に長時間を費やしているのが現状である[1]。これまで，ラインの洗浄状態の確認は官能検査により行われてきたが，官能検査ではパネラー間での評価が異なる，対象や気分に影響されやすい，高温状態での正確な異臭検知は困難であるなどの問題があり，熱水による過度な洗浄を余儀なくされている。センサなどの分析技術を駆使した微量におい成分のモニタリングが可能となれば，洗浄工程を最適化でき，時間とコストを大幅に削減できる。

　免疫測定法は検出感度及び特異性に優れ，表面プラズモン共鳴（SPR）センサは高い検出感度，迅速性，操作の簡便性，多検体処理能力を備える。従って，この両者を組み合わせ，それぞれの特徴を生かしたSPRイムノセンサを開発することができれば，従来にない画期的な着香検知センサになると期待される。ラインに残存しやすい代表的なにおい成分としては，ピーチ飲料の香料として汎用されているベンズアルデヒド（BZ，閾値350ppb程度），グレープ飲料の主な香料であるアントラニル酸メチル（MA，閾値10ppb程度）があり，これらを代表的なにおい成分として標的とした。SPRセンサは質量変化を検出するため，におい成分のような低分子量化合物の測定には原理的に適していないと考えられる。しかしながら，我々の研究グループでは，低分子量化合物を対象とした免疫測定法の一種である間接競合法を用いることで，におい成分を標的としたSPRイムノセンシングを可能にした。

2　SPRセンサ

　SPRセンサは表面プラズモン共鳴現象を利用して高感度に化学物質などを検出することが可能なセンサである。その概要を図1に示す。プリズム表面の金薄膜上に対してプリズム側から光を照射し，その反射光強度が測定される。この時，金薄膜の表面では，プラズモンが励起されエバネッセント波がしみだす。両者の波数が一致したとき共鳴が起こり，反射光の特定の角度にエネルギー減少が生じる。反射光強度が最小になる入射角度を共鳴角と呼ぶ。共鳴角は金薄膜表面

---

　*　Kiyoshi Matsumoto　崇城大学　生物生命学部　教授

第18章 着香検知センサの開発

の屈折率に依存して変化し、屈折率は金薄膜表面の質量変化に応じて変化する。すなわち、SPRセンサはある種の屈折率計と言える。

一般に、SPRセンサシステムはポンプとフローセルから成り、標識なしで連続的にリアルタイムに金センサ表面上の質量変化を観測できる[2]。化学物質の検出には主に抗原抗体反応が利用され、抗原に対する抗体の高い特異性により選択的に検出される。抗原抗体反応を利用する測定手法では、標的物質がタンパク質やウイルスであればこれらの物質に対する抗体（一般に、イムノグロブリンG（IgG）、分子量約15万）を金薄膜表面に固定化し、この抗体との親和性により結合する。結果として、金薄膜表面で屈折率変化が起こるため、共鳴角の変化が得られる。タンパク質やウイルスのように比較的大きな物質が標的の場合、このような直接測定でも高感度に検出可能であるが、におい物質のような低分子量物質に対しては、質量変化が小さいため検出が困難である。そこで、低分子量物質を測定する方法として間接競合法を採用した[3]。間接競合法の概要を図2に示す。間接競合法は、金薄膜表面に抗体ではなく、標的分子と類似の構造を持つ化合物（標的分子アナログ）を固定する。低分子化合物を標的分子とする場合は、抗体を作るとき

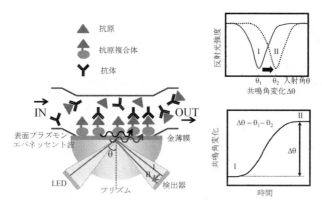

図1 SPRセンサの原理

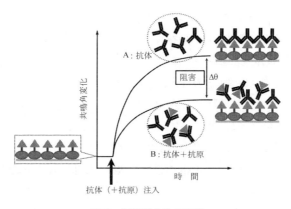

図2 間接競合法の原理

に免疫原となる抗原複合体（ハプテン-タンパク質コンジュゲート）がよく用いられる。標的分子に対する抗体は，この標的分子アナログにも結合することができるし，標的分子そのものにも結合することができる。抗原複合体が固定化された状態で，一定濃度の抗体を流すと，抗原複合体に抗体が結合し，図2(A)のように大きく共鳴角変化が起こる。この時の信号を基準とする。結合した抗体は，0.1Mグリシン-塩酸緩衝液（pH1.5～2.2程度）やアルカリ溶液を流すことにより解離できる。次に，抗体溶液と標的分子を混合し，一定時間おいたあとに流す。このとき抗体の濃度は，図2(A)の応答を取得したときと同じ濃度になるように調整し，また標的分子の濃度は一定の希釈系列となるように調整する。標的分子と抗体が結合することにより，金薄膜表面に固定化された抗原複合体への結合が阻害され，共鳴角の変化が図2(B)のように減少する。この時の応答の比から検量線（応答特性）が得られる。低分子量物質と抗体の分子量は100倍～1000倍違うため，抗体の結合量の変化を測定することで，低分子量物質の濃度を高感度に検出することができる。この時，抗体と標的分子の親和性が高いほど（結合定数が大きいほど），高感度に検出できる[4]。

3 抗体の作製

　一般に，飲料には複数のにおい成分が香料として添加されるが，免疫測定法においては，抗体の優れた分子認識能を利用するため，夾雑物質を多く含む試料からでも，前処理をほとんど必要とすることなく，標的分子を特異的に測定することが可能である。当然ながら，このような測定系の構築には，測定対象物（標的分子）に対して高い特異性を有する抗体が不可欠である。しかしながら，におい化合物のように分子量が5,000以下の低分子量化合物（ハプテン）は，一般にそれ自体では免疫原性を示さない[5]。そのため，抗ハプテン抗体の獲得には，タンパク質と結合させ作製した複合体を免疫源とする必要がある。この場合のタンパク質として，卵白アルブミン（OVA），牛血清アルブミン（BSA），スカシガイヘモシアニン（KLH），ロコガイヘモシアニン（CCH）などが用いられる。

　免疫学的測定法において使用する抗体は，ポリクローナル抗体（pAb）とモノクローナル抗体（mAb）とに分けられるが，免疫測定法の特異性は抗原抗体反応の特異性によってほぼ決定される。pAbは複数種類の抗体産生細胞から産生された抗体の集合体であり，様々な親和性を持つ抗体が含まれる。一方，mAbは単一の抗体産生細胞によって産生された単一抗体の集合体であることから，pAbと比較して抗原特異性が高いとされる。一般に，pAbは被免疫動物の血清から，また，mAbは抗体産生ハイブリドーマを用いて作製される。

　mAbの作製技術は様々な手法に分化し発展を遂げてきている。我々は，佐渡ら[6]によって開発されたラットリンパ節法を用いてmAbの作製を試み，従来法より短期間で多系統のmAb産生ハイブリドーマの樹立に成功した。ラットリンパ節法によるmAb産生ハイブリドーマの確立までの流れを図3に示す。まず，におい物質-タンパク質複合体を調製した。すなわち，BZに

第 18 章　着香検知センサの開発

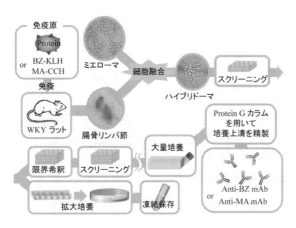

図 3　ラットリンパ節法による抗体作製手順

対して特異的な抗 BZ 抗体を作製するため，BZ アナログ化合物である 4-carboxybenzaldehyde（CBZ）をスクシンイミドエステル法により KLH に導入し BZ-KLH 複合体を調製した。また，MA に対する抗体作製のため，MA アナログ化合物である 1-methyl-2-aminoterephthalate（MAT）を CCH に導入し，MA-CCH 複合体を調製した。その後，これらをラットに免疫し pAb を得るとともにラット腸骨リンパ節を摘出し，ミエローマ細胞（SP2/0）と細胞融合を行った。融合細胞を選択した後，その培養上清を抗体溶液として用い，間接競合 ELISA 法（Enzyme linked immunosorbent assay：酵素免疫測定法）による抗体産生ハイブリドーマのスクリーニングを行った。さらに，限界希釈法によるクローニングを経て，抗体産生ハイブリドーマ株として樹立した。両株由来の mAb の性能を間接競合 ELISA 法で評価した。抗 BZ 抗体（Anti-BZ mAb）では 0.6ppb 程度の濃度で BZ の検出が可能であり，抗 MA 抗体（Anti-MA mAb）では 0.1ppm 程度の濃度で MA の検出が可能であった。両抗体の親和定数（結合定数）を解析したところ，Anti-BZ mAb で $K_A = 1.9 \times 10^6 M^{-1}$，Anti-MA mAb で $K_A = 1.3 \times 10^5 M^{-1}$ と高いものであった。作製した Anti-BZ mAb 及び Anti-MA mAb の特異性を評価したところ，それぞれ BZ 及び MA に対して高い特異性を示した[7]。

4　間接競合 SPR センサによるにおい成分の測定

4.1　ベンズアルデヒド（BZ）の高感度検出

BZ を高感度に検出するため，間接競合法に基づく SPR イムノセンサを開発した。金薄膜センサチップ表面の修飾のため，自己組織化単分子膜（Self-Assembled Monolayer：SAM）を形成させた[8,9]。センサ表面の SAM 形成剤として末端にカルボキシル基を有するジチオールアロマティックオリゴエチレングリコール（Dithiol aromatic EG6-COOH）を用いた。SAM 表面の官能基を化学的に処理し，表面に BZ アナログ（CBZ）を直接固定化した。本センサチップは図 4

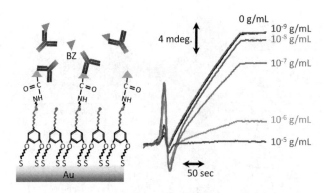

図4　SAM表面模式図とBZ測定センサグラム

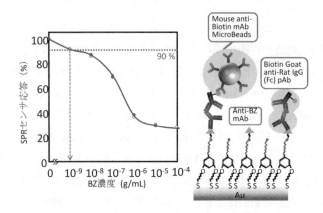

図5　増幅法によるBZ測定阻害曲線と反応模式図

に模式的に示す構造をもち，極めて安定で耐久性の高いセンサチップである。このセンサに被検物質のBZ（段階希釈したもの）とAnti-BZ mAb溶液の等量混合物を流しSPRシグナルを計測した。本測定におけるセンサグラムを図4に示す。

本センサによるSPR測定では図4に示したように10ppb（10^{-8}g/mL）の濃度での阻害が認められたが，さらに感度を上げるためシグナル増幅法の適用を図った。増幅法の適用に当たって，SAM表面のCBZ密度を極力低くした状態で被検物質のBZとAnti-BZ mAbを競合させた後，ビオチン化 Goat anti-Rat IgG pAb と Mouse anti-Biotin mAb Microbeads を順次チップ表面に流し信号増幅を行った。信号増幅の模式図とBZ濃度の増加に伴う阻害曲線を図5に示す。本増幅法によりBZ濃度1ppb程度の測定が可能であった。

4.2　アントラニル酸メチル（MA）の高感度検出

SPRセンサ素子の金薄膜表面上に，MAアナログ（MAT）とOVAとの複合体（MA-OVA）水溶液（10ppm）を流通させ，簡便な物理吸着法によりMA-OVAを金表面に固定化した。こ

第 18 章　着香検知センサの開発

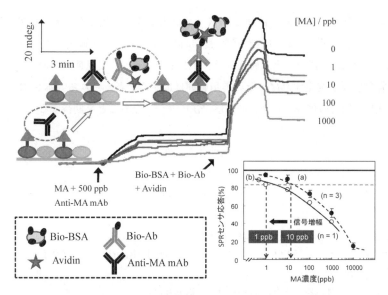

図 6　増幅法による MA 測定模式図・センサグラムと阻害曲線

のセンサチップに，Anti-MA mAb 溶液（2 ppm）を流して抗原抗体反応を起こさせ，その際の SPR 応答を測定した。抗原抗体反応後の素子表面は 5 mM または 10mM の NaOH 水溶液の流通によって再生した。次に，再生した素子表面に，Anti-MA mAb 溶液（2 ppm）中に段階的に MA を希釈した被検溶液を流した。この時の応答の低下の程度を測定した結果を図 6 挿入図（a）に示す。この図よりこの時の検出下限は約 10ppb であった。

さらに，MA の検出感度の向上を目指して，アビジンとビオチンの相互作用を利用したシグナル増幅法を検討した。シグナル増幅法を模式的に図 6 に示す。まず，物理吸着された MA-OVA 素子表面でラット由来 Anti-MA mAb（2 ppm）と抗原抗体反応を行わせた。これに対して，ラット由来の抗体に対するビオチン化された抗体（Bio-Ab，15ppm），ビオチン化された BSA（Bio-BSA，500ppm），およびアビジン（Avidin，30ppm）を混合した溶液を流し応答の増幅を行った。図 6 の応答曲線に示すように，アビジン-ビオチン系を用いることにより，シグナルが約 3 倍に増幅された。この時の増幅されたシグナルを用いて，応答の低下の程度を MA 濃度の対数に対してプロットした結果を図 6 挿入図（b）に示す。これより MA の検出下限濃度が約 1 ppb となり，増幅しない場合と比べて感度が約 1 桁向上することが確認できた。

5　おわりに

抗原抗体反応と SPR センサを組み合わせた SPR イムノセンサによるにおい物質の検出について述べた。実際の飲料工場の洗浄液について，最終付近の洗浄液でも数 ppb 程度の濃度でにおい成分が残留する場合がある。そこで，実際の洗浄に用いられる水（洗浄用水）を用いて，想定

されるの濃度のBZあるいはMAを添加しSPRイムノセンサで測定した。その結果，洗浄用水による影響なしに5 ppb程度のにおい物質を確実に測定できることを確認した。SPRイムノセンサは，それぞれのにおい成分ごとに特異的抗体が必要であるが，食品飲料中の代表的におい物質に対応した標的物質を選定すれば，その応用範囲は広がると考えられる。本SPRイムノセンサが，食品・飲料工場での着香・移り香問題解決法の一つとなることを期待する。

文　献

1) 宮崎雅雄, *Beverage Japan*, **No.248**, 42 (2002)
2) 永田和宏ほか，生体物質相互作用のリアルタイム解析実験法，シュプリンガーフェアーラーク東京 (2000)
3) N. Miura *et al.*, *Biosens. Bioelectron.*, **18**, 953 (2003)
4) H. Holthues *et al.*, *J. Immunol. Methods*, **304**, 68 (2005)
5) 多田伸彦，モノクローナル抗体作製マニュアル，学際企画 (1995)
6) Y. Sado *et al.*, *Histochem. Cell Biol.*, **104**, 267 (1995)
7) S. Ohashi *et al.*, *J. Fac. Agr., Kyushu Univ.*, **55** (1), 91 (2010)
8) C. Cao *et al.*, *Biosens. Bioelectron.*, **21**, 2106 (2006)
9) K. Nagatomo *et al.*, *Talanta*, **79**, 1142 (2009)

第19章　食中毒細菌検知のための Surface plasmon resonance（SPR）バイオセンサの開発

小林弘司[*1]，宮本敬久[*2]

1　はじめに

　近年，大規模な食中毒事件の発生により，消費者および生産者の食の安全・安心に対する意識も高まり，新たな衛生管理手法が導入されてきている。しかし，依然として食中毒件数・患者数の大幅な減少はみられず，社会的に大きな問題の一つであることに変わりはない。また，大規模な食中毒は，経済的にも重要な問題であり，食品メーカーは消費者からの信頼を失い，経済的損失も大きく，廃業に至るケースもある。さらに，食品流通の広域化，食生活習慣の変化，国際化による食の安全を脅かす新たな危険因子の増加など，我々の食を取り巻く情勢は変化し続けている。食の安全を保つ上で，食中毒細菌を検出する技術の向上は最も重要な要素の一つである。

　食中毒が発生した場合，被害の拡大を防ぐためには原因食品を迅速に特定する必要がある。また，食品企業においては新鮮で安全な製品の供給のために，出荷前の迅速な製品検査が非常に重要である。しかし，従来の食中毒細菌の検出法では，前増菌，選択培養，生化学試験など操作が煩雑で，長時間（4〜5日）を必要とする。また，迅速法である Polymerase Chain Reaction（PCR）法でも増菌培養を必要とし，これら培養を必要とする方法では，菌種によって培養条件が異なる，加えて，生化学試験では多数の試験項目が必要であるなど，操作が煩雑化することが問題となる。したがって，食中毒細菌や毒素など，病原因子の検出においては，迅速・簡便であり精度の高い方法の開発が望まれている。このため，近年，表面プラズモン共鳴（Surface plasmon resonance，SPR）測定装置や Quartz crystal microbalance（QCM）測定装置により抗原抗体反応を測定する簡易・迅速な病原因子検出のためのバイオセンサの開発が注目されている。

2　SPR バイオセンサの基本原理と留意点

　SPR 分析法は，ガラスに金薄膜を蒸着させたセンサチップの金薄膜近傍（200 nm 程度）の質量変化を光の屈折率変化として検出する方法であり，1990年にスウェーデンの Pharmacia

---

[*1]　Hiroshi Kobayashi　福岡女子大学　国際文理学部　食・健康学科　講師
[*2]　Takahisa Miyamoto　九州大学　大学院農学研究院　生命機能科学部門　食料化学工学講座　食品衛生化学研究室　教授

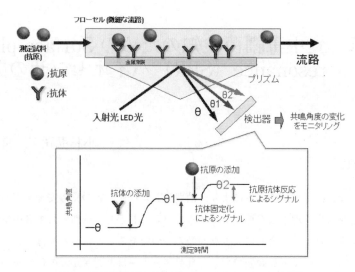

図1　抗原抗体反応検出型 SPR バイオセンサの原理

Biosensor 社（現 GE healthcare 社）により，BIACORE という装置として初めて製品化されて以来，抗原抗体反応のモニタリングを基本に医薬品開発領域を中心に広く利用されてきた[1]。

SPR バイオセンサを用いる利点の一つは，抗原抗体間の相互作用をセンサチップ上に再現することで，一切の標識を使わずにリアルタイムにモニタリングできることである。相互作用を測定する分子の片方（SPR バイオセンサの場合は抗体）をセンサチップの金薄膜上に固定化し，抗原を含む試料溶液はマイクロ流路系を介してフローセルに $30\mu l/min$ 程度の流速で一定時間（3～30分間）添加し続ける。検出系の模式図を図1に示す。

SPR バイオセンサでは，特定の角度の入射光と表面プラズモンが金属／液体界面で起こす共鳴現象を利用し，センサチップ表面に固定化された抗体と抗原の相互作用によってチップ表面で生じる微量な質量変化を SPR シグナルとして検出することができる。抗体を固定化していない側の金薄膜に光を全反射するように当てると，反射光の一部に反射光強度が低下した部分（θ）が観察される。これが SPR シグナルといわれる。この光の暗い部分の現れる角度は，センサチップ表面近傍の屈折率に依存している。さらに，屈折率変化は質量（密度）変化に比例している。センサチップ表面で抗原抗体反応が起きると質量変化が生じ，光の暗い部分が $\theta 1$ から $\theta 2$ にシフトする。測定に際しては，溶液組成の違いに由来するバルク効果あるいは非特異的吸着の影響を除去するために，測定分子を固定化した流路の他に基準物質となる分子を固定化した流路を用意し，シグナルを差し引いたものを測定値とする必要がある。

SPR バイオセンサでは，検出対象に対する抗体をセンサチップ金薄膜に固定化すれば，理論上あらゆる物質の測定が可能であるが，使用する抗体の選択には注意が必要である。通常，抗体の特異性や親和性は，従来より用いられている Enzyme-Linked ImmunoSorbent Assay（ELISA）で評価されることが多い。SPR バイオセンサと ELISA 法は，どちらも抗原抗体反応を測定する

第19章　食中毒細菌検知のための Surface plasmon resonance（SPR）バイオセンサの開発

方法であるが，ELISA 法の抗原抗体反応はプレートのウェル中に試料を添加し，2～3時間静置する"静置反応系"であるのに対して，SPR バイオセンサにおいては，連続送液中で短時間の"フロー反応系"であり，抗原と抗体の反応条件が大きく異なる。さらに，直接法で測定する場合，SPR バイオセンサでは抗体を固定化して抗原の検出を行うが，ELISA では抗原を固定化して検出する。このため，ELISA での使用が保証されている抗体でも，SPR バイオセンサで利用した場合にデータシート通りの性能が期待できないことや，SPR シグナルが全く検出されないこともある。筆者らも，市販抗体の ELISA 法によるデータシート通りに SPR バイオセンサで抗体が機能せずに，研究が進まなかった苦い経験がある。

3　SPR バイオセンサの食品検査への応用　～牛乳中の大腸菌の検出～

前述したように SPR バイオセンサは，物質間相互作用をリアルタイムかつ高感度に検出できるが，測定試料中に夾雑物が多く存在する場合，相互作用を正確に測定できないと指摘されており[2]，これまでに食品分野での応用はあまり検討されてこなかった。このため，筆者らは特に，試料前処理について検討を行い SPR バイオセンサの食品検査への応用を試みた。

検出対象菌としては，食品の衛生的な取り扱い，および加熱殺菌の妥当性などの評価において重要である大腸菌とした。大腸菌の検出においては，非病原性大腸菌に特異的に存在する酵素である β-glucuronidase（β-GUS）を検出指標とした。β-GUS の蛍光基質を添加した培地で培養後のコロニーの蛍光観察により大腸菌を検出する方法が水道水の大腸菌検査の公定法として認められていることからも，β-GUS を指標とする大腸菌検査の特異性および信頼性は高いことが分かる。また，検査対象食品としては，比較的測定が容易な液状食品の中でも，タンパク質や脂質の測定妨害物質を多く含む牛乳を選定した。牛乳からの大腸菌検出が可能であれば，ほとんど全ての飲料および用水への応用は容易に可能であると考えられる。さらに，衛生指標としての大腸菌は，乳製品を初めとしたほとんど全ての食品において陰性が義務づけられている。

SPR 装置は Biacore J（GE healthcare 社）を使用し，センサチップ CM 5（GE healthcare 社）に，アミンカップリング法によりウサギ抗 β-GUS ポリクローナル抗体を固定化した。このセンサチップに試料を添加したときの抗原抗体反応をモニタリングすることにより検出を行った。牛乳の大腸菌検査法の構築と最適化に当たっては，i）大腸菌の β-GUS 誘導培養法と ii）類縁菌による非特異シグナルを抑制するための前処理法について検討を行った。

i）牛乳の大腸菌検査における β-GUS 誘導培養法の最適化

まず，純粋培養系において大腸菌の β-GUS を培養中に高率に誘導する薬剤（誘導剤）の検索を行った結果，20mM Methly-β-D-Glucuronide を添加した培地で培養することで，β-GUS 活性が上昇し，また，SPR バイオセンサによる測定においても，高いシグナルが検出された。しかし，誘導剤含有培地に実試料である牛乳と大腸菌を添加して培養した場合，β-GUS 活性は

上昇しなかった。また、SPRバイオセンサによる測定では、誘導剤の有無による検出シグナルの明確な差は認められなかった。大腸菌の生菌数は、純粋培養した場合と牛乳添加して培養した場合においてほぼ同程度であったため、β-GUS活性が上昇しなかったのは、牛乳中の成分によりβ-GUSの誘導が阻害されたと考えられた。牛乳には約4.6％（培地と混合後は約1％）の乳糖が含まれている。大腸菌検査のために培地に含まれる乳糖は0.3〜0.5％であり、培地と牛乳を混合した場合は高乳糖濃度で大腸菌を培養することになる。高乳糖濃度で大腸菌を培養すると、分解された乳糖により酸が産生され、培地のpHが低下し、β-GUS活性が低下することが報告されており[3]、牛乳から菌体を分離して培養する必要があると考えられた。このため、濾過による菌体の分離法について検討した（図2）。まず、大腸菌を捕捉するため、孔径0.45μmのフィルターを用いて未処理の牛乳を吸引濾過したが、牛乳中の脂肪球（牛乳中に約4％存在、平均粒子径3.4μm）およびウシ由来の体細胞（通常約数万個/mLのレベルで牛乳中に存在、粒子径10μm〜）によってフィルターが目詰まりを起こし、十分に回収できなかった。そこで、Pettipherら[4,5]の方法をスケールアップ、および改変した方法により牛乳を処理し、また、孔径の異なるフィルターを重ねて吸引濾過することにより、22.2mLの牛乳から、濾過により菌体の回収が可能となった。この方法では、脂肪球は界面活性剤であるTriton X-100によって破壊され、遠心分離によって除去された。一方、ウシ由来体細胞はトリプシン処理により破壊・除去された。また、Pettipherらの方法では処理を50℃で行うが、熱による大腸菌の損傷を軽減するため、処理温度は培養温度と同じ44.5℃に変更した。

上記の前処理法により、大腸菌を接種した牛乳（約10cfu/22.2ml）を濾過し、誘導剤を添加した培地でフィルターごと培養後に集菌した菌体から調製した破砕上清では、10時間培養後に、

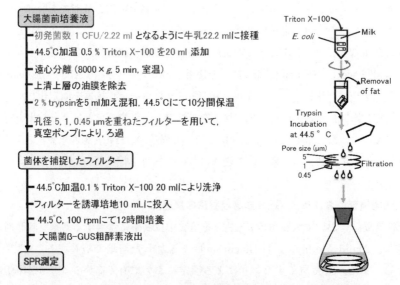

図2　SPRバイオセンサによる大腸菌検出のための試料前処理法

第19章 食中毒細菌検知のための Surface plasmon resonance (SPR) バイオセンサの開発

β-GUS 活性の上昇がみられた。また，規格基準の 2.22ml（1.11ml×2）の 10 倍量 22.2ml を処理することで，初発菌数が濃縮され，SPR センサーで検出可能となるまでの培養時間の短縮も期待された。

ii) 類縁菌による非特異シグナルの抑制

次に類縁菌である *Enterobacter aerogenes*（EA），*Salmonella* Enteritidis（SE）による非特異シグナルについての検討を行った。EA もしくは SE を大腸菌の約 1000 倍過剰接種した牛乳を図2の方法により濾過，10 または 12 時間誘導培養後に調製した菌体破砕上清（Induced *E. coli*）は，β-GUS 活性は示さなかったが，SPR バイオセンサで測定した結果，β-GUS を誘導していない大腸菌（*E. coli*）と同等のシグナルが検出された（図3：精製抗体）。この EA および SE による非特異吸着を低減するため，大腸菌群細菌，サルモネラ属菌，バチルス属菌の菌体抽出物を固定化したカラムに，これまで使用していた精製抗体を供して，非特異反応の原因となる抗体を取り除いた新たな精製抗体（図3：再精製抗体）を得た。この再精製抗体固定化チップを用いて，SPR バイオセンサにより各菌体抽出物を測定したところ，非特異吸着の大幅な減少により，10 時間培養後には大腸菌 β-GUS の特異的なシグナルを検出できた。SE，EA のみならず，β-GUS を誘導していない大腸菌のシグナルも大幅に減少したため，精製抗体の構成成分のうち，EA，SE，大腸菌に共通する β-GUS 以外の菌体成分と吸着する抗体やその他の物質が除去されたと考えられる。

培養法による大腸菌（食品衛生法における *E. coli*）検査では，ガス産生の有無を確認するため，ダーラム管を入れた EC 培地等で 24 時間培養後，ガスが生じたものを EMB 培地に画線してさらに 24 時間培養を行う必要がある。しかし，本法による牛乳中の大腸菌の検出時間は，操作時間を含めて約 11 時間であり，従来法と比較すると，極めて迅速に検出が可能であった。より実用性を高めるためには，全操作が当日中に完了し，結果が判明することが望ましいため，前処理の簡易化，牛乳処理量の増加による培養時間の短縮などが必要である。

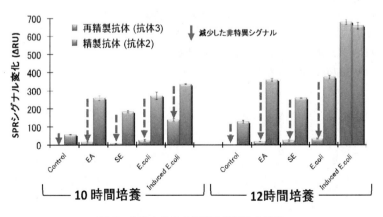

図3 牛乳からの大腸菌の特異的な検出

4 おわりに

SPRバイオセンサは,目的に応じた抗体を固定化したセンサチップを使用することにより,ユーザが対象とする食品危害物質をリアルタイムかつ迅速に検出することが可能であり,迅速検査法を求めている食品業界のニーズにマッチするものである。今回,食品からの細菌検出の実施例の一つとして,衛生指標細菌として重要である大腸菌の牛乳からの迅速・特異的な検出法を示した。さらに,我々は市販の抗体よりも高感度に大腸菌の検出が可能なバイオセンサ専用のモノクローナル抗体も作製した。しかし,本法が食品業界に幅広く受け入れられるためには,公定法あるいはそれに準ずる標準検査法と同等の正確さと検出感度であることを示す必要がある。このため,今後は実試料についてSPRバイオセンサによる検出結果と公定法による検出結果の一致率を調べ,SPRバイオセンサの有用性を食品業界に強くアピールしていく必要がある。

また,実用化に向けての具体的な課題としては,抗体固定化センサチップの効率的な作製法の確立も挙げられる。現在は研究室で金膜の洗浄,表面修飾および抗体固定化を行っているが,製品としては開封後直ちに使用できるものであることが望ましいため,センサチップ表面の洗浄から抗体固定化までの工程の効率化や作製した抗体固定化センサチップの保存期間延長について検討等を行っていく必要がある。また,これまでに最適化してきた試料前処理については,操作の簡易化や自動化について検討され,簡易・迅速な検査システムとして成熟していくことが期待される。

文　　献

1) 笠井献一,「表面プラズモン共鳴(SPR)を利用したバイオセンサー」,蛋白質　核酸　酵素 (1992)
2) Rowe-Taitt *et al.*, *Biosens. Bioelectron.*, **14**, 10 (2000)
3) Friker *et al.*, *Lett. Appl. Microbiol.*, **47**, 539 (2008)
4) Pettipher *et al.*, *Appl. Environ. Microbiol.*, **39**, 423 (1980)
5) Fernandez-Astorga *et al.*, *J. Microbiol. Methods.*, **24**, 111 (1995)

第20章　牛肉のプロテオーム解析と味覚センサ

千国幸一[*]

1　はじめに

　牛肉は単価が高く，価格差も大きな食品である。同じ国産牛肉の間でも品種や産地によって数倍もの価格差が存在する。この価格の違いは食べたときのおいしさを反映しているものと思われるが，それぞれの牛肉についておいしさの科学的な評価データが添付されているわけではない。市場関係者の経験に基づいて判断された評価に基づく取引価格の違いにすぎない。市場における牛肉の取引では牛枝肉取引規格に基づいた等級の格付が日本食肉格付協会によって行われている。この規格は3段階の歩留等級と5段階の肉質等級の組合せで表示され，牛枝肉は最上級のA5から最下級のC1まで15段階に分類される。歩留等級はどれだけの肉量が取れるかを示す等級であり，牛肉のおいしさとは無関係な指標である。一方，肉質等級は経験上おいしさに関連する項目を評価した指標であるとされている。肉質等級は肉や脂肪の質を「脂肪交雑」，「肉の色沢」，「肉の締まり及びきめ」，「脂肪の色沢と質」の4者について判定するものであり，その中でも脂肪交雑が評価に占めている割合は大きい。脂肪交雑とは筋肉組織中に脂肪組織が細かく分散している状態をいい，「霜降り」とも表現される。日本在来種である黒毛和種は脂肪交雑が入りやすく，非常においしい牛肉として高い評価を得ている。そのため，日本の牛肉生産は脂肪交雑を高めることだけを目標とするようになり，なぜ脂肪交雑があるとおいしいと感じるのか，他に牛肉のおいしさを決める成分はないのか，といった基本的な検討がなおざりにされてきてしまった。

　牛肉を多量に食べる海外では脂肪の少ない赤肉が好まれ，国内においても健康志向の高まりから脂肪交雑を敬遠する消費者層が増えてきている。また，脂肪交雑があっても味がよくない，あるいは脂肪の味だけで肉の味がしない，といった脂肪交雑自体の問題を指摘する声も出てきている。牛肉のおいしさとはどのような成分を評価しているのか，脂肪交雑がなくてもおいしい牛肉を作ることができるのか，私たちはプロテオーム解析と味覚センサによる分析からこの問題にアプローチしている。

2　味覚センサによる牛肉の分析

　センサによる分析結果を示す前に，牛肉の味を考える上で必要な事項をいくつか述べる。まず

---

[*]　Koichi Chikuni　㈱農業・食品産業技術総合研究機構　畜産草地研究所　専門員

第1は熟成プロセスの存在である。牛肉は新鮮な状態で食べる食品ではなく，熟成させることではじめて食べられるようになる食品である。と畜後の牛肉は死後硬直を起こして非常に硬い状態になる。この硬直は24時間程度で完了するが，まだ組織は硬く味もあまり感じられない。と畜後の牛枝肉を低温室内に2週間ほど保持することで筋肉組織はやっと食べられる硬さとなり，牛肉特有の風味も出てくる。

熟成期間に起きる現象は筋肉に内在するタンパク質分解酵素の働きによる筋構造タンパク質の分解と筋組織の脆弱化である。タンパク質分解酵素はと畜後も筋肉中で活性を保っており，熟成中に筋構成タンパク質を徐々に分解していく。分解されたタンパク質はペプチドとなり，ペプチドはさらに分解されてアミノ酸となる。ヒトはタンパク質や高分子量のペプチドを味として感じることができず，低分子量のペプチドやアミノ酸となって初めて味として認識できる。牛肉の味に関与する成分はアミノ酸だけではない。炭水化物や脂肪も内在する酵素によって徐々に分解され，味として感じられる低分子化合物となって蓄積していく。つまり，牛肉のおいしさを検討する場合，熟成のプロセスによって味が変わることを認識し，品種等の比較は熟成のプロセスが同じ試料で試験を行うことが重要である。

次に考慮すべきことは，味の定義である。一般社会で牛肉の味といわれているものは舌で感じられる成分だけでなく，鼻で感じられる匂い成分も含めた感覚である。風味あるいはフレーバーともいわれ，舌と鼻で感じられる化学的な特性を総合したものである。牛肉の場合，外部から鼻に入る匂いだけでなく，咀嚼時に鼻腔に抜ける匂いの重要性が指摘されている。松石[1]の研究によれば，ノーズクリップで鼻を閉じると和牛肉と輸入牛肉の違いが見分けられなくなり，スープの比較では牛と豚の違いさえわからなくなってしまう。フレーバーは比較的低分子の成分の混合物であり，それぞれの食品に特有の風味を与える。牛肉のフレーバーは脂肪の分解から生じた低分子成分を主体とするが，脂肪の主成分であるトリグリセリド自体は分子量が大きいためにフレーバーとして感じられない。この牛肉フレーバーは脂身と赤肉を混合して加熱することで生じ，脂身だけ，あるいは赤身だけを加熱しても牛肉特有のフレーバーは生成しない。

牛肉では，揮発性が高く鼻で感じる成分についてガスクロマトグラフィーを用いた解析が進み，多くの化学成分が同定されている。一方，舌で感じる成分については適当な解析方法がなかったため，研究が遅れていた。我々は味覚センサを検出器として用い，牛肉の味成分の解析を行っている。味覚センサは感度が高く，微細な違いも見分けることのできる優れた機器であるが，牛肉のように脂質の多い食品に適用するには問題がある。味覚センサの検出用プローブは脂質を吸着しやすく，食肉の懸濁液をそのまま測定するとプローブがすぐに劣化してしまう。それを防ぐために脂質を完全除去すると牛肉風味にとって重要である脂溶性の味成分も除去されてしまう。我々[2]は15％エタノール溶液で牛肉成分を抽出し，味覚センサの測定液とすることでこの問題を回避している。15％エタノール溶液にトリグリセリドはほとんど溶解せず，遠心分離することで脂肪層を除去することが可能となる。一方，フレーバーとして感じられる成分はある程度15％エタノール溶液に溶解し，味覚センサのプローブに反応する。

第20章 牛肉のプロテオーム解析と味覚センサ

同じウシからいろいろな部位の筋肉を採取し，味覚センサで測定すると，筋肉別の特徴が明瞭に表れてくる（図1）。咬筋（ほほ肉）や横隔膜（さがり）は酸味が低くて苦味雑味と渋味刺激が高く，大腰筋（ヒレ），胸最長筋（ロース），半膜様筋（もも肉）は酸味が高くて苦味雑味と渋味刺激が低い。

このような差異を生じさせる成分の詳細についてはまだ不明であるが，酸味の原因となる化学成分はほぼ明らかとなっている。食肉のpHは中性ではなくpH5.5付近の酸性側に偏っている。これは筋肉の死後硬直によって生じた乳酸によるものである。上記の5種類の筋肉で，味覚センサの酸味値はpHとの相関が高く，乳酸とも非常に高い相関関係を示している（図2）。すなわち，味覚センサは牛肉中の乳酸含量の違いを検出しているものと考えられる。牛肉を食べても明確な酸味を感じることはないが，通常でもpHは5.5付近とかなり酸性側にあり，そのpHが異なることは牛肉における味の違いを形成する因子の一つであると考えられる。

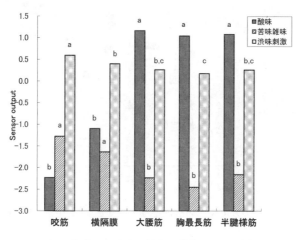

図1　加熱した牛肉に対する味覚センサの応答

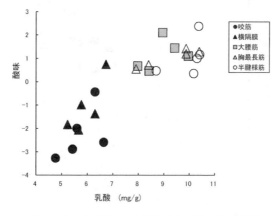

図2　牛肉中の乳酸含量と味覚センサの応答（酸味）

苦味雑味と渋味刺激の直接的な原因物質は不明である。ただ，牛肉中に含まれるカルボニル化合物の量とこれらのセンサ値の間には高い相関関係が認められる（図3）。カルボニル化合物は脂肪の分解によって生じる各種の化合物の総称であり，その中に含まれるフレーバー成分も多いといえるかもしれない。また，これまでの知見から食肉のフレーバー形成には鉄が関与していることがいわれているが，この試験でもカルボニル化合物と鉄含量との間に高い相関関係が認められた（図4）。

これらの分析から牛肉の酸味は筋肉中の乳酸によるもの，苦味雑味と渋味刺激は脂肪由来の成分らしいことがわかってきた。しかしながら，脂肪含量とセンサの測定値の相関をとると，直接的な関係は認められない。つまり，筋肉部位による味の違いは脂肪含量の違いによるものではな

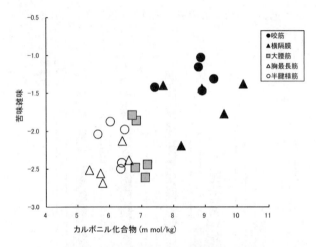

図3　牛肉中のカルボニル化合物含量と味覚センサの応答（苦味雑味）

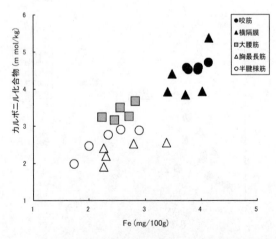

図4　牛肉中の鉄含量とカルボニル化合物含量

第 20 章　牛肉のプロテオーム解析と味覚センサ

さそうである。フレーバー成分は調理・加熱時における脂肪と赤肉の反応で生じるため，筋肉部位の違いによる味の違いは赤肉部分にあるのではないかと推測される。赤肉部分の主成分はタンパク質であり，ウシの筋肉は多種多様のタンパク質で構成される複雑な構造である。そのタンパク質の違いを解析するために，我々はプロテオーム解析を行っている。

3　牛肉のプロテオーム解析とおいしさ

ここではプロテオーム解析からの結果[3]を例示し，味覚センサの結果と重ねあわせることで牛肉のおいしさ関連成分の形成過程を検討する。

プロテオーム解析は多数のタンパク質の種類と量を総合的に解析する方法である。タンパク質試料を二次元電気泳動で分離し，分離したタンパク質の種類を質量分析機で決定する。その結果として，試料に含まれる数百のタンパク質の種類と量が明らかになる。哺乳動物には約3万種の遺伝子が存在し，その大部分はタンパク質をコードしている。各組織でつねに全遺伝子が発現しているわけではないが，それでも莫大な数のタンパク質が同時に発現している。そのため，動物の種類や品種の違い，筋肉部位による違い等を調べると，多数のタンパク質に違いが表れてくる。タンパク質は生物の体を構成する主な成分である。また，体のなかで進んでいる生化学的反応もタンパク質である酵素によって触媒される。すなわち，タンパク質の違いを調べることで生物組織における違いを解析することが可能となる。

おいしさとの関係でいえば，タンパク質に直接的な効果はない。タンパク質は高分子化合物であるため，それ自体の味を人は感じることができない。分解され，ペプチドやアミノ酸となってはじめて舌に感じることができる。タンパク質が牛肉のおいしさにとって大事な点は筋肉の構造タンパク質となることでテクスチャーなどの物性を決定していること，酵素となって生化学的反応を触媒し，フレーバーに関与する各種の低分子成分を生成することである。

味覚センサで分析した咬筋（ほほ肉），横隔膜（さがり）は遅筋型筋肉であり，大腰筋（ヒレ），胸最長筋（ロース），半膜様筋（もも肉）は速筋型筋肉といわれるものである。遅筋型筋肉は持続的な運動に適した特性を持ち，速筋型筋肉は瞬発力に優れた筋肉である。構造タンパク質の違いとしては，遅筋型筋肉は遅筋型のミオシン重鎖タンパク質，速筋型筋肉は速筋型のミオシン重鎖タンパク質を持ち，筋収縮の速度を調節していることが知られている。

図5は遅筋型筋肉である咬筋と速筋型筋肉である半腱様筋を8M尿素で抽出し，存在量を比較した電気泳動図である。実際には各筋肉からのタンパク質を色の異なる蛍光色素で染色し，同一のゲルで泳動するが，図5は筋肉毎の泳動図で示した。非常に多くのタンパク質成分に違いが認められ，その中でもEnolaseやGAPDHなどの解糖系酵素の量が大きく異なっていた。速筋である半腱様筋はEnolaseが遅筋である咬筋の約5倍，GAPDHは約4倍量が存在していた。これらのことより，半腱様筋では解糖系酵素の量が多く，咬筋よりも解糖系が活発に働いていることが見てとれる。筋肉の収縮はATPをエネルギーとするミオシンとアクチンの反応であり，その

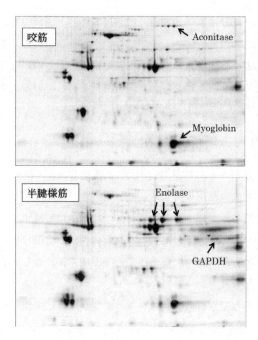

図5 咬筋と半腱様筋の二次元電気泳動図

エネルギー源は筋肉内に存在するグリコーゲンを分解する解糖系の働きである。と畜時に起こる死後硬直は筋肉の収縮反応そのものでありエネルギーは解糖系から供給される。生体と違う点は酸素の供給がないため最終産物である乳酸が蓄積していくことである。すなわち、味覚センサで検出された牛肉の酸味の違いは乳酸含量の違いによるものであり、その違いは筋肉内における解糖系の強さの違いに起因することが明らかとなった。

また、筋肉内には酸化還元に関与する多数の鉄含有タンパク質が存在する。牛肉のプロテオーム解析では鉄含有タンパク質の一種であるAconitaseの含量が咬筋で多く、半腱様筋の約4倍量が存在していた。別の鉄タンパク質であるミオグロビン含量にも差が認められ、咬筋では半腱様筋の約2倍量が存在していた。牛肉のフレーバー形成過程における鉄タンパク質の役割と詳細な反応機構はまだ解明されていないが、味覚センサで検出された苦味雑味と渋味刺激の違いもプロテオーム解析で明らかとなった鉄含有タンパク質の量的な違いと関連している可能性が考えられる。

4 おわりに

タンパク質を分析しておいしさを解析するということは、遠回りの道のようにも見える。おいしい牛肉を作るなら、分析などをしないでも食べてみればわかるという考え方もある。確かに、おいしさを判断できるのは人の感覚だけである。しかし、人の感覚は直感的、総合的なものであ

第20章 牛肉のプロテオーム解析と味覚センサ

るが故に個々の成分の関与や反応機構の解析には不向きである。プロテオーム解析のような分析手法と人の感覚を照らし合わせていくことで，よりおいしい牛肉を作成して行くことができるものと考えている。

文　献

1) 松石昌典, 日本味と匂学会誌, **11**, 137 (2004)
2) K. Chikuni *et al.*, *Anim. Sci. J.*, **81**, 600 (2010)
3) M. Oe *et al.*, *Anim. Sci. J.*, **82**, 181 (2011)

第21章　センサ付き多機能オーブンレンジによるおいしさ作り

肥後温子*

1　電子レンジの多機能化と自動化

スイッチを入れるやいなや瞬時に湯気が出る『秒速調理』が評判になってからすでに半世紀，電子レンジの国内普及率は95％以上に達し，身近な加熱器として定着するに至っている。

家庭用電子レンジが発売された昭和40年代，高価な電子レンジを売り込むために，営業マン自らエプロン姿で電子レンジの使い方を教える（ソフトの）指導があたりまえのように行われていた。その後も，「使い方がわからない」，「うまく作れなくて懲りた」の声は多く，著名な商品テスト誌で酷評されるなど評価は真っ二つに割れ，電子レンジは普及率が上がっても50～60％止まりだろうと言われていた。

オーブン料理へのあこがれ，狭い台所事情，電子レンジ利用度の低さ，繰り返される失敗談がオーブンとの複合化路線，センサとマイコンの導入による自動化路線を後押しし，昭和50年代になると『センサ付きオーブンレンジ』が誕生した。同じ箱の中に乾式調理に向くヒータと湿式調理に向くマイクロ波が内蔵され，調理のでき具合を判断する温度（湿度）センサと，むずかしい火加減調節をしてくれるマイコンが導入されたことによって，自動（オート）調理できるメニュー数は一時期100種類近くに増え，万能調理器の様相すら呈した。

改良と進化，多機能化と差別化とを繰り返しながら，電子レンジは『スピード化・簡便化』路線から『多機能・自動化』路線へ，さらに『おいしさ・健康』路線へと転換し，食生活に欠くべからざる加熱調理機器として定着した。電子レンジの魅力をアピールするメーカーの努力は今も続いている[1~4]。

2　自動温め機能の進歩

電子レンジの最大の用途は『再加熱』である。カチカチのアイスクリームをほどよく軟らかくしたり，茶碗を熱くせずにご飯だけホカホカにしたり，冷凍品と常温品を同時に同じ温度まで温めたり，人の好みにより高め，低めに設定できるなど，温め機能ひとつとっても，今のものはたいへん親切にきめ細かくなった。汁物は高め，牛乳と酒の燗はやや低めの温度とし，熱いものをおいしく味わえるとされる65℃前後で口にできるよう，自動キーに温度設定されている。食品

---

*　Atsuko Higo　文教大学　健康栄養学部　教授

第21章　センサ付き多機能オーブンレンジによるおいしさ作り

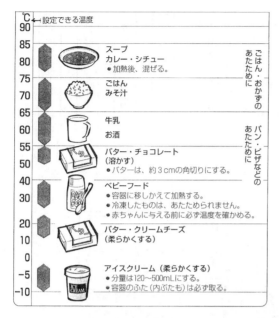

図1　お好み温度と食品のめやす
　　　― 温め機能の活用
（三菱オーブンレンジ取扱説明書）

別の温め温度を，図1に示した。今では，低温部に集中的にマイクロ波をあてることによって，食品の種類，分量，形状，初期温度にかかわらず一定の温度に昇温できるまでに進歩している。

自動温め機能がレンジ登載されてから四半世紀，時差食，個食，中食（なかしょく）の伸長につれて，再加熱・解凍即加熱機能の利用は増え続けた。作りたての味を再現し，電子レンジ加熱ならではのおいしさを引き出すレンジ専用食品が話題になることも少なくない。ご飯類，煮物，蒸し物，ソースのかかったものやとろみのあるものを，一人分，容器ごと温める場合，電子レンジの独壇場となっている。蒸器ではご飯が吸水してべたついてしまうし，炊飯ジャーで長時間保温すれば炊きたての味や食感が失われてしまう。スピード，簡便性，おいしさ，経済性，栄養価（糊化度，ビタミンB類の損失の少なさ）のどれをとっても，「ご飯類の温めなら電子レンジにかぎる」という評価は枚挙に暇がないほど多い。

3　電子レンジ庫内の加熱むらと給電方式

電子レンジは2,450メガヘルツのマイクロ波を熱源とし，電磁波を吸収した食品を振動・回転させて自己発熱して加熱する『誘電加熱方式』を用いた加熱器である（図2参照）。太陽光や赤外線ストーブで人体が温まるのと同じ，放射加熱方式を採用した加熱器と言える。マイクロ波は，電磁波の中では周波数が低い（量子エネルギーが小さい）ため，分子構造を変えるような危険性は無く，物質に吸収されると効率良く熱に変わる。電波の浸透距離が深く，食品の周囲からも内部からも一斉に熱が発生するため，画期的なスピード加熱が可能になった。

しかし，電子レンジに使われているマイクロ波は波長が12.2cmと長いので（図2参照），

食品・医薬品のおいしさと安全・安心の確保技術

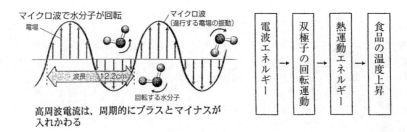

図2　マイクロ波加熱の原理

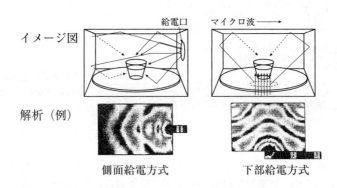

図3　側面給電方式と下部給電方式の照射モード[5]

6cmごとに強弱の波ができて加熱むらが出やすい欠点がある。ファンで電波を散らしたり，ターンテーブルを回したり，加熱むらを解消するための対処法が電子レンジ本体にほどこされてきたが，生から加熱する場合に加熱むらのダメージは大きく，「電子レンジ調理はおいしくない。」と言われる原因となってきた。ターンテーブルがある場合，同心円に並べた水の昇温速度はほぼ同じであるが，機種によって照射モードが違うので，中央が加熱されやすいタイプ（電波集中方式）と，端部が加熱されやすいタイプ（電波分散方式）があることがわかっている。

　最近，ターンテーブルの無いフラットタイプが人気商品となり，下部給電方式を用いたフラット型が約8割を占めるほどになった。図3に側面給電方式（従来型）と下部給電方式（フラット型）の違いを示す。給電方式の違いだけでなく，庫内の電波密度の差もよくわかるので，引用させていただいた[5]。下からシャワーのように電波を出すことで左右のむらが無くなりターンテーブルを回す必要が無くなったという。しかし，底面のマル印に沿ってバッター生地（小麦粉主体の流動性の生地）を置いて加熱してみると，左右前後で凝固速度に差がある場合が多い。出力1,000W程度の高出力と組になって使われているため，凝固部が点在して未凝固部と共存するような激しい加熱むらが出てとまどうことがある。

4　出力可変化路線と多機能・自動化路線

オーブンを使い慣れた長い歴史がある欧米では，発売当初から電子レンジ本体に High（スピード加熱用，マイクロ波出力100％），Med. High（ロースト用，出力70％），Med（煮込み用，出力50％），Med. Low（解凍用，出力30％），Low の表示があり，マイクロウエーブオーブンの料理本にレンジ出力を使い分けるレシピがあたりまえのように掲載されていた。出力500，600W の強加熱と，出力300，200W の弱加熱のみの時代が長かったわが国においても，最近やっと複数のマイクロ波出力の切換えキー（手動可）がつき，利用者が自在に火力設定できるようになった。図4はその一例を示したもので，700〜500W を強火（温め，調理，下ごしらえ用），300W を中火（卵，はじけやすいものの加熱用），100W 台を弱火（解凍，煮込み用）と説明している。

わが国では自動キーを押せば必要な熱源を選択して出力，火力を調整する多機能・自動化に力が注がれた。例えば，500→300→150→80W と出力を低下させる VPC 方式が重量センサと組み合わせて冷凍食品の解凍に使われ，過加熱による失敗を防ぐ役割を果たしてきた。また，ヒータとマイクロ波を交互に作動させるコンビキー（手動可）がスポンジケーキ，アップルパイ，焼豚，ミートローフ，焼きいも，里芋の煮つけなどに広く使われ，焦げ風味に乏しく焼き皮がやや薄いものの，ケーキやパイの膨れもよく，調理時間を1/2以下に，消費エネルギーを2/3以下にできるとして評価されてきた。

今は省エネ，ヘルシー，高火力，安価，簡単操作などがトレンドとなり，御仕着せの自動調理メニューを使うより自己流の使い方をするユーザーが増えているように感じる。待機電力ゼロ（省エネ），スチーム機能の採用（ヘルシー），マイクロ波出力1,000W や300℃オーブン（高火力），フラットキャビンの採用（省スペース）などハード面の最新事情を，図5にまとめてみた[4]。

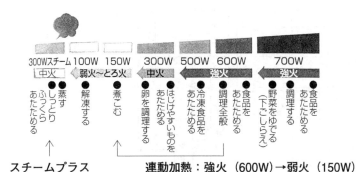

図4　レンジ加熱時の出力の使い分け（松下電器産業，スチームオーブンレンジ取扱説明書）

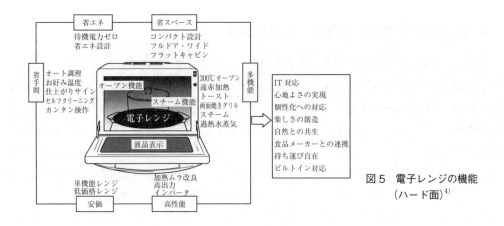

図5　電子レンジの機能
（ハード面）[4]

5　マイクロ波の昇温特性と食品内の加熱むら

　マイクロ波は庫内の空気には吸収されず，光と同じ速さで食品に到達し，四方八方から食品に入射し吸収される。食品内部への電波の浸透距離が深く（食品全般では約0.5〜20cm）食品の内外から一斉に昇温するため，電波が飛び込んだ部分のみが強く加熱されて食品内部で加熱むらが出やすい。加熱速度が速い利点はあるが，熱が拡散しないので加熱むらが解消されないまま残るのである。100gの各種食品を横幅12cmの汎用型容器に詰めて電子レンジで加熱し，端部と内部との昇温速度を光ファイバーサーモメーターで，温度分布をサーモグラフィで測定した結果を図6に示す[6]。

　マイクロ波の浸透距離が深い乾物や油脂食品の場合，多方向から入射した電波は減衰しながらも食品の内部で重なり合うので，内部の方が強く加熱される。逆に電波の浸透距離（電力半減深度）が1cm以下と短い塩分を含む食品は端部が強く加熱され内部昇温が遅れることが裏づけら

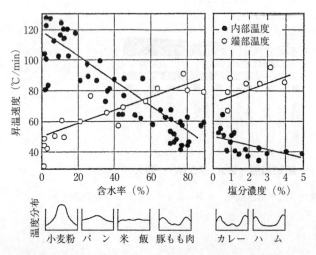

図6　マイクロ波加熱による昇温速度；各種食品の含水率と塩分濃度の影響[6]

第21章 センサ付き多機能オーブンレンジによるおいしさ作り

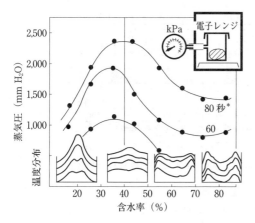

図7 乾燥全卵・水練生地をマイクロ波加熱した場合の蒸気圧[7]
マイクロ波出力：500W，＊50g練生地の加熱時間

れた。内部と端部の温度差が比較的少ないのは電力半減深度が約2〜7cmの食品である。半減深度の2〜2.5倍の大きさの食品ならば，内部まで瞬時にほぼ均一に加熱されるので，電力半減深度が約5cmの米飯は12cmの容器内でほぼ均一に加熱されたと考えられる。

マイクロ波加熱の場合，低水分域の方が内部加熱効果やスピード加熱効果が発揮されやすい傾向は，モデル食材でも認められる。含水率の異なる乾燥全卵の練生地を使って蒸気圧と温度分布を測定した結果，図7のように，含水率40％前後に水分蒸発速度と昇温速度のピークがあることがわかった[7]。この結果は，卵の膨化乾燥加工，茶葉や薬品の仕上げ乾燥などのマイクロ波の工業利用が低水分域において行われている事実を裏づける結果と言える。

電子レンジの加熱むらは，マイクロ波を使うかぎり発生する宿命であり，その欠点をフォローしないとうまく加熱できないことが多い。加熱法の特徴，利点と欠点，従来の加熱法との違いを知ることが，電子レンジとつきあう早道だと思う。加熱むらの実態→ハード面の対処法→食品による選択加熱特性→加熱法の特徴→従来加熱法との比較→ソフト面の対処法の順に説明を続ける。

6　マイクロ波加熱法の利点と欠点

マイクロ波加熱法と従来の熱伝導加熱法では，加熱部位，加熱速度，軟化速度が大きく異なる[8]。マイクロ波加熱法は内部加熱効果が高く，球状食品の内部に熱を集めやすい性質があるため，図8のようにジャガイモの内部昇温が高くなることが多く（温度分布の撮影には加熱の途中で裏がえすことが必要），ジャガイモ1個（中150g）なら約3〜4分，3個同時なら約10分（出力500〜600W）程度で可食状態となる。

一方，ゆで加熱，蒸し加熱，オーブン加熱のような従来の加熱法の場合，外部の熱が熱伝導加熱法によって食品内部へと移動する。食品は熱伝導速度が遅いため，丸ごとのジャガイモを蒸器で加熱した場合には軟化（圧縮エネルギーが1/2に半減）に10分以上，ガスオーブンで加熱した場合には20分前後かかり，可食状態とするのに30分前後もかかる。

食品・医薬品のおいしさと安全・安心の確保技術

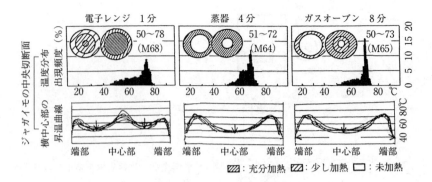

図8 ジャガイモの昇温状態[8]
図中の数字は温度（温度幅と平均温度M），ジャガイモ1個（130±5g，直径6.0±0.5cm），赤外線放射温度計使用。最低温度（↓）は熱伝対温度計使用。

表1 マイクロ波加熱法の利点と欠点

	スピード加熱	クール加熱（内部加熱）
利点	・再加熱に便利 ・燃費が安い ・色がきれい ・ビタミンが残る ・歯ごたえがよい ・香りや風味が残る	・容器ごと加熱できる ・煙が出ない ・焦げつかない ・作業環境がよい ・湯せんが簡単にできる ・膨れやすい
欠点	・加熱むらがでやすい ・あくがぬけない ・味なれしない ・酵素が働かないのでさつまいもの甘さが少ない ・肉が軟らかくならない ・とろ火で調理するのには不向き	・焦げ目がつかない ・生臭い ・脱水量が多い ・食品が縮む ・内部から硬くなる ・破裂することがある ・焼きもの・揚げものには不向き

マイクロ波加熱特有のスピード加熱特性，内部加熱特性，クール加熱特性は利点とも欠点ともなるので，加熱法の特徴として表1にまとめてみた。

(1)『スピード加熱特性』は，再加熱，解凍，下煮に最適であり，省エネ効果が高く，燃費が大幅に節約できる利点があるが，加熱むら，過加熱などの失敗例もある。

(2)『内部加熱特性』は生地内部の蒸気圧を高め，膨化乾燥加工などの画期的な用途を生み出したが，熱伝導加熱法との違いが理解されず破裂事故につながる危険もある。

(3) 庫内温度が低い『クール加熱特性』は，容器・包材ごと加熱でき，狭い場所に設置できて作業環境が良いなどの利点があるが，焦げ目がつきにくい欠点となる。

マイクロ波加熱特有の物性変化が顕著に現れた例がデンプン性食品の硬化現象やタンパク性練生地の膨化現象である[9]。マイクロ波加熱法は調理の世界では新参者なので，熱伝導加熱法と組み合わせるなど，加熱特性をうまく引き出して有効活用してもらいたい。

7 多機能オーブンレンジの機能別性能比較

最近,おいしさやヘルシーさにこだわるユーザーの間で過熱水蒸気やスチーム発生機能を使った機種が話題になっている。そこで,① 180℃オーブン,② 180℃スチーム,③ 過熱水蒸気のオーブン機能 (180℃),④ グリル,⑤ 過熱水蒸気のグリル機能,⑥ 300～1,000Wマイクロ波,⑦ 300Wマイクロ波とスチームの併用機能の7機能の加熱性能を,食パンを加熱して比べた。図9には,各機能で加熱した食パンのテクスチャー曲線の経時変化を示し,調理終了の目安になる $\varDelta E40$ 付近(人が好ましく感じる焦げ色)を黒塗りまたは黒斜線で強調した[10]。マイクロ波加熱品 (⑥⑦) は内部が焦げており好ましい焦げ方ではないが,比較のため黒塗りとした。

過熱水蒸気のオーブン機能では加熱初期に急速に軟化し,その後急速に焦げた。過熱水蒸気の焦げ速度はオーブンの約2倍以上速く,同じ焦げ色で比べると過熱水蒸気の方がかなり軟らかい。また,パリ感の目安としてテクスチャー曲線のピーク数を数えたところ,過熱水蒸気のオーブン機能 (180℃) は4.4～6.8で,180℃オーブンの3.4～5.9より高いことがわかった。過熱水蒸気の投与によって軟らかさとパリ感を兼ね備えた破断特性が得られたと言える。

オーブンとスチームを併用した180℃スチームでは,水分残存率が高く軟らかい(初期弾性率,最大応力が低い)にもかかわらず,焦げ速度が180℃オーブンの約1.2倍速くなり,スチーム投与によってオーブンのように焦げ目をつけながら軟らかい食感を得ることができることがわかった。

一方,マイクロ波加熱した食パンは急速に硬化し,最大応力がオーブンの約2倍大きくなった。乾燥が硬化を助長するので,マイクロ波とスチームを併用することによって硬化を遅らすことはできるが,長く加熱するとマイクロ波のみと同等かそれ以上に硬化した。マイクロ波加熱では水とデンプンとの相互作用が活発化して糊状結着物ができ(分析結果),糊が乾くと破断抵抗が増

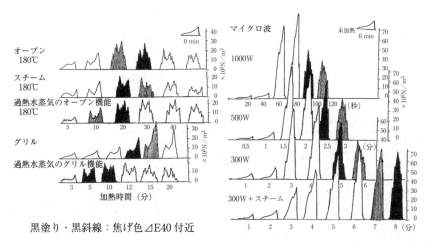

図9 オーブン,グリル,スチーム,マイクロ波および過熱水蒸気加熱した食パンの破断曲線[9]

し異常な硬さを生むと推察している[9]。

8 評判の良いメニューとメニュー別使い分け

　食スタイルのグローバル化が,「煮炊きする」湿式調理と「焼く」を中心とした乾式調理に対応できる電気ガス機器を増やしてきた。電子レンジと競合する調理家電だけ取り上げても,単機能電子レンジ,オーブンレンジ,専用オーブン,トースターレンジ,オーブントースター,グリル,ロースターなどがある。選択肢が多すぎて使い分けがわからないという人が多いので,電気ガス機器メーカーに「調理機器を使った推薦したいメニュー」を書いてもらい,表2を作成した[11]。

　単機能電子レンジの推薦メニューには,酒蒸し,おこわ,バター蒸しなどの蒸し料理とポテトサラダ,野菜のゆでものなどのゆで料理が並び,マイクロ波加熱の得意料理は湿式調理であることがわかる。オーブンレンジ,専用オーブン,オーブントースター共通の得意料理としてグラタンが真っ先に登場し,庫内を適温に温めてじっくりと調理するオーブン(蒸し焼き)にはケーキ,パイなどの洋菓子作りが,熱源が食品に近く短時間で焦がすことができるトースター(あぶり焼き)にはトースト,ピザ,焼きもち,焼きおにぎり作りが登場している。

　センサ付き多機能オーブンレンジが主流になる中で,定番メニューの多くが『自動キー』に組み込まれたが,『手動キー』の操作法(どんな熱源を使い,どんな出力で何分加熱するか)を知りたいと思うことがある。温め(中華まん,フライ,ロールパン),解凍,調理(赤飯,ちり蒸し,煮物など)の代表的なメニューについて最新4機種(A～D)の手動操作法を調べると,表3のように,同じメニューでも加熱用熱源,出力,温度が違うことがわかった。A・C機種は1,000Wまで出力が出せるが,過熱による失敗が少ない点でA社は600Wを推奨し,C社は加熱時間が短い点で1,000Wを推奨したと考えられる。

　中華まんの温めを取り上げても,600Wマイクロ波,1,000Wマイクロ波,300W+スチーム,急ぐ時は1,000Wマイクロ波／しっとりさせたい時は水蒸気と,メーカーによって温め方が異なる。フライ温めの場合には,どのメーカーもヒータの利用を薦めており,グリル,190℃オーブン,マイクロ波+ヒータ,急ぐ時は1,000Wマイクロ波／サックリさせたい時は過熱水蒸気となって

表2　調理機器を使った評判のよいメニュー(特に推薦したいメニュー3つ)

調理機器名	評判のよいメニュー
単機能電子レンジ	**鶏などの酒蒸し,赤飯・おこわ**,ポテトサラダ,野菜のゆでもの,生もの解凍,酒の燗
オーブンレンジ	**グラタン**,オーブンフライ,スポンジケーキ,アップルパイ,シュークリーム,クッキー,焼きいも
電気・ガスオーブン	**スポンジケーキ,バターケーキ,グラタン**,クッキー,ローストビーフ,プリン,ピザ,ドリア,オーブンフライ
トースターレンジ,コンパクトオーブンレンジ	**グラタン・冷凍グラタン**,トースト・フレンチトースト,ピザ,焼きなす,焼きおにぎり,焼きもち,フライの温め
オーブントースター	**ピザ,グラタン,焼きもち**,トースト,ホイル焼き,チーズケーキ,焼きおにぎり,ハムエッグ

協力:東芝,松下電器産業,三菱電機ホーム機器,日立,シャープ,タイガー,東京ガス,大阪ガス,多数回答は太字

第21章　センサ付き多機能オーブンレンジによるおいしさ作り

表3　メーカー各社の料理ブックにみられるメニュー別加熱方法（手動）

メニュー名	A	B	C	D
中華まん温め	600Wマイクロ波	300Wマイクロ波＋スチーム	1000Wマイクロ波	（しっとり）水蒸気／（急ぐ）1000Wマイクロ波
ロールパン温め	600Wマイクロ波	700Wマイクロ波	500Wマイクロ波	（香ばしく）加熱水蒸気／（急ぐ）500Wマイクロ波
フライ温め	グリル	マイクロ波＋ヒーター	190℃オーブン	（サックリ）加熱水蒸気／（急ぐ）1000Wマイクロ波
手動解凍	200Wマイクロ波	100Wマイクロ波	—	200Wマイクロ波
赤飯	600Wマイクロ波	700W→300W＋スチーム	1000Wマイクロ波（断続）	100℃水蒸気
茶碗蒸し	160℃オーブン／スチーム	スチーム	150℃オーブン／スチーム	90℃水蒸気
魚のちり蒸し	600Wマイクロ波	マイクロ波＋スチーム	予湿→マイクロ波	100℃水蒸気
ゆで野菜サラダ	600Wマイクロ波	300Wマイクロ波＋スチーム	1000Wマイクロ波	1000Wマイクロ波／100℃水蒸気
野菜の煮物，肉じゃが	600→200マイクロ波	700→150マイクロ波	1000→200マイクロ波	170加熱水蒸気

A:三菱　B:ナショナル　C:シャープ　D:ヘルシオ，M/N:MまたはN，M＋N:MおよびNの併用，M→N:Mの後にNを併用

いる。マイクロ波単独の仕様は解凍くらいで，赤飯，茶わん蒸し，魚のちり蒸し，ゆで野菜サラダ，野菜の煮物，肉じゃがなどのマイクロ波の得意料理もスチームとの併用または水蒸気の単独加熱を推奨する傾向があることがわかった。

9　過熱水蒸気はおいしさと健康をアピール

　おいしさを追及する中で，電子レンジは複合化・多機能化の道をたどり成功を収めてきた。オーブン，グリル，スチームなどを併用することによって焦げ目づけができ，乾燥や加熱むらを軽減できるので，力を倍増しメニュー幅を拡げてきたといえる。過熱水蒸気とマイクロ波との併用加熱だけは実現していないが，両者の違いをもう少し説明しておきたい（図9参照）。
　過熱水蒸気のグリル機能を使った調理メニュー（脱油・減油メニュー）には，チキンガーリックステーキ，とりのゆず風味焼き，手羽元の香り焼き，タンドリーチキン，野菜の肉巻，豚バラ肉のおろしがけ，豚肉の竜田揚げ風，海の幸のホイル焼き，さばの竜田揚げ風がある。後述の表4と比べると，過熱水蒸気を使ったメニューには肉料理が多く，マイクロ波を使ったメニューには野菜料理が多い。肉料理は食べたいが脂（あぶら）が気になる。そこで，脱油・減油・減塩・低カロリーを強調し，肉・魚と野菜・乳製品を組み合わせた低カロリー・低塩バランスセットメニューの提案も行われた。健康志向を求める潮流をとらえた戦略が功を奏したことは言うまでもない。
　100～300℃の高温を利用した過熱水蒸気は，オーブンの約8倍の熱量となって食品表面の温度を上げ，脱油・減塩すると同時に，パリパリ感・サックリ感を出しておいしくするという。おいしさと健康をアピールした過熱水蒸気搭載機種は，久々のヒット商品として話題をよび，類似した機能を搭載する機種も増えた。100℃の水蒸気を利用した蒸し料理もしっとり感，ヘルシー感があって人気が高く，おいしさと同時に健康をアピールする動きが目立つようになった。マイクロ波加熱の苦手な食感を作りだす手腕は推奨に値するが，予熱時間の長さが気にかかる。

10 マイクロ波は調理のアシスタントとして力を発揮

温め,解凍,下ゆで,調理,残り物のリフォーム,湯せん(バター,チョコレートなどの溶解),軟化,殺菌と日持ち延長,乾燥(特に仕上げ乾燥),発酵などの幅広いマイクロ波の用途は,一言でいえば『食品を手早く昇温』する得意技を活用したものである。また最新の料理ブックの推奨メニューとして炊飯,煮もの,蒸し物,スープ,あえものがあがっており(表4参照),『野菜やいもの下ゆで(蒸しゆで),部分調理,少量調理』が得意料理と考えられる。マイクロ波は調理の補佐役として幅広い用途に力を発揮し,時間のかかるいもや野菜を手早く料理する手伝いもしてくれる加熱器と言える。

(1) ゆで物への利用:いも類や火の通りにくい塊状の野菜類を切った後に振り水をし,ラップで包んでレンジ加熱すると,蒸しゆでのような仕上がりになる。素材の持ち味と栄養成分が残り,あらゆる料理の下ごしらえに利用範囲が広い。

(2) 蒸し物への利用:電子レンジは蒸し料理に近い加熱法なので,かぼちゃ,じゃがいも,キャベツ,白菜,鶏肉,白身魚,もち米など『電子レンジに向く素材』に使うとよい。

(3) 煮物への利用:塩味がつくと電波の浸透距離が浅くなるので,加熱後調味液に浸すか,調味する前の下ゆでに使ってガス火と併用すると,色・味・形ともよい仕上がりになる。

(4) 炊飯への利用:おこわ(赤飯,山菜おこわ,中華おこわ)やピラフは得意料理のひとつ。米飯を解凍即加熱したり,冷飯を他の調理済み食品,食材と混ぜて五目飯,丼もの,おかゆ,雑炊,リゾットにリフォームしてもかなり美味しい。

(5) 焼き物・炒め物への利用:火の通りにくい野菜を電子レンジで下ゆでし,フライパンで焼いたり炒めたりすれば,手軽に野菜不足を補うつけ合わせができる。

(6) 揚げ物への利用:じゃがいもを下ゆでして唐揚げにしたり,かぼちゃやさつまいもを下ゆでして天ぷらにすると,ほくほくとして美味しく,吸油率も減る。

表4 電子レンジ(マイクロ波)を使ったメニュー

用途	定番メニュー	用途	定番メニュー
下ごしらえ 部分調理	豆腐の水切り,にんにくくさみ抜き,野菜・いもの下ゆで,炒め玉ねぎ,りんごの甘煮,ホワイトソース,バターを溶かす	和え物 酢の物	小松菜のサッと和え,なすの和え物,酢ごぼう,ブロッコリーの梅マヨ和え
煮物	カレイの煮付け,ビーフシチュー,カレー,肉じゃが,野菜の煮物	サラダ ピクルス	ブロッコリーとコーンのサラダ,カボチャのサラダ
炊飯	ごはん,おこわ,ピラフ	菓子	レアチーズケーキ,あべかわもち
蒸し物	野菜・肉の蒸し物,鶏の酒蒸し,魚介類の蒸し物	乾燥	ふりかけ,田作り
スープ	具だくさんスープ,パンプキンスープ	炒め物	きんぴら,マーボ豆腐

表3と同じレンジメーカーの料理ブックより抜粋。2機種以上に同じメニューがあるものを定番メニューとする

第21章　センサ付き多機能オーブンレンジによるおいしさ作り

11　おいしさを引き出すコツ（サポート編）

『利用のコツの基本』は，(1) 適正時間加熱すること，(2) 乾燥を防ぐこと，(3) 加熱むらを出さないことである。

(1) 適正な加熱時間：食品の分量，食品の含水率や塩分，食品の温度，電子レンジの出力，容器の材質や形，並べ方などによって異なる[1,2]。①温めの場合，食品100g 当たりの加熱時間は，短いもので約30秒，長いもので約2分となる。②食品量が2倍になると約1.7倍，3倍になると約2.6倍の加熱時間となる。③食品の温度が5℃付近では20℃（室温）の約1.3倍，－18℃付近では20℃の約2.3倍の加熱時間となる。

(2) 乾燥防止：ラップやふたには，「保湿」「保温」効果がある。乾燥しやすいので，ラップやふたを活用し，必要なら補水する。ただし，乾燥，湯せん，解凍などにラップは不要。焼き物，揚げ物，炒めものは，ラップをしない方がむれ臭がなくパリ感が残りやすい傾向がある。

(3) 加熱むら防止：「電波を均一に浴びやすく」するために，広く浅くひろげ，小さく切り，かき混ぜ・裏返しを行う。加熱後乾いたタオルをかけて「保温」すると，余熱によって熱が分散し，「むらし」効果が出て特にいも類や米飯類はおいしくなることが多い。

電波を浴びやすくする配慮，取り出すタイミング，保湿や保温…，簡便においしく食べてもらうために，その裏で留意する点が多いのである[12]。

12　体にも環境にもやさしい調理法の提案

単身者の増加，働く女性の増加，高齢者の増加が電子レンジの需要を高め，周囲が熱くならない加熱特性が狭い台所，狭い店舗（コンビニエンスストア）に受け入れられた。健康ライフ志向，エコライフ志向にも向く重要な熱源としての地位を不動のものとしている（図10参照[4]）。

マイクロ波加熱法は，野菜やいも料理が得意で省エネにもなる。健康のためにも，省エネのためにもマイクロ波の有効利用を薦める必要があるのではないか。こうした信念のもとに，『体にも環境にもやさしい』マイクロ波の利用を，実習や実験の中で学生に体験させている[12]。最近の学生は電子レンジの利用頻度は高いが，なぜラップをかけるのか，なぜ金属の器が使えないのか，

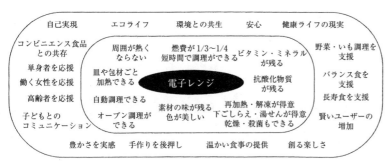

図10　電子レンジの役割（ソフト面）

なぜ食品の量が増えると加熱時間が長くなるのかなど，なにもわかっていない。全ての班が失敗することなくおいしく出来上がるためには，中途半端な教え方ではいけないことがすぐわかった。

　食料自給率が40％まで落ちこみ，メタボリック症候群が増加し，エネルギー危機が叫ばれる今日，環境保全のためにも，身体の健康のためにも『望ましい食スタイル』を一刻も早く見つけて欲しい。そのために，マイクロ波加熱法が役に立つことがあると信じている。

文　　献

1) 肥後温子編著，電子レンジマイクロ波食品利用ハンドブック，日本工業新聞社（1987）
2) 肥後温子，電子レンジこつの科学，柴田書店（初版1989，新版2005）
3) 越島哲夫ほか編，マイクロ波加熱技術集成，NTS（1994）
4) 肥後温子，電子レンジ，第1回〜第6回，冷凍，81（942〜947），（2006年，4月〜9月）
5) 永田滋之，電子レンジにおける加熱ムラ低減技術とセンサ応用技術，産業科学システムズ講演会資料（2006）
6) 肥後温子，島崎通夫，家政誌，41（585）（1990）；同，家政誌，41，733（1990）
7) 肥後温子ほか，食科工誌，44，703（1997）
8) 肥後温子ほか，調理科学会誌，40，275（2007）
9) 肥後温子，山野善正監修，進化するテクスチャー研究，415，NTS（2011）
10) 肥後温子ほか，食科工誌，58，382（2011）
11) 肥後温子，平野美那世，調理機器総覧，285（1997）
12) 肥後温子，おいしさの科学，007，pp.31-40（2008）

第22章　食品の鮮度・機能性・安全性の簡易センシングシステム

大熊廣一[*1]，佐藤稔英[*2]

　食品は，多くの成分からなり，これらの成分が食品のおいしさを構成している。また，一方では，食品の劣化や腐敗過程で発生する有害物質，あるいは輸入食品等の残留農薬問題など，食品中に含まれる成分が食品の安全性を脅かしている。ここでは，食品製造や流通過程でおいしさや鮮度，抗酸化能，安全性確保などに一役かっている簡易センシングシステムについて紹介する。

1　はじめに

　近年，加工食品や作物の輸入増加に伴い，消費者においては食品の安全性に対する関心が高まっている。こうしたなか，作り手の顔が見え，地域の食材を利用した手作り感のある加工品は，消費者に安心感を与え，販売も好調である。消費者の安全志向は今後さらに高まることが容易に予想され，食品業界に寄せられる安全性への期待もより高まるものと考えられる。このような中で，食品業界も独自の基準やHACCP（危害分析重要管理点方式）などの導入が進められている。いずれの衛生管理手法においても重要視されているのが安全性を保障する食品分析である。食品加工現場においてこれらに対応した検査体制を確立するには，高速液体クロマトグラフィー（HPLC）やガスクロマトグラフィー，分光光度計などの機器の導入が求められる。しかし，食品産業界においては，中小企業が多く，高価な分析機器の導入は困難である。また，現状の食品流通においては，短時間に消費者のもとに届けることが望まれており，簡便性・迅速性を求める現場では，煩雑な前処理工程や測定に長時間を要する分析法では問題が多い。

　一方，酵素の基質選択性を利用した酵素分析法は，目的物質に対して選択性が高く，反応は温和な条件下で進行するため，安全性の高い分析手法として普及している。この方法は，多成分からなる食品成分の中から目的物質を簡便に分析できるものの，分光光度計を用いるため，濁りや着色試料に対しては前処理が必要であり，ランニングコストが高いという欠点もある。

　これら酵素分析法の問題点を解消し，特殊な試薬や分析機器を用いない分析手法が酵素センサである。酵素センサは酵素の基質選択性を利用し，反応によって生じた生化学的変化を電極などで検出するものである。酵素センサの実用化が最も進んでいるのが医療分野であり，糖尿病患者

[*1]　Hirokazu Okuma　東洋大学　生命科学部　食環境科学科　教授
[*2]　Naruhide Sato　（地独）岩手県工業技術センター　食品醸造技術部　専門研究員

の自己血糖管理用センサなどは,すでに数百億円規模の市場を形成している。一方,食品分野でも安全性や品質への要求が高まるなか,酵素センサは,食品の鮮度管理や機能性の計測,安全確保に利用されている。ここでは食品分野において実用化されている酵素センサ,今後の実用化が期待される簡易的な酵素センシングシステムについて紹介する。

2 酵素センサの原理および特徴

酵素,微生物,抗体などの生体分子は,高い分子識別機能を有しており,これを分子識別素子として利用したのがバイオセンサである。なかでも,酵素を分子識別素子として用いたのが酵素センサで,その基本構成は,測定対象物質を特異的に認識する分子識別部位(レセプター)と,そこで生じる変化を電気信号に変換する信号変換部位(トランスデューサー)からなっている。食品分析に使われている酵素センサは,その多くが EC. 1 系の酵素(オキシドレダクターゼ)を用いたものである。酵素を電極上に固定化し,目的物質と酵素が反応して,消費あるいは生成する物質を電気化学的に酸化あるいは還元して,その際流れる電流を計測する方式が一般的に用いられている。

酵素を目的物質の検出素子として使用し,電気化学的手法で検出するため,着色試料や濁った試料を測定に供することができ,前処理工程を簡便化できる。また,酵素センサにおいては,分析に要する試料量も μL オーダーと微量で,ランニングコスト,装置が安価であるなどの特徴を有している。酵素センサの原理を図1に示す。

3 おいしさや鮮度(活きの良さ)をはかる

「鮮度の良い魚はおいしい」,「魚は鮮度が命」という言葉を耳にするが,鮮度とは何であろうか。鮮度が良ければおいしいのだろうか。「鮮度」と「おいしさ」が同義語で使われるなら,魚介類をしめた直後の活け作りが一番おいしいことになる。しかし,プロの料理人の話を聞いてみると「しめたばかりの魚の筋肉は,いかっているだけで旨味がない」と言う。旨味に関して言えば,しめた後,しばらく置いた魚の方が味はいい。魚の旨味のその主な成分はイノシン酸とグル

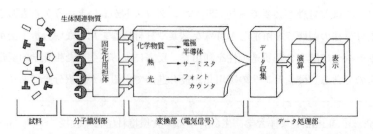

図1 酵素センサの原理

第22章 食品の鮮度・機能性・安全性の簡易センシングシステム

タミン酸で，グルタミン酸は，死後，ほとんど変化しないが，イノシン酸はエネルギー源として筋肉中に存在している ATP（アデノシン三リン酸）が死後，分解する過程で生成する物質である。この結果から旨味成分のイノシン酸が生成するには，死後，ある程度の時間が必要となる。私達はこれらのことを経験的に会得して「刺身」として食べている。マグロやカツオなどは，柔らかい肉質を好み，旨味を重要視するため，しめた後，ある程度の時間経過が必要であり，フグやヒラメは薄作りで歯ごたえを楽しむため，しめた直後に食べている。また，網で大量に漁獲された魚は釣り上げるとき，魚と魚が擦れ苦悶死し，筋肉中の乳酸生成が短時間でおこり，死後硬直が早まり鮮度低下が速やかに起こる。一本釣りでは，このような事が起きないため，鮮度低下が遅いと言われている。

このような魚の鮮度判定方法としては，死後硬直度，粘度，破断強度といった物理的方法，生菌数に代表される生物学的方法，揮発性塩基性窒素，ポリアミン量，K値などの化学的方法が提案されている[1]が，初期鮮度（活きの良さ）と高い相関関係を示すのがK値である。魚は死後，筋肉中において核酸関連化合物が筋肉中の酵素作用により尿酸にまで分解される。この過程でATP，ADP，AMPは速やかに分解して旨味成分であるイノシン酸（IMP）を生成し，その後，イノシン（HxR），ヒポキサンチン（Hx）へと変化する。この一連の過程が鮮度低下に伴う官能評価と良く一致することから，これら核酸関連化合物の総量に対するイノシンとヒポキサンチンの割合をK値と呼び，水産業界では鮮度指標として一般的に使われている。また，ATPからIMPへ至る反応は極めて短時間に移行することから，酵素センサではIMP，HxR，Hx総量に対するHxR，Hx総量の比を用いて魚類の鮮度を簡易計測している。

$$K 値 (\%) = [(HxR + Hx)/(ATP + ADP + AMP + IMP + HxR + Hx)] \times 100$$

一般にK値が20％までは生，すなわち刺身として食すことができ，20〜40％までは鮮度良好，60％までは加熱・調理すれば食することができ，60％以上は腐敗とされている。しかし，魚種によってK値の上昇速度が著しく異なる上，生食限界値，可食限界値のK値が様々であるので，魚類の特性を理解した上でK値を用いる必要がある[2,3]。ここでは筆者らが開発した魚類鮮度センサ「バイオ・フレッシュ」について述べる。図2に「バイオ・フレッシュ」の原理と装置を示す。この装置は，3種類の酵素を組み合わせて，ATP関連化合物を分解し，この反応によって消費した酸素を電気化学的に検出して，その電流値からK値を測定している。

この鮮度センサを用いると，従来2時間程度を要していた鮮度や旨味成分のイノシン酸を3分程度で分析することができる。鮮度の測定は数gの肉片を加熱，圧縮することで得られる肉汁を試料として用い，センサに注入する方法で，非常に簡便・迅速に鮮度を数値化することが可能である。また，このセンサ法とHPLC法との相関は非常に良く，精度も高いことが知られている。

スーパーなど量販店では，店舗における温度管理や流通管理など継時的に鮮度変化を調べてマニュアル化しており，受け入れ時の基準とするなど，消費者へ至るまでの工程管理の改善に利用している。

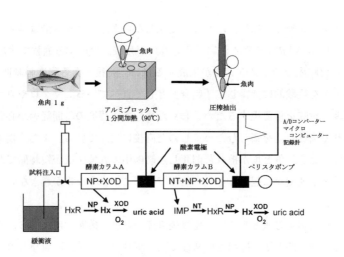

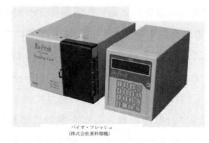

図2 魚類鮮度センサ（バイオ・フレッシュ）の原理と装置

4 機能性をはかる

　赤ワイン，緑茶，ココアなど植物由来の食品は，ポリフェノール類を多量に含んでおり，これらは，お茶の渋味や苦味成分（カテキン類等），野菜や果物の色素成分（フラボン類等）として以前から知られている。近年，これらの化合物が生活習慣病の原因とされる活性酸素を消去する抗酸化性を持ち，特にカテキン類は抗変異原性，抗高血圧作用等を示すことから，多様な生理的機能を発揮する保健成分として注目されている。このようなポリフェノールを含む食品の健康維持機能を評価するには，ポリフェノールの定量が重要となるが，多様な構造をもつポリフェノール類については統一的な分析手法がない。一般にポリフェノール類の分析には，分光学的手法であるフォーリン・チオカルト法や酒石酸鉄法があるが，分析に2時間程度を要し，発色の安定性，還元能を有する共存物質，試料検体の色，濁り等の影響を受けやすい。また，ポリフェノールを分別定量する方法としてはHPLC法やキャピラリー電気泳動法などが使用されているが，試料前処理が煩雑で，分析に20分から1時間程度必要である。一方，簡便，迅速にポリフェノールを測定する方法として，酵素を電極上に固定化し電気化学的に計測する酵素センサが開発されている。ここでは東洋紡エンジニアリング㈱が開発したポリフェノールセンサについて述べる。

第22章 食品の鮮度・機能性・安全性の簡易センシングシステム

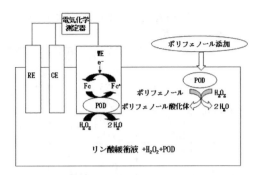

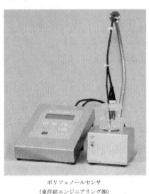

ポリフェノールセンサ
(東洋紡エンジニアリング㈱)

図3 ポリフェノールセンサの原理と装置

　ペルオキシダーゼ（POD）は，ポリフェノールのような電子供与体が存在すると過酸化水素共存下で電子供与体を酸化する酵素であり，この反応によって過酸化水素が消費される。従って，過酸化水素の減少量を電気化学的に計測することによりポリフェノール量が定量できる。一方，ペルオキシダーゼは，フェロセンと共存させるとフェロセンが電子供与体になり，過酸化水素濃度に応じてフェリシニウムイオンを生成する。これを電気化学的に100mV程度の電圧を印加して還元電流を計測することで過酸化水素量が求まる。そこでペルオキシダーゼとフェロセンを練りこんだカーボンペースト電極を過酸化水素電極とし，ポリフェノール試料と既知濃度の過酸化水素を加えた緩衝液中で過酸化水素濃度を測定する。ここにペルオキシダーゼを添加するとポリフェノール量に比例して過酸化水素量が減少し，ポリフェノール濃度を計測することができる[4,5]。ポリフェノールセンサの原理および装置を図3に示す。

5　安全をはかる

5.1　ヒスタミン中毒を防ぐ

　川柳に「はづかしさ医者にかつおの値が知れる」というものがあるが，これはカツオを食べてヒスタミン中毒になったことを詠んだものである。ヒスタミンはマグロ，サバ，カツオなど赤身

表1 AOAC法と酵素センサ法による魚肉中のヒスタミンの定量

Sample No.		AOAC法 (mg%)	酵素センサ法 (mg%)
マグロ缶詰	LAB220Z	0.25	0.92
	H1	8.42	7.68
	MIX	26.3	25.6
	H2	43.5	43.5
生マグロ	a	0.24	0
	b	0.99	0.74
	c	20.4	20.0
	d	39.9	38.9

a：保存初日，b：5℃4日目，c：5℃7日目
d：室温2日目

の魚肉の腐敗過程で生成するアミンの代表的な物質である。赤身魚は筋肉中にヒスチジンを多く含み，そのヒスチジンが，腐敗細菌が生産する脱炭酸酵素の作用を受けることによりヒスタミンを生成する。魚種によっては，比較的短時間で1000mg/g以上のヒスタミンを生成することがあり，このような魚やその加工品を食べると，蕁麻疹，腹痛，下痢等のアレルギー様中毒症状を起こす。ヒスタミンは構造が強固であるため加熱により分解することが非常に少ない。そのため欧米諸国では，魚の腐敗の指標として重要視されており，各国で安全基準を定めている。水産食品のHACCP実施において，化学的危害項目に挙げられているヒスタミンの分析は，一般にHPLC法やAOAC（Association of Official Agricultural Chemists）法で行われているが，いずれも妨害物質を除去するための前処理操作が必要となる。そこで，ヒスタミンを簡便，迅速に測定する酵素センサが開発され，セントラル科学㈱より販売されている。この方法はヒスタミンに高い特異性を持つカビ由来の銅含有アミンオキシダーゼを魚肉抽出液に作用させる方法で，ヒスタミンを酸化・分解する際に消費される酸素量を計測して，ヒスタミンを定量するものである。この酵素はヒスタミンに特異的に作用するため，同様に微生物代謝により生産されるプトレシンやカダベリンなどの腐敗性アミンには反応しない。表1に従来法であるAOAC法とセンサ法での分析結果[3,6]を示す。魚肉抽出液をそのまま前処理無く試料として使用し，数分で分析でき，従来法との高い相関関係も示されている。

5.2 鮮魚の温度履歴をはかる

鮮魚の鮮度は，その魚が置かれた温度環境に大きく依存し，鮮魚の鮮度保持は，温度管理であると言っても過言ではない。魚類の初期鮮度変化は，魚の筋肉中に含まれる酵素によるものであり，酵素の作用は生体内における化学反応に他ならず，この変化は温度に依存している。また，鮮魚の初期鮮度指標としてK値が有効であるが，魚種によって可食限界のK値が異なり，現在のK値がわかったとしても，生で食べられる期間があと何日であるのかを判定することは難し

第22章　食品の鮮度・機能性・安全性の簡易センシングシステム

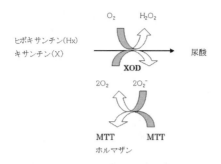

図4　バイオサーモメーターの発色原理

い。

　近年，濱田ら[7]は，穏やかに進行する酵素反応に着目し，酵素反応速度と温度の関係から鮮魚の温度履歴を明らかにするバイオサーモメーターを開発している。これは酵素キサンチンオキシダーゼ（XOD）を用い，その酸化反応に共役して発色するホルマザン色素の発色強度を計測して鮮度を推定するとともに，発色強度の経時変化を調べることで鮮魚の温度履歴を明らかにし，K値に基づき生可食残存期限を検出するものである。マイクロカプセル内にXODとその基質であるヒポキサンチン（Hx），緩衝液，発色剤としてMTTを封入すると，XODとHxの酸化反応によってスーパーオキシドアニオン（O_2^-）が発生し，これがMTTを還元してホルマザン色素を生成して発色する（図4）。その際，温度×時間（積算温度）に依存してホルマザン色素の発色度が変化する。このためバイオサーモメーターの発色度を見れば，バイオサーモメーターと同条件下に置かれた対象魚の積算温度が瞬時にわかり，生食限界値における発色度との差を求めて生食限界値までの残存日数を推定する。バイオサーモメーターを魚体とともに貯蔵すればその発色度から非破壊的かつリアルタイムに鮮度と消費期限情報を提供することが可能になる。また，流通過程において低温流通条件が損なわれ，一定期間温度が上昇するという不測の事態が起きた場合でも，この発色が通常流通した場合に比較し，大きく変色してしまうため，低温での流通が損なわれたことを見極めることが出来る。

5.3　残留農薬をはかる

　2006年5月より食品中に残留する農薬についてポジティブリスト制度が施行され，規制の対象となる農薬が大幅に増加した。また，昨今の輸入農作物に含まれる残留農薬が大きな問題となり，食の安全をどのように守るかが，農家などの生産者のみならず，流通業者，消費者にとって重要な問題となっている。しかし現在，残留農薬の測定は，GC-MSなどのような機器分析により行われているため，分析場所が限られている上，高コストで，結果が出るまでに2～3日を要するなど簡便性に劣っている。生産者や流通業者あるいは消費者が安価で短時間に分析機器を使わず簡便迅速に残留農薬を検出する方法として，酵素を使った農薬検出法が注目されている。ここでは，マイクロ化学技研㈱と関西ペイント㈱が開発し，筆者らと共同で前処理等のアプリケー

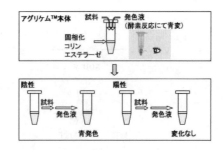

図5 残留農薬検査キット「アグリケム」の測定原理

表2 「アグリケム」による農薬の理想条件下での検出限界（標準溶液）

農薬（標準液）	検出限界（ppb）	農薬（標準液）	検出限界（ppb）
EPN	60	テルブホス	60
アジンホスエチル	2	パラチオン	1
アジンホスメチル	10	ピリダフェンチオン	2
イソキサチオン	0.6	ピリミホスメチル	20
エチオン	20	フェナミホス	6
エトリムホス	10	フェニトロチオン	80
キナルホス	0.4	プロパホス	6
クマホス	6	ブロモホスエチル	20
クロルピリホス	0.4	ホサロン	8
クロルピリホスメチル	2	ホレート	100
クロルフェンビンホス	40	モノクロトホス	100
スルプロホス	60	ピリミカーブ	10
ダイアジノン	0.8		

ション開発を行っている残留農薬簡易検出キット「アグリケム」について解説する。この方法は，酵素コリンエステラーゼが，有機リン系，カーバメート系農薬の作用によって，その働きが阻害されるのを比色法により検出し，残留農薬の有無を判定している。図5に示すように，このキットでは，残留農薬が存在しない場合，チューブ底部に固相化されているコリンエステラーゼが酵素反応によって青く発色する。一方，試料に有機リン系あるいはカーバメート系農薬が含まれていると，酵素反応が阻害されるため発色は起こらず，これまでの簡易検査キットに比べて最大2000倍という高い感度で，目視により残留農薬の有無を観測できる。表2は，「アグリケム」による農薬の理想条件下での検出限界を示す。

6 おわりに

酵素を使ったセンシングシステムは，試料前処理がいらず簡易計測に適している。ここで解説した以外にも多くのセンサが，食品のおいしさ作りや安全性確保に活躍している。酒や調味料な

第22章　食品の鮮度・機能性・安全性の簡易センシングシステム

ど発酵食品を製造する過程での醗酵管理，熟成評価にグルコースセンサ[8]，グルタミン酸センサあるいはアルコールセンサ[9]等が使われている。特に，BSE，食品偽装，残留農薬問題などを背景として，食品の安全性に対する社会的ニーズが高まっており，今後，ますます生産現場，食品製造，食品流通において酵素センサのような簡易的な食品分析法のニーズが増してゆくものと思われる。酵素センサの研究開発に携わっている筆者にとっては，酵素センサのさらなる「高感度化」，「長期的な安定性」が重要な課題となってくる。

文　　献

1) 渡邉悦生，加藤登，大熊廣一，濱田奈保子，ビジュアルでわかる魚の鮮度，pp.46-77，成山堂書店（2007）
2) 濱田（佐藤）奈保子，大熊廣一，渡邉悦生，日本食品科学工学会誌，**51**, 495-504（2004）
3) 大熊廣一，濱田（佐藤）奈保子，渡邉悦生，食品機械装置，**41**（7），46-53（2004）
4) 井上國世監修，食品酵素化学の最新技術と応用― フードプロテオミクスへの展望 ―，pp.237-243，シーエムシー出版（2004）
5) Y.-T. Kong et al., *Am. J. Enol. Vitic.*, **52**, 381（2001）
6) 野村典子，大橋実，大塚恵，足立収生，荒川信彦，食品衛生学雑誌，**37**, 109-113（1996）
7) 濱田（佐藤）奈保子，ジャパンフードサイエンス，**46**（9），71-75（2007）
8) 橋本建哉，みやぎ工業技術情報，**150**, 5（1998）
9) 大澤好明，桜井令子，矢澤誠一，大熊廣一，安平仁美，味噌の科学と技術，**43**, 97-104（1995）

第23章　おいしさと安全・安心を支える情報技術

杉山純一*

はじめに

「食の安全」という言葉を，さまざまな場面で耳にすることが多くなった。本稿では，「計測」と「情報」という立場から，どのような貢献が出来るか試みた事例をいくつか紹介したい。

1　異物検知の技術[1,2]

近年，消費者が食品の品質や安全性に大きな関心を持つようになり，果実を加工した製品（フルーツヨーグルトのソースなど）に混入した異物・夾雑物に対するクレームも増加している。そのため，果実加工工場では人手による目視検査を増強しているが，異物・夾雑物が果汁に染まり，果実とほぼ同じ色となってしまうため，異物・夾雑物を完全に除去することができないのが現状である。同じ色に染まってしまうため，通常の画像処理では，判別は困難である。そこで分光イメージング技術を応用して，異物を検出する事例を紹介する。

具体的には，近年，機能性食品として関心が高く消費者に絶大な人気を誇り，輸入量も増加しているブルーベリー果実を供試材料とし，適量の果実を常温で2時間放置し，解凍した。解凍の際生じる果汁を採取し，これに異物・夾雑物として用意した小石，毛髪，葉，枝，虫を1時間浸し，果汁の色を付けた。これらは，「異物が果汁の色に染まり，肉眼ではほとんど識別できない」という加工現場の状況を再現するためのモデル試料とした。

試料の分光画像を取得するため，図1のような分光イメージングシステムを用いた。本システ

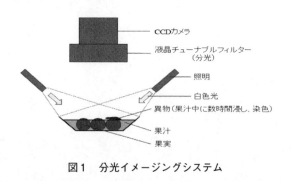

図1　分光イメージングシステム

* Junichi Sugiyama　㈱農業・食品産業技術総合研究機構　食品総合研究所　食品工学研究領域　計測情報工学ユニット　上席研究員；ユニット長

第23章 おいしさと安全・安心を支える情報技術

ムは照明装置，液晶チューナブルフィルタ及びCCDカメラより構成され，400～720nmの任意の波長で分光画像を取得可能である。

この分光イメージングシステムにて，405～720nmにおける果実および異物・夾雑物の吸光スペクトルを計測した結果が，図2である。450nm付近で小石の吸光度が他より大きいことが明らかとなり，この波長帯の分光画像を用いて小石が検知可能であることが示唆された。しかしながら，通常の吸光スペクトルでは，葉・枝のスペクトルが果実のスペクトルと完全にダブってしまい，識別が不可能なことがわかる。

そこで，次に，微妙な差を強調する2次微分という処理を施したものが図3である。2次微分吸光スペクトルにおいては，クロロフィルの吸収帯に相当する675nm付近で葉・枝の2次微分吸光度が果実より大幅に小さくなることが明らかになり，この波長帯の分光画像から2次微分分光画像を作成することにより，葉・枝の検知が可能であることが示唆される。

実際に，得られた分光画像から，図2で明らかになった450nmにおける，小石とその他の吸光度の中間値を閾値として二値化処理を行い，小石の検知画像として得られた結果が図4（中）である。また，675nm前後の3枚の分光画像を用い，差分処理を行って画像の各画素における2次微分吸光度を算出し，葉・枝とその他の2次微分吸光度の中間値を閾値として二値化処理を行

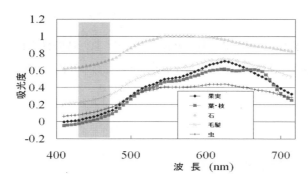

図2　果実と異物の吸光スペクトル

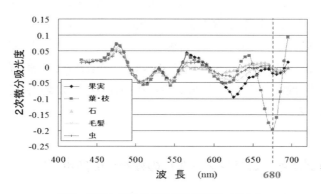

図3　果実と異物の2次微分吸光スペクトル

食品・医薬品のおいしさと安全・安心の確保技術

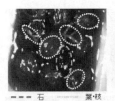 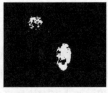 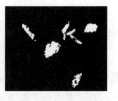

図4　石及び葉・枝の位置（左）と石の検知画像（中）及び葉・枝の検知画像（右）

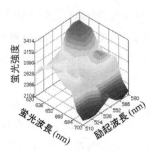 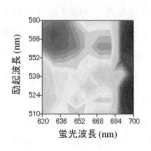

図5　蛍光指紋
試料：ローダミン（赤色色素），左：3次元表示，右：俯瞰図表示

い，白黒反転処理を施して，葉・枝の検知画像として得られた結果が図4（右）である。いずれも，小石及び葉・枝の検知画像における白色部分はそれぞれの異物・夾雑物が置かれた実際の位置（図4（左））と一致しており，分光イメージングが異物・夾雑物検知に有効であることがわかる。

2 蛍光指紋（励起蛍光マトリクス）[3]

蛍光指紋は，別名，励起蛍光マトリクスとも呼ばれ，試料に照射する励起波長と試料から発する蛍光の観察波長を変化させながら，試料の蛍光強度を計測して得られる等高線状のグラフである。図5に示すように蛍光指紋は，励起波長，蛍光波長および蛍光強度の3軸からなる3次元データであり，情報量は膨大である。この計測においては，吸光と発光という2つの過程を観察することになるので，従来の吸光スペクトルに比べて，さらに詳細な情報が含まれており，ほうれん草の相対含水率計測[4]，古代染色遺物や浮世絵の染料同定[5,6]，農薬の同定・検知[7]など，様々な利用がなされている。

3 かび毒（デオキシニバレノール）の検知への応用[8〜10]

デオキシニバレノール（Deoxynivalenol, DON）は，特に小麦やトウモロコシ類において，

第23章 おいしさと安全・安心を支える情報技術

赤カビ病菌が産生するカビ毒の一種である。DONの汚染は，穀類の収量・品質低下を招くばかりでなく，汚染穀物を摂取したヒトや動物に嘔吐，下痢，頭痛などの有害作用を示すため，世界中で重大な問題となっている。従来のDON検出にはUV検出器付き高速液体クロマトグラフィー（HPLC-UV）や電子捕獲検出器付きガスクロマトグラフィー（GC-ECD）または酵素免疫測定吸着法（ELISA）などが採用されており，測定結果を得るまでに時間を要すること，高価な分析機材や煩雑な前処理を必要とすることなどが克服すべき課題となっている。そこで，蛍光指紋で非破壊での迅速な検知を試みた。

蛍光指紋でDONの検知の可能性を確認した例が図6，7である。水とDON溶液の蛍光指紋は明らかに異なり（図6），主成分分析により，第1主成分と第2主成分の2軸によって，DONの有無，およびその濃度の違いを明確に識別が可能（図7）なことがわかる。

これらの結果から，蛍光指紋には微量であるDONに関して，定量性を伴った情報がふくまれていることが明らかになったため，小麦粉の状態での定量推定を試みた。詳細は，文献10）を

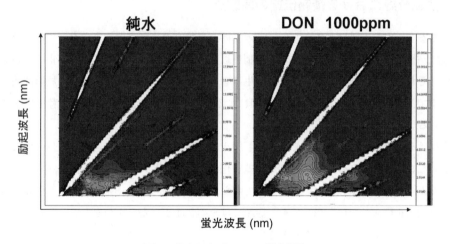

図6 純水およびDONの蛍光指紋

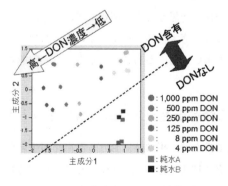

図7 主成分分析による識別

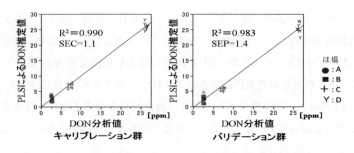

図8　蛍光指紋によるDON（かび毒）の定量推定

参照されたいが，図8に示すような定量性をもってppmオーダーでバリデーション群（検証用データ）においても定量推定できることが明らかになった。

4　食品分野における情報伝達の問題点

食品の安全・安心が叫ばれて久しい。最近では，未曾有の東日本大震災において福島第一原子力発電所が被災し，その影響で食品から規制値以上の放射能が検出されて出荷停止等の措置がなされた。それに加えて風評被害が被災地の生産者を苦しめている。また，食品の放射能問題が尾を引く中で，焼き肉チェーン店での生牛肉による集団食中毒事件が発生し，死者を出すまでに至っている。

問題点はそれだけに限ったものではない。例えば，生産者がどんなに苦労して作っても市場に出荷してしまえば他のものと一緒にされて差別化するのは難しい。市場や店舗も，特徴ある農産物をどのように販売するのがいいのか手だてがなかなかわからない。さらに，消費者に至っても安全な農産物を購入したいと思っても，店頭ではその判断がなかなかつかない。それに加えてトレーサビリティという言葉も加わってきた。

これらの本質は何かというと，情報が的確に伝わっていないことが大きい。必要な情報が，すぐに活用される形に処理されて提示されるのが理想であるが，残念ながら技術的には可能であっても諸般の事情で現場ではなかなか思うような情報伝達がなされていないのが現状である。例えば，農産物は他の食品と異なり，膨大な情報を持っている。産地，品種，生産者，収穫日，栽培方法，品質情報等，情報量が多いから，なおさら伝えることが困難なのである。

5　市場流通農産物の情報伝達システム「青果ネットカタログ：SEICA」

さて，緊急時の情報伝達ではなく，平常時における農産物の生産情報を伝達することを目的として，最新（当時）の情報交換技術（XML Webサービス）を実装して実用的に使えるように開発したのが青果ネットカタログ-SEICA（http://seica.info）である。農産物の基本情報を誰でも

第23章 おいしさと安全・安心を支える情報技術

自由に活用できるインフラができれば，様々な分野での事業展開が図れ，日本の農業および食品産業は大きく変わる。2002年8月に一般公開され，これまで数多くの改良を加えながら現在に至っている。このシステムは，それまでの生産組織ごとにシステム構築する無駄を省き，全国規模で誰もが自由に品目毎に情報を登録し，閲覧できる公的データベースであり，全ての機能が無料で利用可能である。すなわち，生産者はWebページのフォームから，自分の出荷する品目について，①生産物情報，②生産者情報，③出荷情報を入力する。その際，文字情報だけでなく，写真や音声等も登録可能である。登録されると，システムがその生産物に対し8桁のカタログNo.を自動発行する。生産者は，そのカタログNo.とWebアドレスを出荷する農産物のラベルや包装に印刷することで，細かな情報をインターネットを通じての公開が可能になる（図9）。

これは，いわゆる，青果物に対する背番号制の導入（あるいは住基ネット，牛の耳票の青果物版）といったイメージである。図10にSEICAに登録されたカタログ数の変化を示す。2011年

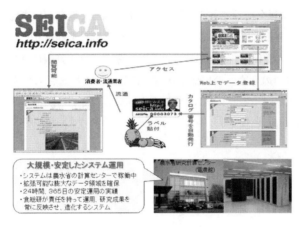

図9　青果ネットカタログ
(http://seica.info)

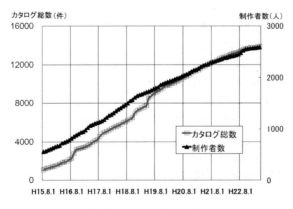

図10　カタログ数の推移

5月においては,約1万4千品目が全都道府県にわたって登録されており,着実に普及と利用が進んでいる。また,最近では,「食品の放射能検査データ」のホームページとも連携し,検索されたカタログ情報に関連する放射能検査データを自動的に表示するような工夫も追加されている。

6 XMLがつなぐ民間企業との公的DBの情報連携モデル

SEICAの1つの大きな特長は,XMLというインターネットでの標準規格で情報が蓄積されており,登録された情報を単にホームページや携帯電話で閲覧するだけでなく,外部のシステムがその情報を取り出し,再活用できることにある。また,このような仕組みの技術資料はSEICAのWebサイト上で公開がなされている。このことにより,基本的なデータはSEICAというデータベースを活用し,付加価値をつける部分(あるいはSEICAに無い機能)は民間のシステムで,という連携が可能になる。従って,例えば店頭での情報開示についても,民間企業がこの技術資料をもとにSEICAの情報を開示できるソフトや端末を競って開発し,市場に送り出すような民間主導の開発が期待できる。既に,このような方式でSEICAを利用したアプリケーションがいくつも実現しており,大手量販店が自社PBブランド米のネット通販に利用したり,外食産業での産地表示や学校給食での食育への展開,あるいは購入した農産物の生産情報を写真とともにPOSレジでの会計時に表示するシステム[11,12]なども開発されている。http://seica.info/download/katsuyo_jireishu_2009.pdf 参照。

文　　　献

1) 杉山純一ほか,ジャパンフードサイエンス,**45**, 29 (2006); M. Tsuta *et al., Food Sci. Technol. Res.,* **12**, 96 (2006)
2) 杉山純一ほか,特開 2004-301690 (2004)
3) 西川泰治ほか,蛍光・りん光分析法,共立出版 (1984)
4) 小西充洋ほか,農業情報研究,**12-1**, 25 (2003)
5) 下山進ほか,分析化学,**41**, 243 (1992)
6) 下山進ほか,分析化学,**47**, 93 (1998)
7) R. D. JiJi *et al., Analytica. Chimica. Acta.,* **397**, 61 (1999)
8) 藤田かおりほか,食品総合研究所研究報告,**72**, 23 (2008)
9) 藤田かおりほか,日本食品科学工学会誌,**55** (4), 177 (2008)
10) 藤田かおりほか,日本食品科学工学会誌,**58** (8), 375 (2011)
11) 島川悠太ほか,農業情報研究,**17** (3), 111 (2008)
12) 島川悠太ほか,農業情報研究,**17** (3), 119 (2008)

―商品開発編―

第24章　味覚センサを用いた,おいしさを重視した医薬品開発

北村雅弘[*]

1　医薬品開発における味覚センサの必要性

「良薬,口に苦し」といわれるが,医薬品を開発する上で薬物の苦味が問題となるケースは数多い。そのなかで,口腔内崩壊錠やドライシロップ剤などの開発では,味を中心とする服用感が重要な特性のひとつとなる。我々は常々,味が良く,患者にとって飲みやすい医薬品を開発したいと考えているが,服用性を評価する手法はほとんどヒト官能評価に限られている。官能評価はダイレクトな評価が得られる反面,評価者の基準のバラツキや主観判断となる問題点があり,より客観的な指標が求められている。このような背景のもと,味覚センサの有用性に着目した。

味覚センサとは,味を測る機械である。世界にも類のない「味のものさし」であり,味を客観的に評価できる分析機器として,すでに食品・飲料業界では汎用されている。「味」を数値化でき,グラフなどで「味」を視覚的に表現できる点が最大の特徴である。医薬品業界での味覚センサの活用はいまだ十分であるとはいえないが,その原因として,医薬品の味質が苦味に偏っていること,苦味のみが強すぎること,味やおいしさの付与に対する必要性認識が低かったことなどが挙げられる。しかし近年においては,アドヒアランス向上を目指した製剤開発が要求され,患者の服用性を高めることにより製品の差別化を図ることが求められるようになりつつある。

それでは,なぜ医薬品の味をセンサーで測定する必要があるのか。まず初めに,食品や飲料と異なり,医薬品の味見は危険であることが挙げられる。原薬や製剤の味見は,極力回避すべきである。一方で,患者に服用して頂くことを考えると,ヒト官能評価を実施することなく医薬品を開発することは難しく,実際には,最小限のヒト官能評価試験を実施することがある。この際に,強い苦味を有する薬物や後味の残る薬物では連続的な評価が難しい。また,味を客観的に表現し,記録することも困難である。官能評価試験を行う際にも,多くの人数を必要とすることやパネラーの習熟度や体調に結果が左右されるという問題点がある。こういった観点から,ヒト官能評価に代わりうる何らかの「味のものさし」が必要となっており,味覚センサのような味を数値化できる機器は非常に有用であるといえる。

当社においても,味覚センサは医薬品開発時の味の羅針盤として,また味覚設計をわかりやすく伝達する手段として活躍している。ここでは,医薬品開発への味覚センサ活用事例を紹介する。我々の目指すところは,「医薬品の味を表現すること」である。

　　＊　Masahiro Kitamura　沢井製薬㈱　製剤技術センター　製剤技術グループ　副主任研究員

2 原薬の味比較マップ

医薬品原薬は，そのまま服用すると苦味や酸味など不快味を有することが多い。味覚センサ（TS-5000Z：インテリジェントセンサーテクノロジー）で，種々の医薬品原薬の味質を測定しマッピングした（図1）。横軸は苦味の強さを，縦軸は酸味の強さを示している。この図から，各原薬がどのような味質特性を有しているかを概ね把握することが出来る。たとえば，ピオグリタゾン塩酸塩は酸味は強いが苦味はさほどではなく，エピナスチン塩酸塩はかなり強い苦味を有していることが判る。また，セチリジン塩酸塩は強い苦味と強い酸味を有していることが判るが，実際本原薬のOD錠化に際しては，苦味マスキングおよび酸味マスキング両面からの製剤設計が要求された。

たとえば成分Aを新たに開発しようとした場合，酸味への配慮はほとんど必要ないレベルであるが，一方で苦味が非常に強いことが予想され，高度な苦味マスキングが必要であると考えられる。このように，過去に開発した原薬との比較により，新たに取り組む製剤開発の難易度が予測できるようになった。原薬の味質特性に合わせた設計方針をたてることができ，苦味強度のランク分類により，どのレベルのマスキング手法が要求されるかも予測できるようになる。

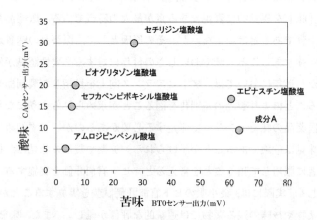

図1　原薬の味比較マップ（濃度 0.03mg/ml 時のセンサー出力）

3 セチリジン塩酸塩OD錠「サワイ」における苦味マスキング

セチリジン塩酸塩は，ヒスタミンH_1受容体拮抗剤であり，末梢H_1受容体に選択的に結合しアレルギー反応を抑制する薬物である。本薬剤の開発において最大の問題点となったのは，原薬の強い苦味であった。

本OD錠の設計に際しては，原薬の苦味マスキングが不可欠であったため，β-シクロデキストリン（以下β-CD）を活用して苦味を抑制している[1]。図2は，β-CDを用いた場合と用いな

第24章 味覚センサを用いた，おいしさを重視した医薬品開発

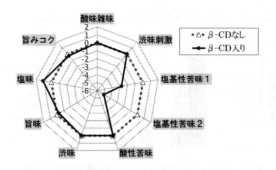

苦味のみ大きく減少していることが判る

図2 β-CD の苦味マスキング効果

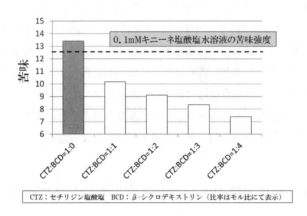

CTZ：セチリジン塩酸塩　BCD：β-シクロデキストリン（比率はモル比にて表示）

図3 β-CD 添加量と苦味マスキング効果

かった場合の味比較チャートを示しているが，β-CD は苦味のみを選択的に抑制していることがわかる。また，図3に示すようにβ-CD は原薬の苦味を用量依存的に抑制していた。この味覚センサデータと最終製剤の官能評価試験結果を組み合わせることで，β-CD の最適添加量を容易に設定することができた。最終的に，甘味剤による甘さとわずかに残る酸味にマッチしたフレーバー（5 mg 錠はレモンフレーバー，10 mg 錠はストロベリーフレーバー）を配合することにより，「おいしくて飲みやすい」と非常に好評な製品を設計することができた。

4　ドネペジル塩酸塩 OD 錠「サワイ」における苦味マスキング

ドネペジル塩酸塩は，アルツハイマー型認知症の中核症状である認知機能障害の進行を抑制する薬物である。本原薬は服用後の後味に強い苦味および痺れを有しており，ヒト官能評価では連続的な製剤比較評価が困難な薬物であった。このため，味覚センサによる製剤評価が非常に有効であった。

食品・医薬品のおいしさと安全・安心の確保技術

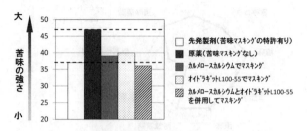

図4　ドネペジル塩酸塩OD錠の苦味マスキング評価

　本剤の開発において，種々検討の結果，医薬品添加物として汎用されているカルメロースカルシウムおよびオイドラギットL100-55で苦味マスキング効果が認められた。錠剤化した後に味覚センサにて測定したところ（図4），それぞれ単独添加時においても苦味マスキング効果が認められたが，苦味を十分に抑制している先発製剤のレベルには達していなかった。最終的に，両マスキング剤を併用することにより，苦味はさらに減弱し目標とするレベルに到達した[2]。

　ヒト官能評価では差が小さい場合には，両者の判別が困難であったが，味覚センサを用いたことで目標とする地点が明確となり，より良い製品の開発に繋がった。また，マスキング効果を視覚的に表現することが可能になり，第三者への説明が容易となった。

5　セフジニル細粒小児用10%「サワイ」のおいしさの理由

　製品上市後に，細粒剤の味について他社製品よりも好評な製剤があった。セフジニル細粒小児用10%「サワイ」である。本品はセフェム系の抗生物質であるが，味覚センサ導入以前に設計した製剤であり，我々自身もなぜ自社製品が高く評価されるのか把握できずにいた。「自社品は苦味がなくおいしい」，「他社品は苦い」という声があがっていたため，苦味センサーにて測定を行ったが，いずれの製剤についてもほとんど苦味は検出されなかった。そこで，その他の味センサーを用いて測定した。その結果，図5に示すように自社製剤は他社製剤に比べて「甘味が大きいこと」及び「酸味が少ないこと」が判明した。甘味については，自社品では他社品に含まれていないアスパルテームを配合しており，十分な甘みが服用性の評価を高めているものと思われた。一方，酸味については原薬由来の味と推察されたが，ユーザーが苦いと感じていた味はこの酸味であると考えられた。このように，ヒト官能評価では酸味などの不快味を苦味と誤認知している場合も多く，このような観点からも機器分析による評価の優位性が認められた。結果として，製品の好まれる（もしくは好まれない）理由が明らかとなり，これらの知見は今後の製品開発の一助となると考えられた。どのような味がユーザーに好まれるのかを把握していれば，製品開発するうえで非常に有利である。

第 24 章 味覚センサを用いた,おいしさを重視した医薬品開発

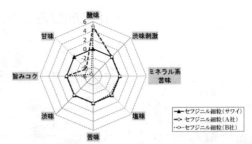

(セフジニル細粒小児用10%「サワイ」を基準(0)とした際のレーダーチャート)

図5 セフジニル細粒(製品間の味比較)

6 セフカペンピボキシル塩酸塩小児用細粒 10%「サワイ」の飲み合わせ情報マップ

小児への薬物投与においては,服薬拒否による保護者の苦労が多いことはよく知られるところである。このため,小児用医薬品を発売している各製薬企業からは,「○○に混ぜて服用すると苦味を感じにくくなります」といった服用方法の工夫がしばしば提示されている。これらの情報提供はほとんどがヒト官能評価に基づくものであるが,味覚センサを活用し,より客観的で科学的なデータに基づくイメージマップの作成を試みた。小児に最も繁用されているセフェム系抗生物質セフカペンピボキシル塩酸塩小児用細粒を対象薬剤として選定した。

本剤を各種飲料や食品に混ぜたサンプル溶液の苦味・酸味について,味覚センサにて測定した。その結果,pH が比較的高かったココア(pH6.8)や牛乳(pH6.6)などで苦味・酸味が減弱したが,pH の低かったオレンジジュース(pH3.7)やピーチジュース(pH3.4)では苦味・酸味が増強した(図6)。また,これらの結果はヒト官能評価と一致するものであった。医薬品を服

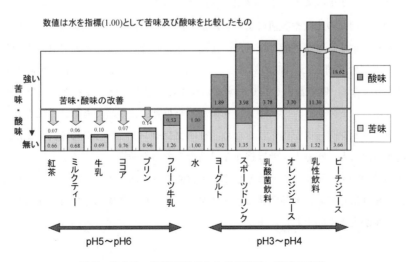

図6 各食品・飲料に混ぜたときの苦味・酸味の変化

食品・医薬品のおいしさと安全・安心の確保技術

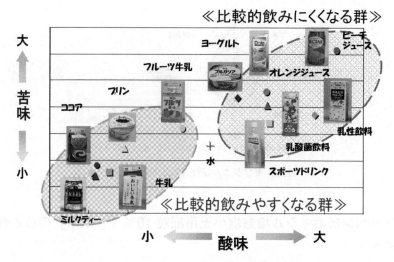

図7 味覚センサによる飲み合わせ情報マップ

用する際に混ぜる飲料や食品により，服用感に大きな差が生じることが味覚センサ測定結果からも実証された[3]。また，図7に示すような味を視覚的にイメージできる情報に加工することで，より理解しやすいユーザーフレンドリーな情報提供が可能となる。

7 味覚センサの導入効果（まとめ）

　味覚センサの導入により「味の数値化（見える化）」が実現し，服用しやすく，味の良い医薬品の開発が進めやすくなった。まず第一に，原薬そのものの味質や味強度を把握することにより，どのようにアプローチすべきか，より適切に判断できるようになった。次に，製剤の味を測定することにより，製剤間の比較や数値による記録が可能となった。これにより，苦味のマスキング効果などを容易に示すことが可能となった。また，味見の繰り返しが軽減され，主観判断による意見の相違が大部分解消した。「味のものさし」を得たことで，より味の良い製品の開発が可能となったばかりでなく，味覚設計を判りやすく伝達することが可能となった。この「伝達力向上」が最も重要なポイントである。マスキング効果などを視覚的に表現できるようになり，誰もが判り易いプロモーションデータが得られるため，社内プレゼンテーションの際に，また，販促資料として活用する際にと，味覚センサは様々な場面でその力を発揮している。

　従来，医薬品の味を表現することは難しく，主観的でややあいまいな議論がなされてきたが，ヒトの味覚を頼りにしていた製品開発に客観性が加わり，味を考慮しなければならない医薬品開発研究のレベルが大きく向上した。

第 24 章 味覚センサを用いた,おいしさを重視した医薬品開発

文　献

1) 北村雅弘, *PHARM TECH JAPAN*, **27**, No.4, 699-706 (2011)
2) 中川知哉他, *PHARM TECH JAPAN*, **28**, No.3, 511-517 (2012)
3) 原田綾子他, *PHARM TECH JAPAN*, **28**, No.4, 741-745 (2012)

第25章　味覚センサを用いた冷凍食品の開発

若生直浩[*1]，田嶋　徹[*2]

1　はじめに

「火にかけるだけで本格的なうどんが楽しめるアルミ鍋の"鍋焼うどん"」。1978年にコンビニエンスストアで発売されて以来，今や30年を超えるロングセラー商品となっている（図1）。

1974年，大阪ガスグループの冷凍食品会社として設立されたのが，㈱キンレイの前身にあたる「近畿冷熱（きんきれいねつ）㈱」である。なぜ，ガス会社が冷凍食品？　それは，液体の天然ガスを気化するときに生じる，マイナス162℃の冷熱をなんとか利用できないかと模索した新事業であった（その後，1991年に㈱キンレイに社名を変更）。

そこで，当時の開発担当者が注目したのが，アルミ鍋入りの冷凍鍋焼うどんである。実は，開発担当者はうどんの本場・四国讃岐の出身で，「あの商品を改良し，讃岐うどん本来の食感を再現できれば，必ず売れるはず」と考えた。こうして，彼の試行錯誤の日々が始まった。当時の冷凍鍋焼うどんは，だしの中に麺と具材を入れた状態で冷凍していた。だしはかつお，昆布，椎茸でつくった自慢の味。しかし，ガスコンロで煮込むと，麺が延びたような歯ごたえのない食感になってしまう…。

「関西のうどんは，だしはよいが麺のコシがない」開発担当者には，なんとしても讃岐うどんのようなコシのある麺を完成させたいという想いがあった。小麦粉の配合や麺の太さなどを見直し，試行錯誤の毎日が続いた。そんなある日，たまたま余っただしを捨てずに，アルミ鍋に小分けして冷凍した。翌日，その凍っただしの上に冷凍した麺と具材をのせて加熱したところ，前日

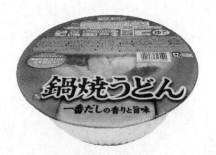

図1　アルミ鍋の"鍋焼うどん"

---

*1　Naohiro Wako　㈱キンレイ　食品事業カンパニー　商品開発部　副主任研究員
*2　Toru Tajima　㈱キンレイ　食品事業カンパニー　品質保証部　部長

第 25 章　味覚センサを用いた冷凍食品の開発

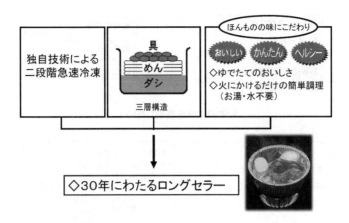

図 2　アルミ鍋商品の美味しさの秘密 — 三層構造

とはまるで違う，しっかりとコシのある麺に仕上がった。凍っただしの上に冷凍麺をのせた状態で火にかけると，まず先にだしが溶け，そこに麺が沈み，延びることなく，コシのある状態に仕上がる。弊社独自の「三層構造 — だし，麺，具材を分けて冷凍 —」が誕生した瞬間である（図 2）。その後は，30 年を過ぎた今も，多くのお客さまに愛される定番商品となっている。

そんな私たちのこだわりは，「ずばり本物志向！　専門店の味をご家庭で！」をキャッチフレーズに，美味しさに関して，とことんこだわり続けることである。そのため，弊社の商品は同じカテゴリーの中では少し割高であるが，一旦，手に取り食べていただくと，必ずご納得いただける商品を目指し，開発を続けている。そんな商品開発が，DNA として根付いている。

2　味覚センサとの出会い

「自分たちは美味しさにこだわっている，こんな手法をとって美味しい食品を創りあげている」といっても，お客様サイドから見ると「やはり本当はどうなの？」となる。お客様のこのような疑問への回答が求め続けられている。そこで，ここ数年いろんな手法にトライしてきた。だしの美味しさやお客様の好み（トレンド）を探索するために，専門店の味について数値化を行ってきた。

まずは，BRIX，塩分，さらには，アミノ酸，核酸量分析等々。これらは確かに一定の物差しにはなるが，本当に人が感じる美味しさを客観的に評価しているかというとそうではない。そんな思いをもち，試行錯誤している中，ある展示会のブースで味覚センサの説明を受けた。当時はスーパードライに端を発し，各社が新たなビール開発に力を注いでいた頃であり，その味の傾向を表す手段として味覚センサが用いられているという情報は既に得ていた。しかし，本当に人間の舌センサを装置として再現できるのか疑心暗鬼であった。何度かメーカーであるインテリジェントセンサーテクノロジー社を訪問し，実際に弊社商品を分析，評価し，これは使えると納得，

食品・医薬品のおいしさと安全・安心の確保技術

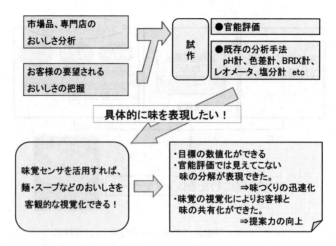

図3　味覚センサの活用パターン

購入にいたったのが2005年の初め。以降，様々な商品開発の場面に活用している。本稿では，そのなかで役立った活用例をいくつか紹介させていただくことにする。

3　味覚センサの活用例

図3は弊社における味覚センサの活用パターンをまとめたものである。味覚センサを活用することで，麺・スープなどの美味しさを客観的に視覚化できる。その結果，目標の数値化ができる，官能評価では見えてこない味の分解を表現できる，味覚の視覚化により味の共有化ができる，といった成果を生んでいる。

3.1　有名ラーメン専門店スープの開発

図4に示している通り，弊社が味覚センサのすばらしさを存分に味わわされた一件であり，今までも，講演会などで何度もご紹介したデータである。

結論から入ると味覚センサの良さは，何といっても「味」が識別できることにある。この点は今までの分析装置にはなかった画期的なことであると考える。このような商品開発は，既存の開発業務でも時間をかければできなかったことではない。しかし，全体的に旨味が足りない，コクが不足している，と考えれば，コクを深めることだけしか頭になかった。しかし，味覚センサは，味を識別して，数値化してくれる。今回であれば苦味を強くするという手法を示唆してくれた（図4レーダーチャートの「苦味／食」）。商品開発で味創りを経験した方は誰もがぶつかる味の足し算引き算を数値で教えてくれる。実際にこの開発は大成功であった。この数値をもって改良したサンプルは自分たちも自信があったが，ラーメン店主も即OKとなった。また商品としても販売予測を上回る結果を導いてくれた。

第 25 章 味覚センサを用いた冷凍食品の開発

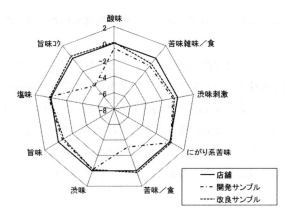

図 4 味覚センサ活用例 ラーメンスープの開発

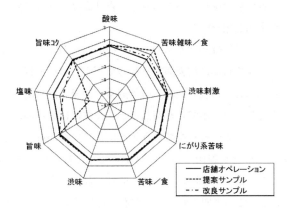

図 5 味覚センサ活用例 パスタの味比較

「味を分解する」，簡単そうでできない。このことをこの装置は私たちに示してくれた。さらに「コク」が持続的な味であることを読者の皆さんはご理解いただけると思う。味覚センサの優れた点は，いわゆる先味，後味を数値化できるという点にも認められる。後味を強くする，つまり持続する味を付与するには，単に味を強くするだけでなく，いわゆるスープの物性面にも関わる点を示唆してくれる。実際にとろみを少し加えることで，この値（味覚センサではCPA値という）をお店のスープ値に近づけることにも成功した。

3.2 パスタの味比較

図 5 は，麺の応用例として，パスタの味比較である。弊社は，自家製麺だけではなく，要望に応じて，乾麺を茹で上げ，冷凍したものを外食産業に提供させていただいている。あるレストランから要望があり商品提案を行った所，味・食感などかなり厳しい要求があり，何度も何度も開発を繰返し，提案した。しかし，どうもしっくりこない，何かが違うと指摘され続けた。どうも

ソースとうまくマッチングしない。お店に赴き，店頭調理品をいただき，弊社での試作品と比較したのが図5である。

結果は，実に単純であった。提案品の塩分値がお店と比較し低かったのである。店舗での茹で工程における塩の使用量も聞き，それを再現すべく試作したつもりであったが，結果として，同じものができていなかった。読者の皆さんからすれば，「そんなこともわからなかったのか」と思われようが，開発を経験した人なら理解してもらえるはず。のめり込めば，のめり込む程，客観的な視点を失う。いくら上司や周りのメンバーからコメントを受けても，自分の舌を信じている。そんなときにとても冷静にヒントを与えてくれる。味覚センサはそんな利点も持ち合わせている。

3.3 専門店の味比較図

活用例の最後として，専門店の味比較図を作成し，自社商品の味の位置を把握，技術開発の方向性について知見を得た事例を紹介する。

弊社の主力商品のひとつは「鍋焼うどん」であり，そのこだわりの一つは「だし」である。そして，本物志向の専門店の味を目標に技術開発を行っている。試作を行う上で，特定の目標となる専門店の味を官能的に把握し，再現を試みるのは通常の開発手法である。しかし複数の専門店の味について全体像を把握し，その中で自社商品はどんな位置にいるのか，味の特徴に差はあるのか，といった傾向分析は既存の分析技術ではうまくできていなかった。そこで味覚センサを導入した際，作成したのがこの味比較図である（図6）。ここでは，データの中から特徴的な「旨味コク，塩味」を抽出した二次元散布図について，弊社商品を中心値として示した。

結果は，1店舗を除いた全ての専門店がグラフの右上側に位置し，弊社商品に比べて「旨味コク，塩味」が強いことがわかった。味覚センサ特有の「旨味コク」は，既存の分析技術（図3）

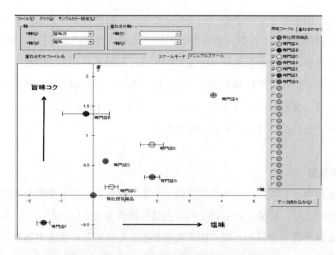

図6 味覚センサ活用例　専門店の味比較図

では得られない知見であり，この分析結果から，弊社商品の味は専門店のだしに比べて，「旨味コク」と「塩味」のバランスが相対的に弱く，さらに専門店の味特徴に近づけるためには，改善の余地があることがわかった。

　この得られた知見をきっかけとして，より専門店の味に近づけるため，節類，昆布の種類や配合の検討，抽出方法やだしの基本である水の研究など，現在に至り「本物志向のだし」へ探求を続けている。味覚センサの利用により作成した味比較図から「自社の味の位置」を客観的に視覚化できた良い事例であったと考えている。

4　おわりに

　冒頭の繰返しになるが，「ずばり本物志向！　専門店の味をご家庭で！」をかかげて弊社は商品開発に取り組んでいる。また，商品を創りあげる上で，「ただ美味しい」だけではなく，それが，「どうして美味しいのか」について解明していかなければ，食品メーカーとしてのノウハウが蓄積されない。この二つの架け橋として，味覚センサによる客観的な味の数値化が弊社の商品開発に利用できていると感じている。

　本稿では，弊社，及び弊社商品の成り立ち，味センサとの出会い，そして味センサの活用事例について実際のデータを引用して紹介をさせて頂いた。これらの内容を通じて，「美味しさ」が客観的に視覚化できること，その手法として味覚センサが有効であることが，少しでも読者の皆さんに伝われば幸いである。

第26章　味覚センサを用いたコーヒー創り

石脇智広*

1　はじめに

　コーヒーはもっともポピュラーな嗜好飲料の一つである。もともとお茶の文化があった日本にもしっかりと根付いており，日本はいまや世界第3位のコーヒー輸入国となっている[1]。TVで缶コーヒーのCMを見ない日はなく，街に一歩踏み出せば昔ながらの喫茶店から流行りのカフェまで，さまざまなコーヒーショップを見ることが出来る。オフィスにはオフィス用のコーヒーサービスがあり，スーパーマーケットにはたくさんの家庭用レギュラーコーヒー（焙煎豆もしくはそれを挽いた粉），インスタントコーヒーが並んでいる。

　石光商事㈱（http://www.qualityofcoffee.com）は創業100年を超えるコーヒーの生豆（なままめ）輸入の老舗である。また，グループ内に焙煎工場，インスタントコーヒーの加工工場を有しており，永年に渡って原料供給から加工まで，さまざまな形で国内外のコーヒー産業を支えてきた。その中で筆者の所属する研究開発室はコーヒーの商品開発に携わっており，味覚センサをそのための最重要ツールと位置づけて活用している。本章ではこれまでに私たちが手がけてきた事例に基づき，味覚センサを用いたコーヒーの味創りについて紹介させていただく。

2　コーヒー創りにおける味覚センサの有用性

　コーヒーには生産量の65％を占め，高品質かつ高価なアラビカ種と，35％程度の生産量を占め，低品質で安価なカネフォラ種とがあり，両者には成分の違いに起因する風味差がある。また，同じ種であっても，産地，生豆への加工工程，グレードなどによっても風味やその安定性に違いが認められる[1]。

　消費国に輸入される前の状態で，このような複雑な風味の要因を持っているが，消費国でおこなわれる加工（焙煎，ブレンド）で風味はさらに多様化する。一般に深煎りにするほど酸味が弱くなり，苦味が強くなるが，同じコーヒーでも何℃まで何分かけて焙煎するかによって程度は異なってくる。そうしてできあがった焙煎豆を複数配合するブレンドによるバリエーションは無限と言ってもよい。

　コーヒーの商品設計をおこなうブレンダーになるには，こうしたコーヒーの風味の多様な変化を理解することが必要である。現状そのための主流は，経験を積み，体に覚えさせる方法である。

　＊　Tomohiro Ishiwaki　石光商事㈱　研究開発室　室長

しかし，系の複雑さに加えて，コーヒー産業では官能評価学に基づいた風味の評価が他の食品産業に比べて遅れているため[2]，客観性を保ちつつ，体系的に学習を進めるのが困難である。そのため，ブレンダーの育成には長い時間がかかってしまうのが一般的であり，これはコーヒー産業にとっては大きな課題といえる。

当社の顧客の多くもこの課題を抱えており，2名しかブレンダーがいない当社も状況は同じである。筆者はこの課題を解決するために味覚センサに着目した。官能評価との相関性が高く，客観性の高いデータを再現性よく測定できる味覚センサはこの課題を解決する有用なツールとなりうるからである。事前に当社のブレンダーの評価との相関を確認した後，Intelligent Sensor Technology, Inc. 製の TS-5000Z を購入し，課題の解決に取り組んだが，課題を解決するだけでなく，当初想定していなかった効果があることが分かった。1つは蓄積されたデータから客観性の高い顧客あるいは一般消費者のニーズが見えることである。もう1つはヒトにはできない味創りができることである。味覚センサを起点とした商品設計手法を採り入れることで，開発時間を短縮でき，優秀なブレンダーにもできなかった味と価格の最適化が可能となった[3]。

3 味覚センサによるコーヒー創り

3.1 データベース構築

味覚センサ購入後に最初に取り組んだのはデータの蓄積である。酸味，苦味，旨味，塩味，渋味，それぞれに選択性の高いセンサ5本を使用して，さまざまな生豆をさまざまな焙煎度に加工してレギュラーコーヒーの基礎データを採り，さらに当社が輸入しているインスタントコーヒーのデータを採った。また，市販されているレギュラーコーヒー，インスタントコーヒー，リキッドコーヒー（缶コーヒーやチルドコーヒー）の味の測定もおこなった。その結果は GC/MS など他の機器を使った分析結果や価格情報，POS データなどとともにデータベース化されており，現在も更新を続けている。

3.2 インスタントコーヒーの商品設計

インスタントコーヒーはレギュラーコーヒーの抽出液を濃縮，乾燥させたものである。全日本コーヒー協会の統計（http://coffee.ajca.or.jp/data）によると，日本人は平均して1人1週間あたり10.9杯のコーヒーを飲んでおり，そのうち半分近い4.7杯がインスタントコーヒーである。さまざまなコーヒーが普及した現在においてもインスタントコーヒーが重要な商品であることがうかがえる。

家庭用あるいは業務用（ベンダーなど）のインスタントコーヒーの商品設計については，大手NB商品の味をターゲットとしたPB商品創りがテーマになることが多い。この場合，味がターゲットに近いことはもちろんであるが，NB商品よりどれだけ安くなるかが一つの大きなポイントとなる。

食品・医薬品のおいしさと安全・安心の確保技術

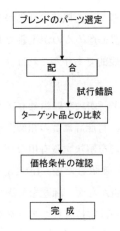

図1　従来おこなわれてきた商品設計
優秀なブレンダーであれば試行錯誤の結果，ターゲット品に近い味を創ることができるが，それが一番近いか，一番コストパフォーマンスがいいかは分からない。

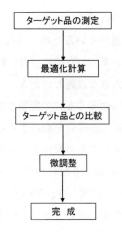

図2　味覚センサを利用した商品設計
はじめにターゲット品の測定をおこない，それに対する最適化配合を解析的に求める。ほとんどの場合，微調整は不要で，求められた配合は設定された味の許容範囲内で一番安いものとなっている。

　従来の商品設計では，ブレンドのパーツの候補をずらりと並べ，ターゲットと味を比較しつつ，ブレンダーがどのパーツをどの比率で配合するかを決めていた（図1）。有能なブレンダーは味を近付けることができる。しかし，その配合がすべての組み合わせの中でベストであるかは分からないし，求めた配合が価格条件を満たすか否か，あるいは味の許容範囲内でもっと安くなる配合がないかも分からないのである。

　味覚センサを使った商品設計の概要を図2に示す。はじめにターゲット品の測定をおこない，求める味を数値化する（その際に味の許容範囲も数値化しておく）。次にデータベースから候補となるパーツのデータを取り出し，計算をおこなう。「配合比率をパラメータとして，目標とする数値範囲内で一番価格が下がる配合を求める」，これはいわゆる最適化問題であり[4]，ごく簡単なプログラムを組むことで最適解を求めることができる。特定の原料を一定量以上配合するような制約条件を設定することも可能である。求められた最適化配合の味がターゲット品に近いかを確認し，必要に応じて微調整を加える，ヒトがおこなうのはこれだけである。この程度の作業であれば，ブレンダーは要らない。実際に当社では営業担当者がこの作業をおこなうこともある。

　この手法により当社の商品開発速度は上がった。ブレンダー不在時にも作業を進めることができ，ターゲット品のデータが登録済みであれば，数分で最適化配合を求めることも可能である。客観性の高い数値データまで提供できることも顧客に安心感を与え，プラスに働いているように見受けられる。そして，何よりも最適化の効果が顕著であることが大きい。最適化配合に基づくPB商品の価格は顧客の希望価格よりも10％程度安くなるケースが多い。

第 26 章 味覚センサを用いたコーヒー創り

3.3 リキッドコーヒーの商品設計

　缶コーヒーやチルドタイプのコーヒーの商品設計については，データベースを解析して，各ブランドの特徴や「微糖タイプ」のような商品カテゴリーの特徴を理解しておくことが有効である。ブランドオーナーの嗜好に沿った提案が必要であることは言うまでもないが，明確なコンセプトが求められる市場であり，従来品とどこがどのように違うかが数値として見えることは重要である。

　缶コーヒーについては，原料価格をどれだけ抑えられるかが大きなテーマになりつつある。ここ数年，コーヒーの原料価格は一般のニュースでも採り上げられるほどの高騰を見せているが，一方で自動販売機での販売価格を上げることができないという現実があるからである。この場合，前述の味と価格の最適化の手法が活きてくる。パーツの対象となるのは，最も高価ではあるが風味の評価が高いアラビカ種レギュラーコーヒー，最も安価で風味の評価が低いカネフォラ種インスタントコーヒー，その中間に位置づけられるカネフォラ種レギュラーコーヒー，アラビカ種インスタントコーヒーの4タイプである。ブランドオーナーがどの程度味の許容幅を設定するかを探りながら，コストパフォーマンスを追求していくことになる。従来の商品設計では，レギュラーコーヒー100％に拘る代償として低級品の配合比率が増え，風味が大きく低下するケースも少なからず見られた。しかし最近では，インスタントコーヒーの配合比率として許容できる範囲を設定した上で最適化配合を求め，風味を損なわずに価格を下げる，そのような事例が増えつつある。これは理論的背景が明確かつ分かりやすいデータがサンプルと一緒に提示できる効果であると考えている。

3.4 レギュラーコーヒーの商品設計

　レギュラーコーヒーの場合，一般にインスタントコーヒーよりも香りが強い傾向がある。価格志向の強い粉製品であれば香りの重要度はさほど高くはないが，高級品では香りこそ付加価値と言っても過言ではない。レギュラーコーヒーの商品設計については，味だけを数値化する味覚センサの測定結果だけでは通用しないことが多々あると言ってよい。

　当社は加工したレギュラーコーヒーを販売するだけでなく，生豆を焙煎業者に提供する業務もおこなっている。そのため，自社工場での製造を想定して商品設計する場合と，当社の原料を用いたたくさんの顧客の多様な商品設計をサポートする場合がある。それぞれの対応について以下にまとめる。

　生豆を供給する立場では，それぞれの顧客が加工後の商品にどのような風味を求めているかが分からないことが前提になる。そのため，1つの原料に対してさまざまな焙煎をおこない，加工時のイメージづくりに役立つデータを提供することが多い。高級品については，味だけでなく，香りのデータも提供している。データベースを参照しつつ，その原料の特徴を明確にしていく。風味の特徴，焙煎時の変化は同じ国のコーヒーでも異なることが多く，このようなデータは顧客の原料選び，商品創りに役立つと好評いただいている。一例を図3に示す。

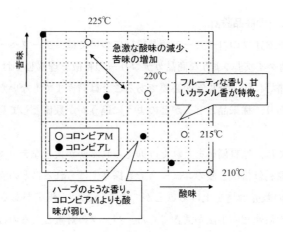

図3 商品特性の図示化の一例
複数の焙煎度に対して味，香りのデータを採っている。

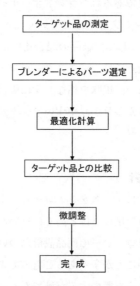

図4 香りの影響が大きい場合の最適化手法
現状，香りのデータの効果的な数値化ができておらず，
ブレンダーがパーツの選定をおこなっている。

　加工品を提供する立場では，ターゲットを設定して，それに対する最適化配合を求めることになる。この時，データベースを参照し，対象となるカテゴリーに対する一般消費者のニーズを見出すことが重要と考えている。トレーニングを積んだブレンダーの嗜好と一般消費者の嗜好が合致しないことがしばしば起こるからである。
　最適化の手法はインスタントコーヒーの場合と変わらない。事前にブレンドのパーツになりうるさまざまな原料のデータを採っておき，それを使用する。ただし，レギュラーコーヒーは香り

第 26 章 味覚センサを用いたコーヒー創り

の寄与が大きいため，ターゲット品の香りと比較的近い原料を事前に絞り込む作業が発生する（図4）。この作業にはブレンダーが不可欠であり，現在の課題となっている。

GC/MS による香気成分分析のデータとのリンクを検討しているが，今のところ成果を出すに至っていない。匂いセンサの利用など，他の手段も含めて検討を重ねていきたいと考えている。

4　まとめ

当社の事例に基づきつつ，味覚センサを用いたコーヒー創りの手法をご覧いただいた。コーヒーの商品設計においてブレンダーの育成，確保は大きな課題であるが，味覚センサはその代わりとなって，もの創りのサポートをしてくれる。

味覚センサが一台あれば，客観性の高い味のデータベースを構築することができ，そのデータは顧客あるいは一般消費者のニーズを教え，商品間の違いを明確にし，さらにはヒトにはできない味と価格が最適化された配合を示してくれる。

今後の課題として，いかにして香りの寄与をデータベースに取り込むかが挙げられる。

文　　　献

1) 全日本コーヒー検定員会 監修，コーヒー検定教本，p.20，全日本コーヒー商工組合連合会 (2012)
2) 石脇智広，におい・かおり環境学会誌，**38** (5), 368 (2007)
3) K. Toko, ed., "Biochemical Sensors: Mimicking Gustatory and Olfactory Senses", Pan Stanford Publishing (to be published)
4) K. G. Murty, "Linear Programming", John Wiley & Sons, Ltd. (1983)

第27章　味覚センサを用いた新しい医薬品の創製

原田　努[*1], 櫻井真帆[*2]

1　新製剤への期待と課題

著者らは製剤の開発に際し，可能な限り医療の現場を訪問し，患者の声を直接聞いて製剤設計することをポリシーとしている。ある時，がんでお子様を亡くされた母親から「闘病中は服薬が辛かった。小さな子供は苦い薬が本当に飲めないので，いつも薬と格闘していた。何とか改善して欲しい」と言われ，薬を飲めたら子供が大好きだったシールを貼れるお手製の服薬カレンダーをいただいた。小児にとって，薬の味は薬効と同義であることを痛感した。同様に，疾患や障がいのため服薬の必要性を認識できない患者にとっても，味や飲み込みやすさなどの服用性は重要である。近年，ジェネリック医薬品の進展に伴い，主薬および規格が同じ製剤が多く上市されているが，生物学的同等性が確保された製剤であっても，服用性の異なる製剤が臨床において多く見られることが指摘されている[1]。経済性，効率性も重要な側面であるが，薬は服用されなければ効果を発現できないことも忘れてはならない。

昨今の国内医薬品業界において，服用しやすい製剤として特に期待されている剤形が，口腔内崩壊錠であることに異論の余地はないであろう。国内最初の口腔内崩壊錠ガスター®OD錠（アステラス製薬）が，続いてエチゾラム錠「EMEC」（エルメッドエーザイ）が1997年に上市されて以来約15年が経過し，患者および医療機関の認知と要望は急激に高まってきている。同様に近年注目を集めている製剤としてゼリー剤が挙げられる。国内最初の内服ゼリー剤はカロリール®ゼリー（佐藤製薬）であり，1995年に上市された。2000年に発売されたアーガメイト®ゼリー（三和化学研究所）は，水分摂取制限のある腎不全患者の服薬負担を軽減できたため，まさに選ばれる剤形として高い支持を得た。ただし，これまで開発されたゼリー剤は，有効成分量が数100mg〜数10gであり，「薬を食べる」形態にすることは必然的な対応であったとも言える。これに対し，著者らが開発したアルツハイマー型認知症治療剤アリセプト®内服ゼリー（2009年発売）は全量10g中に，有効成分として3mg，5mg，10mgをそれぞれ含有する製剤であり，主薬濃度は0.1%以下となっている。認知症患者に多い拒薬や嚥下困難の課題を解決するために，あえて総量を増やし「デザート感覚で食べる薬」をコンセプトに開発した。この点において，これまでのゼリー剤とは開発コンセプトが似て非なるものであり，新薬の内服ゼリー剤としても世界初の上市となった。

[*1] Tsutomu Harada　エーザイ㈱　エーザイ・ジャパン　CJ部　企画推進室　課長
[*2] Maho Sakurai　エーザイ㈱　Pharmaceutical Science & Technology　製剤研究部　主任

第27章　味覚センサを用いた新しい医薬品の創製

　以上述べてきたような易服用性を意図した新しい製剤は，味が悪ければ本来の目的を果たせない為，製剤研究者にとって味は最も重要な評価項目の一つとなる。著者らは，医薬品の味を客観的かつ安全に測定するために，ビールやお茶などの食品の実用例しかなかった1997年より，味覚センサを用いた薬の味の定量的評価に取り組んできたので，本章でその一端を紹介する。

2　医薬品開発初期における原薬の味の評価

　医薬品開発の初期段階においては毒性や安全性に関するデータが少ないため，ヒト官能試験により味を評価することはハードルが非常に高い。一方で，開発スピードを早めるために，開発初期には製品としての最終的な剤形である錠剤やカプセル剤ではなく，原薬（活性成分）の水溶液や懸濁液という仮の剤形とも言うべき簡易製剤（Simplified Formulation）で治験に入る事例も近年増えている。溶液や懸濁液というダイレクトに原薬の味が出てしまう簡易製剤において，その味が被験者にとって服用可能かどうか，あるいはプラセボとの識別不能性の評価は重要である。
　フリー体とリン酸塩の2つの形態をもつ開発初期の原薬を，市販の水性懸濁化液を基剤に用いて調製し，味認識装置（SA402B）により味の評価を行った例を図1に示す。フリー体原薬を用いた時には原薬濃度による味の差は検出されなかったが，リン酸塩原薬では懸濁液の味が酸味と苦味雑味を帯びていることが推定された。また，このリン酸塩原薬を用いた場合には，原薬濃度に従って酸味と苦味雑味が増加していくことも明らかとなった。この結果より，懸濁液で投与する場合，原薬自体の味よりも塩が味に与える影響が大きいことが推定される。また，開発初期の化合物の味を正確に予測することは非常に難しいが，この段階で高い精度は必要ない。例えば，図2のようにこのリン酸塩原薬水溶液を，飲用可能なクエン酸水溶液と比較することにより，高濃度のクエン酸水溶液とだいたい同種の味であることが推測できる。開発初期段階においては，味を大まかに予測することで臨床試験の質を高めることは十分可能であり，有用な方法と考えられる。

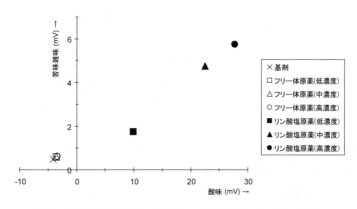

図1　開発初期医薬品の懸濁液の味認識装置による評価結果

食品・医薬品のおいしさと安全・安心の確保技術

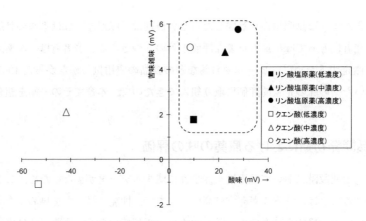

図2　開発初期医薬品の懸濁液の味（クエン酸との比較）

表1　アリセプト®内服ゼリーの官能試験の結果

		被験者					
		A	B	C	D	E	F
保存条件	40℃/75%RH 6M	わずかに甘味低下	一部甘味低下	ほぼ同等	変化無	変化無	やや発酵臭有
	25℃/60%RH 12M	変化無	一部甘味低下	一部甘味低下	変化無	変化無	変化無
	25℃/60%RH 36M	わずかに甘味低下	変化無	変化無	変化無	N.D.	変化無

N.D.＝No Data

3　内服ゼリー剤の味の評価

ドネペジル塩酸塩を主成分とするアリセプト®内服ゼリーの開発における味の評価について紹介する。初めに，ヒト官能試験の結果を示す。あらかじめ，甘味・塩味・酸味・苦味・うま味の基本味5つを見分けられるか識別能力試験を実施し，そこで選抜された6名を被験者として選んだ。開発中のアリセプト®内服ゼリー3mg，5mg，10mgの経年保存品（保存条件：40℃/75%RH 6箇月，25℃/60%RH 12箇月，25℃/60%RH 36箇月）を被験物質とし，各々初期値に相当する5℃保存品を対照として試験した。その結果を表1に示す。5℃保存品に対して経年品で変化が無いと判定した被験者がいる一方で，甘味の低下を感じた被験者が存在した。また，25℃/60%RHの12箇月保存品で変化を感じた被験者が，その3倍の期間保存した25℃/60%RHの36箇月保存品に対しては変化を感じないと評価する逆転現象が認められた。

実際には，甘味料として使用しているアセスルファムカリウムの安定性は十分確保されており，また食感（テクスチャー）の指標となるゼリー強度も3年間変化がないことを確認している。このことから，製剤に化学的・物理的な変化は見られず，味も変化するとは考えにくい。すなわちヒト官能試験より，「苦味はマスキングされたままであり，製品の味は室温保存3年間ほぼ変

第27章 味覚センサを用いた新しい医薬品の創製

化無し」という一定の結論を導くことは出来たが，その一方で，官能試験はその方法や被験者の体調に左右されることが多く，客観的に「味」を評価することがいかに難しいかを示す結果となった。

次に，味認識装置を用いてアリセプト®内服ゼリーの味の安定性を評価した例を示す。塩基性苦味センサにAC0，AN0およびAT0，苦味雑味センサにCO0，酸味センサにCN0，旨味センサにAAE，塩味センサにCTO，渋みセンサにAE1の8種類を採用した。被験物質は官能試験と同じくアリセプト®内服ゼリー3mg，5mg，10mgの経年保存品とし，対照品として5℃保存品を使用した。原薬に由来する苦味の強さの指標として，0.01mM，0.1mMおよび1mMのドネペジル塩酸水溶液を調製し，併せて測定した。

室温に相当する25℃/60%RHの36箇月保存品と5℃保存品に関し，各センサの応答値を主成分分析し，寄与率の大きい第1主成分と第2主成分について，図3に示す。図より，室温36箇月保存品と5℃保存品間で差がほとんどなく，味の経年変化は認められないことが分かる。さらに詳しくみるために，酸味センサと苦味雑味センサの応答値を図4に示す。室温36箇月保存品と5℃保存品を比較した結果，酸味および苦味雑味に変化がないことが明らかとなった。さらに，3濃度水準で調製したドネペジル塩酸水溶液と内服ゼリー3mg，5mg，10mg各製剤を比較してみると，ゼリー剤のドネペジル塩酸塩モル濃度はそれぞれ約0.7mM，1.2mM，2.4mMであるが，いずれのゼリー製剤も0.1mMドネペジル塩酸水溶液より酸味および苦味雑味が小さいことが分かる。アリセプト®内服ゼリーはカラギーナンによりドネペジル塩酸塩の苦味を効果的にマスキング[2,3]しており，その効果が経時的に減弱することなく維持されていることが確認できた。

以上のように，ゼリー剤の様な食品に近い剤形の医薬品の開発において，ヒト官能試験だけに頼ることなく，味センサによる客観的なデータの提示ができることは非常に有用であった。今後も増える新製剤の開発において，従来の医薬品試験項目のみならず，味についても品質および安定性を担保することは今後ますます重要になってくると考えられる。

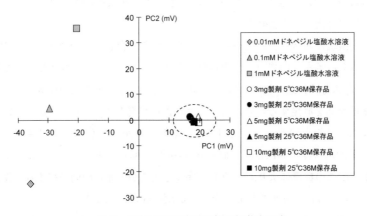

図3　25℃/60%RH 36箇月保存品の味

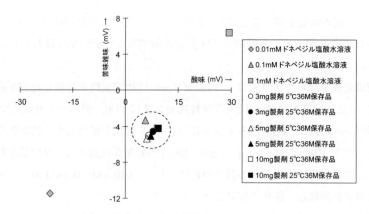

図4　25℃/60%RH 36箇月保存品の味（苦味マスキング効果の評価）

4　固形製剤の味の評価

　主成分である原薬の味を評価する場合，薬物を溶かした水溶液の味を測定する方法は適切な処理と考えられる。しかし，薬物の味が不快な場合，通常は様々な製剤的工夫が加えられているため，固形製剤を単に水に溶解させて測定した味は，人が服用する際に製剤が呈する味と大きく解離する可能性がある。一例を挙げれば，苦味を呈する主薬顆粒にセルロース誘導体などでコーティングを施し，口腔内では顆粒は溶けないが，服用後に消化管内で溶ける様に設計された口腔内崩壊錠の場合では，言うまでもなく製剤を水に溶かして味を測定したのでは全く意味がない。また，口腔内崩壊錠は口腔内で速やかに崩壊してこそ易服用性を発揮する製剤であるが，崩壊に30秒以上要する錠剤が市場には存在し，これらは口腔内で溶けないが故に苦味が発現しにくいが，本来の目的を果たせていない。

　以上の観点から，著者らは固形製剤，特に口腔内崩壊錠の味の測定のために，口腔内での服用後の時間を考慮した測定法を開発し，口腔内での崩壊の速さと不快な味のマスキングの両立を目指した製剤設計に取り組んできた[4~7]。本章では，尿失禁・頻尿治療薬のプロピベリン塩酸塩の口腔内崩壊錠を例に評価方法を紹介する。

　プロピベリン塩酸塩は非常に苦いため，種々の多糖類を配合し，そのマスキング効果を比較検討した。処方を表2に示す。口腔内での味の変化を推定するために，口腔内崩壊錠試験器ODT-101（富山産業）と味認識装置を組み合わせて用いた。ODT-101の概略を図5に示す。本器は口腔内崩壊錠の崩壊時間を測定するために著者らが新たに開発した[8~10]ものである。試験開始と同時に，ステンレス多孔板上にセットした口腔内崩壊錠の下面のみが37℃の試験液（精製水）に接するように自動的に水位が調節され，おもり（10g）と回転シャフト（25rpm）により錠剤にせん断力がかかる。この機構により，舌の上に乗った錠剤が上顎との間に挟まれ，微量の唾液の浸透により崩壊する口腔内の状態を模した条件で崩壊時間が測定できる。

　本検討では，プロピベリン口腔内崩壊錠を試験器にセットし，崩壊試験を開始した15秒後に

第27章 味覚センサを用いた新しい医薬品の創製

表2 プロピベリン塩酸塩口腔内崩壊錠の検討処方

処方名	0	1	2	3	4	5
プロピベリン塩酸塩	5	5	5	5	5	5
ルディフラッシュ®	193	188	188	188	188	188
ステアリン酸マグネシウム	2	2	2	2	2	2
κ カラギーナン		5				
ι カラギーナン			5			
λ カラギーナン				5		
寒天					5	
ペクチン						5
錠剤重量	200	200	200	200	200	200

単位：mg

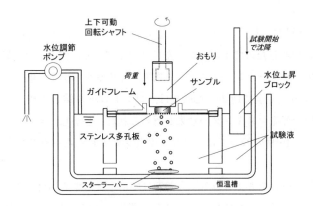

図5 口腔内崩壊錠試験器 ODT-101 の概略図

表3 口腔内崩壊錠試験器により測定した崩壊時間

処方名	崩壊時間（秒）
0（コントロール）	13.97
1（κ カラギーナン）	14.04
2（ι カラギーナン）	29.86
3（λ カラギーナン）	25.02
4（寒天）	32.71
5（ペクチン）	34.23

試験器を停止させた。この時点で試験液は自動的に水位が下がり，口腔内崩壊錠から離れる仕組みなので，それ以上崩壊はしなかった。試験器停止後直ちに試験液を濾過して試料溶液とした。同様に，プロピベリン口腔内崩壊錠を完全に崩壊させて崩壊までの時間を測定し，直後の試験液を濾過して試料溶液とした。

各口腔内崩壊錠の崩壊時間を表3に示す。さらに，15秒後および完全崩壊後の苦味センサ

食品・医薬品のおいしさと安全・安心の確保技術

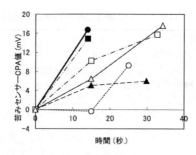

図6　プロピベリン塩酸塩口腔内崩壊錠のODT-101における
　　　苦味センサCPA値の経時変化
0-コントロール（●），1-κカラギーナン（■），2-ιカラギーナン（▲），
3-λカラギーナン（○），4-寒天（□），5-ペクチン（△）

K523のCPA値を，時間に対してプロットし図6に示す。コントロール錠とκカラギーナン配合錠は，15秒以内に崩壊したので1ポイントだけとなっている。図6より，崩壊開始15秒では，λカラギーナン，ιカラギーナン，ペクチン，寒天，κカラギーナンの順にマスキング効果が高いことがわかる。一方，完全に崩壊した直後は，コントロール錠と比較し，ιカラギーナン，λカラギーナンの順で苦味マスキングの効果が認められた。しかし，κカラギーナンは苦味抑制効果が非常に小さく，15秒の時点ではマスキング効果がみられたペクチンと寒天には効果がないことが読み取れる。

　ここで実際の服薬シーンを考えてみる。高齢者は多剤を併用する場合が多いことから，口腔内崩壊錠でも他の普通錠と共に水で服用されることが報告されている[11,12]。高齢者用の製剤を開発する際には，崩壊後の味を重視するより，速やかに崩壊する口腔内崩壊錠の方が患者にとって優しい設計であるかもしれない。一方，乗りもの酔い薬など単剤で水なしでの服用が想定される製剤を開発する際には，崩壊後の味を良好にすることが重要と考えられる。すなわち，本検討範囲で考えれば，高齢者には崩壊の速いκカラギーナンを配合した製剤が適しているかもしれない。あるいは，λカラギーナン配合錠は，15秒までほとんど苦味がないので，口腔内での崩壊を待たずに水で服用する場合には，最も苦味がマスキングされた製剤と言える。これに対し，ιカラギーナン配合錠は崩壊後に最も苦味マスキング効果が高いことから，水なしで口腔内で崩壊させてから服用する製剤に適していると考察できる。

　以上より，固形製剤の味の評価には，口腔内での崩壊と味のプロファイルを考慮する必要があり，口腔内崩壊錠試験器と味センサの組み合わせが有用であることを示せた。

第 27 章 味覚センサを用いた新しい医薬品の創製

文　　献

1) 村山信浩, 昭和大学薬学雑誌, **2** (2), 149-158 (2011)
2) 鵜飼宏治, 粉体工学会 秋期研究発表会発表論文集, 92-93 (2002)
3) 鵜飼宏治, 特許第 4234666 号
4) 原田努, 電子情報通信学会技術研究報告, OME2000-80, 125-130 (2000)
5) 原田努, 第 12 回固形製剤処方研究会シンポジウム講演要旨集, 29-40 (2002)
6) 原田努, 第 22 回物性物理化学研究会講演要旨集, 17-21 (2004)
7) Harada T., *Chem. Pharm. Bull.*, **58** (8), 1009-1014 (2010)
8) Narazaki R., *Chem. Pharm. Bull.*, **52**, 704-707 (2004)
9) Harada T., *Chem. Pharm. Bull.*, **54**, 1072-1075 (2006)
10) Harada T., *J. Drug Del. Sci. Tech.*, **20** (5), 377-383 (2010)
11) 弓削吏司, *Therapeutic Research*, **27** (9), 1865-1870 (2006)
12) 上杉章紀, 日病薬誌, **43** (7), 958-961 (2007)

第28章　味覚センサを用いた新しいだしの創出

土居幹治*

1　はじめに

　割烹料理から加工食品まで，和食の根幹をなす素材は間違いなくかつお節や煮干し，昆布など水産系のだしである。たっぷりとだしを効かせた配合は，満足感と同時にある種の郷愁と幸福感をもたらしてくれる。薄味で旬の食材を引き立てつつも，しっかりとしたコク味で全体のバランスを取る天然のだし。まさに，日本料理は水の料理，だしの料理なのだ。

　しかし，コストを考慮すると潤沢に使えないのがだし素材。だしを効かせて専門店の味に近づけるか，あるいは調味料たっぷりの低価格路線で妥協するか。味とコストのバランスを取りながら市場のニーズに応えることは，永遠の課題である。

　このような状況下で威力を発揮するのが味覚センサである。これまで，コク味を正確に表現できる分析機器はなかったが，味覚センサを使用すると，旨味とコク味のバランスを定量的に評価できる。

　本稿では，味覚センサによる和風だしの検証と，新しいだし素材の創出について記述する。

2　節類の味

　節類を味覚センサで分析すると，大きく2つのグループに大別される（図1）。あっさりかつお節系とこってり雑節系である（雑節はかつお節以外の節類の総称）。雑節は苦味というクセはあるが，コク味も強い。特に飛魚節がコク味の頂点にあり，ラーメン業界が好むのも頷ける。

3　荒節と枯節の違い

　かつお節には2種類の節が存在する。煮たカツオを煙で燻しただけの荒節と，それをかび付けした枯節である。

　かび付けは，アスペルギルス属のかびによる発酵工程であり，約2ヶ月を要する。よって，枯節の方が手間がかかり高価であるが，その上品な味と香りが関東地方を中心とする多くの消費者から支持されている。

　日本において，かつお節の製造工程（荒節）が確立したのは室町時代末期から江戸時代初期に

＊ Mikiharu Doi　マルトモ㈱　開発本部　常務執行役員開発本部長

第28章　味覚センサを用いた新しいだしの創出

かけてであるが，冷蔵庫がなかった当時，日持ちの悪い荒節の消費は生産地周辺に限られていた。それが元禄期に入り，偶然発見されたかび付け法により枯節は保存性が向上することがわかり，在庫や流通が可能となり一気に消費が拡大したのである。

しかし，冷蔵保管技術が発達した今日，保存のためにかび付けする必要はなく，人々は上品な味と香りを求めて枯節を手にするのだ。

筆者らは[1]，かび付けによりかつお節かびが香気成分中のフェノール類を O-メチル化することで燻臭が上品になり，これが枯節の香りであることを明らかにした（図2）。しかし，かび付けによる呈味成分の変化に関する報告はなく，枯節の美味しさが何に由来するのかは明らかにされていなかった。

その枯節の味が味覚センサで検証できたのだ。1番かび，2番かび，3番かびと発酵が進むにつれ，酸味と渋味が減少し，コク味が増加している（図3，4）。お蕎麦屋さんが枯節を好む理由がここにある。酸味や渋味のないすっきりとしただしは煮込んでもくせがなく，濃口醤油との相

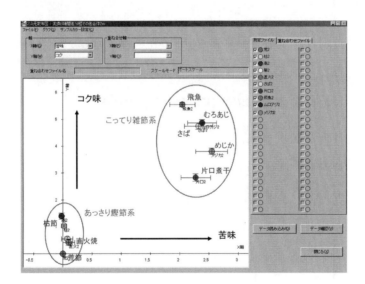

図1　節類の味の傾向

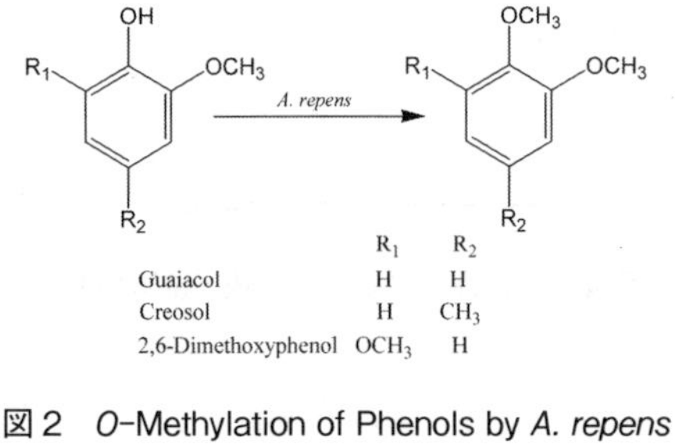

図2　O-Methylation of Phenols by *A. repens*

性も抜群。濃厚なそばつゆに枯節は欠かせない。

　江戸元禄期，いにしえ人はかつお節の表面がかびに覆われてしまうという逆境をチャンスに変え，かび付けという発酵工程に昇華させた。枯節は，日本人の叡智が詰まった伝統食品なのだ。

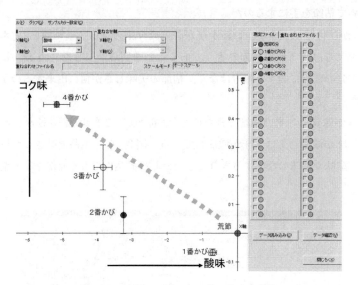

図3　かび付けによるコク味・酸味の変化

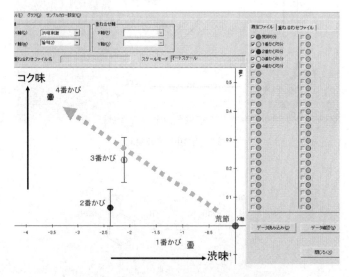

図4　かび付けによるコク味・渋味の変化

第28章　味覚センサを用いた新しいだしの創出

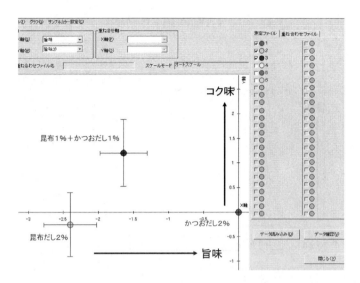

図5　かつおだしと昆布だしの相乗効果

4　かつお節と昆布の相乗効果

　図5は，かつお節と昆布の相乗効果を検証した事例である。かつお節2％だし，昆布2％だしより，かつお節1％＋昆布1％の方がコク味が強く出ている。調理の常識とされながらも明確なデータが存在しなかったかつお節と昆布の相乗効果が，客観的数値で証明されたのだ。
　相乗効果のおかげで，かつお節由来の動物性タンパク質と昆布由来の植物性タンパク質をバランス良く摂取できる不思議。大自然の摂理を食卓に届けた八百万の神のはからいを，味覚センサが代弁してくれたのである。

5　だしの減塩効果

　かつお節をたっぷり使ってだしを取ると，薄味でも本当においしい料理が出来る。そして，だしが濃いから結果的に料理が減塩になる。この減塩効果を検証してみた（図6）。
　だしの有無以外全く同じ配合の吸い物を試作して分析したところ，当然ながら，だしを含む吸い物は旨味が強く出るが，驚くことに同じ食塩の配合でもだしの効果で塩味を強く感じることがわかったのだ。だしなしで食塩10g配合（塩分1.27％）に比べ，だしありで食塩6g配合（同0.92％）は塩分実測値が3割弱低いにもかかわらず，塩味を強く感じるのは驚きである。
　これを商品で実践しているのがA社のチルドラーメンスープ。だし感が強く，旨味，コク味が強いA社品であるが（図7），塩味を分析してみると，スープの塩分が0.83％であるにもかかわらず，0.9％台の商品と同じ塩味となっている（図8）。だしを効かせたことによる塩味増強効果で，スープをおいしく飲み干しても喉が渇かないラーメンスープとなっているのだ。

食品・医薬品のおいしさと安全・安心の確保技術

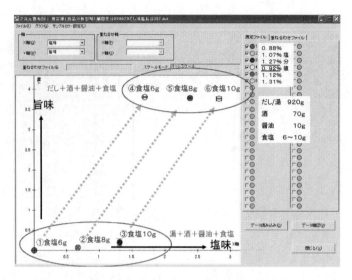

図6　かつおだしの塩味増強効果

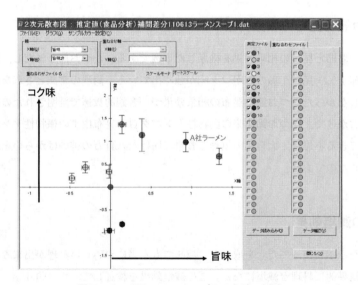

図7　チルドラーメンスープのコク味・旨味

6　コク味を上げる

　枯節や飛魚節を使用すると和風料理のコク味が増すことは明らかになったが，どちらも高価な食材で気軽には使えない。そこで，コク味調味料「ボニザイム」の登場である。

　ボニザイムはかつお節を酵素分解した調味液で，ペプチドを多く含む。めんつゆに0.5％から2％ボニザイムを添加する実験でも，コク味増強効果が確認できた（図9）。めんつゆに限らず，

第 28 章　味覚センサを用いた新しいだしの創出

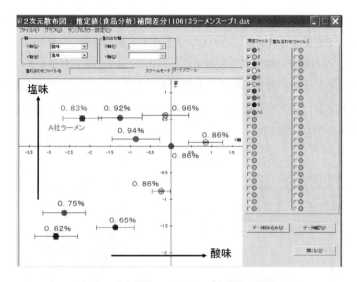

図8　チルドラーメンスープの酸味・塩味

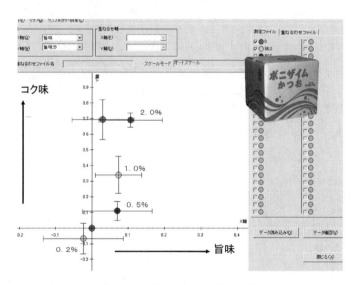

図9　ボニザイムのコク味増強効果

さまざまな食品にボニザイムを添加すると低コストでコク味を付与することが可能となり，かつお節をたっぷり使った配合に近づくのだ。

7　新しいだしの創出

これからのだしに求められるのは，さらなるコストとコク味の追求ではないか。最終商品の値

227

食品・医薬品のおいしさと安全・安心の確保技術

上げが見込めず，原材料が高騰を続ける現状で消費者の舌を満足させるには，強力なだし感とコク味を持つ調味料が必要なのである。そのヒントとなる実験を味覚センサで行った。

前述のボニザイムの酵素分解時間を短縮すると，Brix とペプチド含量が低下し，それに伴ってコク味も減少する。また，酵素分解時間を延長すると Brix は上昇するが，過剰な酵素反応でペプチド含量が低下し，コク味も減少してしまう。適正な酵素分解条件が適正なペプチド量と強いコク味を演出するのだ（図10）。

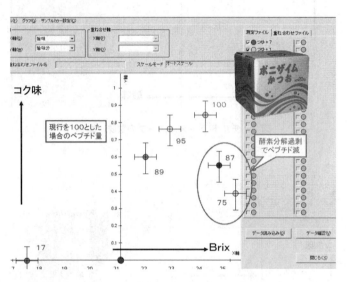

図10　ボニザイムのコク味とペプチド

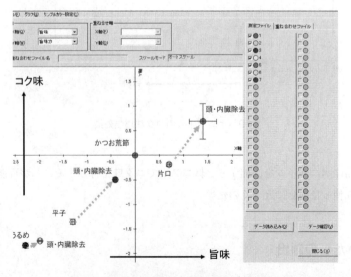

図11　煮干しの頭・内臓除去とだしの味

228

また，煮干しの頭と内臓を除去するというおばあちゃんの知恵袋的な手間をかけることでもコク味は増加する（図11）。平子煮干し，片口煮干し共にその傾向が顕著であるが，ウルメ煮干しは頭と内臓を除去した際のコク味の変化が少なかった。珍味として頭からかぶりつくウルメ煮干しは，頭と内臓にもコク味があるだろう。

8　まとめ

味覚センサでコク味を検証することにより，「だし感」というあいまいな味の輪郭が明らかになりつつある。和食の美味しさを支えるだし素材のすばらしさが数値化でき，だしメーカーの一員として感無量である。

家庭でだしを取らなくなったという現実はあるが，一人でも多くの消費者にかつおだしの良さ，和風だしのすばらしさが伝わり，食卓に万朶の花かつおが咲くことを願うばかりである。

文　　献

1) M. Doi *et al., Agric. Biol. Chem.*, **53**, 1051-1055（1989）

第29章　飲料・食品の嗜好性の解明とその評価法

永井　元*

1　消費者の購買行動からわかる嗜好性要因

　スーパーやコンビニエンスストアの食品売り場に行くと，いろいろなメーカーの実に多くの飲料製品が並べられている光景を目の当たりにできる。「商品の種類が多くてどれを選んだらいいかわからない」といった消費者の声もよく耳にする。たとえば，ペットボトル入りのお茶だけを考えてみても十数種類に及ぶほどである。どれを選ぶかはその商品に対する何らかの興味で選択する場合もあるし，その商品に対する魅力を知った上で選択する場合もある。飲料の場合はおいしさや期待する機能・効能をあらかじめ知っていて選択する場合もある。こういった何らかの判断を下しながら，あるヒトは非常に理論的に，あるヒトは直感的に商品を選ぶという行動をとっているといえる。

　このような行動モデルは商品の購買行動を規定する意思決定の仕方を解明するのに非常に重要な方法である。何を判断基準にしてお客様が商品を選ぶのか，飲料や食品の場合について，その心理状態や商品購入の動機について考えてみたいと思う。食べ物や飲み物に関するヒトの行動は，食行動という生物学的な行動規範に基づいて形成されている点が，他の商品の購買行動とは違う特有の行動を示すポイントである。

　本章では，飲料における嗜好の形成やその商品購入における意思決定のメカニズムについての今まで得られた知見をもとに考察する。先ほどから述べたように，食品についての嗜好形成は味や匂いなど生理学的なバックグラウンドを考慮したモデルを構築することが必要になる。それらに起因した習慣形成に至るメカニズムについてもふれたい。さらに，飲料におけるこれらの評価の実例として，購買行動の要因のひとつとなっている商品の機能性についての評価の実例や，新奇飲料に対する嗜好性形成の評価の実例について述べる。最後に，嗜好を客観的・定量的に計測するための方法論について具体的な研究例をあげて述べる。これらの方法論や要素技術が，具体的な商品設計においてどのように役に立つかを考察しようと思う。

2　嗜好形成・獲得メカニズムの仮説

　食品や飲料の嗜好形成のステップについて図1にその概略を示す。
　飲食物の物質的な理解は味，匂い，外観の印象など非常に多岐にわたる。そのなかで味覚・嗅

---

　*　Hajime Nagai　サントリービジネスエキスパート㈱　価値フロンティアセンター　部長

第29章　飲料・食品の嗜好性の解明とその評価法

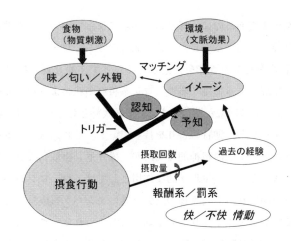

図1　食品・飲料における嗜好形成要因の関係

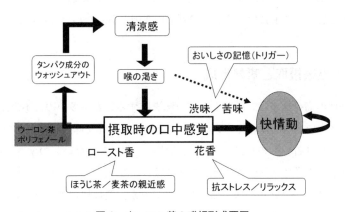

図2　ウーロン茶の嗜好形成要因

覚がメインの感覚刺激として認知される．しかし，ここで注意すべきことは，ヒトでは視覚情報の認知が無視できないことである．食品の香味評価は，色やパッケージなど外観の情報に影響を受け，香味評価自体も修飾されることを忘れてはならない．また，このようにして得られた食物の認知情報は，過去の経験や商品イメージによって作られた記憶情報と照合されることで，摂食行動をするべきかが判断される．つまり，おいしいか，まずいかの状況判断はこのときになされると考えてよい．この判断時の認識が次回の摂取に対して直接影響を与える経験となるわけである．この記憶との照合のループで生じる快・不快情動が，繰り返して摂取する際の基本情報となると考えられる[1,2]．

　具体例として，ウーロン茶の香味に対する嗜好獲得の例を図2に示した．

　ここに示すように味や香りといった感覚情報が，まず認知の手がかりとなっていることがわかる．ウーロン茶の香味の特徴となっている苦味や渋味は，お茶特有の香味，すなわちお茶のおいしさを記憶するのに役立っている情報である．このような苦味や渋味は，動物にとっては危険信

号で，さけるべきシグナルであるのに，繰り返し摂取によっておいしさを喚起するシグナルとなる点については後ほど詳しく述べる。また，香り成分のうち，ロースト香は日本人がむかしから飲み慣れているほうじ茶や麦茶の香味を連想させることで，繰り返し摂取を喚起させる役割をもっている。さらに，発酵によって生じるウーロン茶特有の花のような香りには，気分を鎮静させる効果，すなわちリラックス効果が期待できる。嗜好飲料として歴史的に残っているコーヒー，お茶，ワイン，ウィスキーなど，独特の香りを持っている。それにもしヒトをリラックスさせる効果があるとしたら，おそらくこの精神的な効用が，繰り返し摂取による嗜好性の発現に寄与しているかもしれないと考えられる。生理学的な作用としては，ウーロン茶の渋味成分である特有のポリフェノールが，口中に残った食べ物の成分（特にタンパク質成分）と容易に結合して，それらを洗い流すことで口の中をすっきりさせる効果も考えられる。さっぱりした後味がウーロン茶で体感され，この作用により嗜好が形成されるわけである。以上のように，日本人にとってわずか30年前から飲み始められたウーロン茶が，どこの家庭の冷蔵庫にも入っているようなポピュラーな存在となった理由には，複数の嗜好形成要因があるためではないかと考えている。

3 事例1：継続摂取と嗜好形成

　一般的に嗜好性の高い飲料は，香味として苦味を有することが多いのは不思議なことである。苦味は元来，生き物にとっては毒物のシグナルであり，その味を味わえば，その刺激を回避する行動が生じる。つまり苦いものを食べれば，「まずい→食べたくない」の学習が成立することになる。これではまるで嗜好は形成されないように思われるが，このような不快情動は時として反復学習することにより，それが不快で無くなるどころか，逆に快情動を喚起させることがある。本来苦痛なはずのランニングが快感に変わるランニングハイの現象などがこれである。この現象は相反過程理論と呼ばれ，食べ物でも成り立つのかに興味をもたれていた。そこで我々は，実際に市販されている苦味飲料を用いて，その香味に対する嗜好が獲得するかどうかを調べてみた[3]。図3にその結果を示す。

　苦味飲料としては，イタリアで市販されている「サンビター」を用いた。この飲料についてまったく飲用経験のないアメリカ人22名を被験者とした。単純接触効果を調べるために，この新奇な苦味飲料を9日間毎日飲用させ，同じく新奇な飲料である苦味を有さないビートジュースとその嗜好形成を比較した。その結果，苦味飲料に対してその嗜好度が大幅に上昇していることがわかった。この際に甘味や苦味といった香味に対する感じ方が変化を受けていることもわかった。この苦味飲料は，繰り返し摂取することによって苦味を感じなくなり，より甘味を感じるようになったことがわかる。生まれて初めて飲んだコーヒーやビールがものすごく苦く感じた経験と比較して，毎日飲んでいるコーヒーやビールの苦味はほとんど意識に上らないことは，誰もが経験することといえる。

　このように最初は必ずしも心地よくない感覚が，繰り返して接することによりいったん心地よ

第 29 章　飲料・食品の嗜好性の解明とその評価法

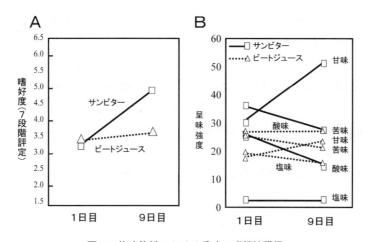

図 3　苦味飲料における香味の嗜好性獲得
A：香味嗜好度　B：各香味強度　の 9 日間の変化を示す（N = 22）

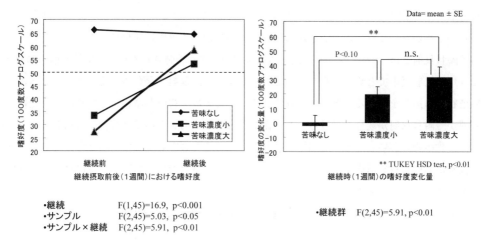

・継続　　　　　　F(1,45)=16.9, p<0.001
・サンプル　　　　F(2,45)=5.03, p<0.05
・サンプル×継続　F(2,45)=5.91, p<0.01

・継続群　　F(2,45)=5.91, p<0.01

図 4　ビター試作飲料における苦味濃度と嗜好変化の関連性

く感じるようになると，その獲得した嗜好性はなかなか消去されないと考えられている。新しい香味の嗜好を定着させるには，このようなプロセスを頭に入れておくとよい。

　この科学的なメカニズムを具体的な商品開発に応用した例を次に示す。前述の「サンビター」を用いた実験例より，苦味の継続摂取による嗜好上昇を確認できたので，苦味を特徴とした香味の清涼飲料を設計・試作して嗜好度の変化に対する最適苦味強度を検討した。同じ糖酸度で同一のフレーバーを含む試作飲料に対して苦味強度の異なる 3 種の飲料に対して，それぞれ 16 名の被験者を用いて 1 週間の継続飲用評価を実施した[4]。その結果，苦味をまったく含まないサンプルについては嗜好度の上昇が見られなかったのに対し，苦味を有するサンプルでは前述の実験と同様，嗜好度の上昇が認められた。その結果を図 4 に示す。

233

この継続摂取による嗜好度の上昇は苦味濃度に起因しており，ある香味設計に対して最適の苦味強度（甘味，酸味，苦味のバランス）が存在するのではないかということが示唆された。

飲料の香味設計においては，このような基本味のバリエーションをうまく工夫することが重要である。有糖系の飲料は今まで甘味と酸味のバランスで香味の嗜好性を獲得するための設計がなされてきたが，今後は今回の実験のように甘味，酸味に加えて従来は異味として扱われたオフフレーバーをいかにバランスよく考慮するかがポイントになってくるかもしれない。今後は苦味系飲料のこのような嗜好形成のメカニズムについて，実験的なアプローチはもちろんのこと，実際の商品開発を通して消費者の行動を解析するアプローチを繰り返す必要があるのではないかと考えている。

4　事例2：嗜好を客観的に計測する

家電や自動車など食品以外の分野では，脳波や心電図計測といったヒト無侵襲生理評価系は，感性評価という言葉とペアで用いられている。食品分野ではまだまだなじみのない評価系である。しかしながら，これらの評価系がおいしさ評価に使える可能性が出てきた。ここで紹介する驚愕性瞬目反射とは，100デシベルを超える強音に対して，誘発されるヒトの驚愕反射を瞬目（まばたき）の反射反応でとらえたものである。この反応は，反射誘発刺激が提示されるときのヒトの感情状態の影響を受けることが知られている。たとえば，視覚刺激によって惹起された快・不快状態が，瞬目反射が変容を受けることが確認され，ここちよさの感性計測に応用されるようになった。食べ物のおいしさという感情状態も，このここちよさの一つであると考えられる。そこで，我々はおいしさを構成する食品の匂いによって惹起された感情状態が，驚愕性の瞬目反射に影響を与えるかどうかを調べた[5,6]）。

図5に示すように，快状態を提供する嗅覚刺激では，瞬目反射が抑制され，不快状態を提供す

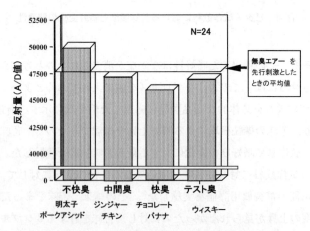

図5　食品関連の嗅覚刺激提示時の驚愕性瞬目反射量

る嗅覚刺激では，逆に瞬目反射が促進されるということが明らかになった。今後こういった生理評価系における嗜好の定量化の課題は，商品設計にも応用できるような微妙な快・不快に応答することが挙げられる。また主観評定ではなく生理評価を用いることが意味をもつには，これによって無意識化の感情状態が客観的に定量できることかもしれない。

5 食品・飲料商品開発への応用にむけて

　以上，食品や飲料の分野における嗜好の形成・獲得・計測に関する知見について紹介してきた。実際の食生活における飲食シーンでの嗜好獲得は，さらに複雑な構造を持っているに違いない。たとえば，食品成分の機能性がクローズアップされるようになり，食品の機能・効能についての情報は，重要な嗜好決定要因となってきている。体感できる機能がもたらす嗜好獲得は特に興味深い。元来，「良薬口に苦し」といわれる食品の機能感と，「おいしさ」で表現される食品の嗜好性は，トレードオフの存在であったが，こういった消費者の行動や意識を見る限り，嗜好と機能性の相互作用といった側面も重視しなくてはならなくなってきている。

　食品の嗜好性の解明というテクノロジー自体，まだまだ完成した領域とはいえない。それは嗜好を科学するということが，従来の学問体系を超えて，化学，分子生物学，生理学，認知・行動科学，社会学といった幅広い融合領域の知識が必要になるからである。今後は，このような複合領域における基盤技術を体系化させて応用可能なレベルにまで発展させていく長い道のりを，一歩ずつ積み上げていく努力が必要である。

文　　　献

1) 池田岳郎ほか，日本味と匂学会誌，**9** (3), 553-556 (2002)
2) 日置真由美ほか，日本味と匂学会誌，**9** (3), 557-560 (2002)
3) L. J. Stein, *et al., Appetite*, **40** (2), 119-129 (2003)
4) 日置真由美ほか，日本味と匂い学会誌，**10** (3), 785-788 (2003)
5) 永井元，山田冨美雄，科学と工業，**70** (11), 459-465 (1996)
6) H. Nagai and F. Yamada, *Aroma Research*, **3** (3), 36-39 (2002)

第30章 おいしい日本酒造りへ向けて

蟻川幸彦*

1 はじめに

おいしい酒とはどういう酒だろうか。人の好みは千差万別で，同じ人でも常に同じ評価をするとは限らない。そして世界には様々な酒があり，いずれも世界各地の文化とともに育まれ呑まれている。日本にも世界に誇る発酵技術の粋である日本酒が存在する。日本酒は並行複発酵という技術で，醸造酒としては世界一高いアルコール濃度を実現している。これは麹による米の糖化と酵母によるアルコール発酵を並行して行うやり方で，酒もろみ中の糖濃度を制御することにより，酵母の活力を損なわず醸造する技術である。またパスツールによる発見以前の江戸時代に，火入れという低温殺菌技術を開発し，酒の腐敗を防いでいた。原理は別として，技術としては当時のバイオテクノロジーの最新技術であった。

2 清酒醸造法

一般的な酒造り工程としては，まず玄米を精白して白米をつくるところからはじまる。吟醸酒では米を7割以上削る場合もある（精白度30%）。これを水に浸けて蒸し，蒸し米をつくる。蒸した米は冷ました後，一部が麹製造に用いられる。麹は蒸し米に黄麹菌の胞子を散布し，これを麹室（30～40度）に入れ，菌を生育させて造る（図1[1]）。麹は生育に伴い各種の酵素を生産するが，主として糖化酵素を生産する。できあがった麹と蒸し米を混ぜ，水および酵母を加えて酒母をつくる（酛とも言う）。この時雑菌の汚染を防ぐ目的で乳酸が添加される（速醸酛）。酒母の中でアルコール生産の主体である酵母が多量に増殖する。これに三段階に分けて蒸し米，麹および水を加えてもろみをつくる。三段階に分けて加えることによって，酵母の正常な増殖が促される。約20～30日間10～15度程度でアルコール発酵させる。純米酒の場合はできあがったもろみをそのまま絞る（上槽という）が，一般的にはアルコールを添加した後，絞る。その他の醸造法としては乳酸を添加しない山廃酛（自然の乳酸菌が出す乳酸で野生酵母の繁殖を防ぐ）を使用するやり方が，味に複雑さを与えるとして復活してきている。

---

* Yukihiko Arikawa　長野県工業技術総合センター　食品技術部門　食品バイオ部長

第30章　おいしい日本酒造りへ向けて

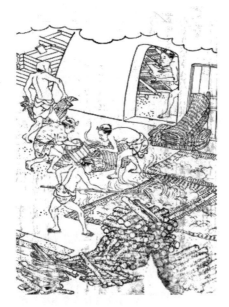

図1　江戸時代の麹づくり
手前で蒸した米を冷ましている。奥の室では麹の種付けをしている。
（寛政年間の資料であるが，今も基本的には変わっていない）

3　酒の成分

3.1　酒の色

　もろみを絞った直後の酒には，本来わずかに色（コハク色）がついているのが普通で，熟成中にも着色が進む。現在，一般の酒では貯蔵時の雑菌汚染防止も兼ねて活性炭処理を行う。そのため色による差は生じ難く，無色透明なものがほとんどであるが，あえて無処理又は極端に使用量を減らした酒も増加してきている。これは色の除去よりも，活性炭による風味変化を嫌うためと思われる。色を積極的に活用した商品としては紅麹菌を利用した紅酒[2]，ピンク酵母（アデニン要求性）を利用した桃色にごり酒がある[3]。

3.2　酒の香り

　酒には，酵母により生成するもの，原料由来，醸造工程由来，貯蔵中および出荷後に生じるもの等様々な香りまたは臭気が含まれる。酵母により生成する香りの中で酢酸イソアミル（立ち香：酒に鼻を近付けた時に感じる）とカプロン酸エチル（含み香：酒を口に含んだ時に感じる）は吟醸香と呼ばれ，吟醸酒を特徴づけるエステルである。他にも多数の香気成分を酵母は生み出す（表1）。

表1　清酒中の香気成分

香気成分	弁別閾値	香の特徴 （濃度により異なる）	清酒中の含量 （特殊な酒を除く）
エタノール	1.4%	アルコール香	14～17（市販酒）%
n-プロパノール	600～800ppm	アルコール香	22～120ppm
n-ブタノール	50ppm	アルコール香	1.1～2.6ppm
i-ブタノール	100～600ppm	アルコール香	30～70ppm
i-アミルアルコール	50～75ppm	アルコール香甘い芳香	110～270ppm
act-アミルアルコール	50ppm	アルコール香甘い芳香	30～80ppm
βフェネチルアルコール	40～75ppm	バラ香	20～135ppm
酢酸エチル	25ppm	ソルベント様，エーテル様，新鮮香，果実様香	12～60ppm
酢酸プロピル	30ppm	酢酸エチル様，果実様	0.5～5ppm
酢酸イソブチル	0.5ppm	果実様香，ナシ様香	0.2～1.5ppm
酢酸イソアミル	1.6ppm	バナナ様の香り，果実様香	1～15ppm
酢酸βフェネチル	3.8ppm	バラ様の香り	5～8ppm
酪酸エチル	0.4ppm	パイナップル様の香り	0.5～5ppm
カプロン酸エチル	0.2ppm	リンゴ様芳香，甘みを伴う果実様芳香	0.5～10ppm
カプリル酸エチル	0.2ppm	果実様芳香	0.5～5ppm

3.3　酒の味

　清酒中に含まれる成分を五味的にとらえると以下の様になる。［甘み］：グルコース（圧倒的），オリゴ糖，グリセリン，グリコール，グリシン，アラニン等，［酸味］：カルボン酸類，オキシ酸，オキソ酸，［苦味］：アミン，アミノ酸類，チロソール，ヒポキサンチン，無機塩等，［塩味］：塩類，［旨味］：アミノ酸類，苦味成分等，他に［渋味］：チロシン，無機塩　［辛味］：エチルアルコール，アルデヒド，酸味成分，苦味成分

　通常それらを組み合わせた濃淡（酸味物質，アルコール度数，糖濃度が影響するが酸味の比重が大きい），甘辛（濃淡とほぼ同じ成分に影響されるが，アルコール度数，糖分の影響が大きい），きれいさ（熟成に伴う物質，イオン性物質，苦味物質，渋味物質等）が味の表現として用いられる。その他にもごくみ（ワインなどで言う，ボディーに近いものがあるが，表現者によって必ずしも統一がとれていない）等，味を表現する言葉は多く存在する[4]。

4　清酒酵母の育種による風味改良

　酒造りに関わる主要な微生物は，麹菌と酵母である。ただし乳酸を添加しない生酛系の酒母では，硝酸還元菌や乳酸菌が関わってくる。その中で酵母は先に述べたように，酒中の香気成分生産の主要な微生物であり，味的にも有機酸生産の主体である。そこで酒の風味改変を目的として，変異処理による育種を試みた。図2は，選択圧をかけずに分離した4,000株の変異株について発酵試験をした結果であるが，様々な吟醸香生産性を示す株を分離することができた[5]。また同時

第30章 おいしい日本酒造りへ向けて

にリンゴ酸を多量に生産し，清酒の酸味を増大させる株も分離することができ，酸味に特徴を持つ製品の開発に結びついた[6]。一方，ランダムな手法に依らず，酵母の代謝を研究し，効率的に目的株を得る手法も多数開発されている。その中で最も成功したものは，月桂冠の開発した手法で，セルレニンという抗生物質の耐性を獲得した変異株からカプロン酸エチル高生産性株を分離する方法[7]であろう。本手法は脂肪酸合成系の遺伝子である *FAS2* の点変異[8]により低鎖脂肪酸であるカプロン酸が過剰に蓄積されるもので，結果としてそのエステルであるカプロン酸エチルが多量に清酒中に含有されることとなる。図3は㈱酒類総合研究所が開催している全国清酒鑑評会で入賞した酒の香気成分の推移である。本鑑評会は全国から吟醸酒の粋が集まり，業界では大変権威のあるものであるが，本技術による酵母が普及するにつれ清酒中に含まれるカプロン酸エチル濃度が上昇していることがわかる。平成7年度と平成21年度を比較すると，平均値で1.7

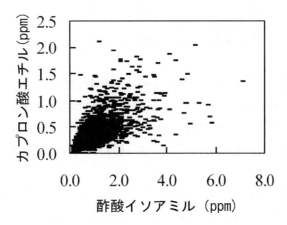

図2　変異処理による高香気生産酵母の育種

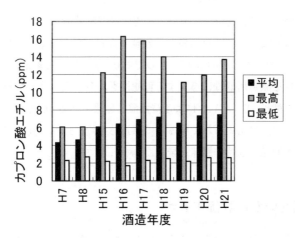

図3　全国清酒鑑評会上位入賞酒のカプロン酸エチル濃度の推移
　　　平成9年から平成15年までは最高値が示されていないため除く

表2 諏訪湖から分離した酵母で醸造した酒の成分

		K901[*1]	SUWA1[*2]
日本酒度		+8	−4
総酸度		2.2	2.2
アミノ酸度		2	3.2
エタノール	w/v%	15.6	14
酢酸エチル	ppm	134	108
プロピルアルコール	ppm	100	236
イソブチルアルコール	ppm	99	281
酢酸イソアミル	ppm	6.78	5.45
イソアミルアルコール	ppm	158	309
カプロン酸エチル	ppm	0.6	0.3
リンゴ酸	ppm	444	190
コハク酸	ppm	700	572
乳酸	ppm	575	487

*1 協会901号酵母
*2 諏訪湖から分離した酵母

倍になっているのも驚くが，最高濃度の酒が14ppmと従来では考えられない水準になっている。以上のように吟醸酒の香りを変え，再現性良く高い香りを有する酒を醸造することができるようになったことは，醸造者にとって画期的であった。また消費者にとっても，特に日本酒に慣れていない層（女性，若者，外国人）には好評で，良い意味で日本酒とは思えないとの感想が聞かれる。

最後に，もう一つ有用な実用酵母の分離法について述べる。現在，清酒醸造に用いられている酵母は，優良な醸造製品を生み出す蔵から分離された蔵付き酵母及びそれらの株を親株として育種された株である。清酒用酵母の代名詞ともなっている協会7号酵母は長野県の宮坂醸造（清酒真澄）のもろみから，昭和21年に分離されたものである。この様にして分離された酵母は純粋培養され，おいしい酒の生産に寄与してきた。一方，純粋培養酵母の普及は，蔵から新規菌株を分離することを困難にした。そこで自然界から分離する方法が，古くて新しい手法として見直されつつある。本手法は，極めて偶然性が高いものであり，労力時間を多量に要するものであるが，全く新規の優れた特性を醸造用酵母に導入する可能性もある。表2は，信州を代表する湖水である諏訪湖から分離した酵母（SUWA1）による清酒醸造結果であるが，対照の協会901号酵母（協会7号酵母と同様に一般的に用いられている）で醸造した酒に比べ，高級アルコール含量や酸組成で特徴を持ち，蒸留酒様の独特の風味を呈した[9]。

5 おいしい酒をいかに評価するか

既に述べてきたように，おいしい酒を造る方向として，吟醸酒のようにひたすら高品質化を目指す方向と，消費者の嗜好に沿った多様化という方向があるように見える。特に多様化という観

第 30 章　おいしい日本酒造りへ向けて

点から見ると，いかにその酒の特性を消費者に伝えるかが重要になってくる。その中で，人の味細胞を模した味覚センサが九州大学大学院の都甲教授らのグループにより開発された。原理はpHメーターと同じくポテンショメトリーであるが，脂質膜表面での電位変化や吸着等による膜構造変化を検知することができる。我々は平成5年に松本で開催された信州博覧会で，このシステムを利用したきき酒ロボットを出品した[10]。観客と清酒の種類の判別で競ったところ，100%の適中率で驚かせた。図4は自然界から分離された酵母（SUWA1）と協会901号及びその各種変異株で醸造した酒とを味センサで比較したものであるが，SUWA1の酒については特徴的な位置にプロットされ，味の違いを示すことができた。また図5は長野県下で醸造された吟醸酒40点について，味センサで評価した結果であるが，同じ吟醸酒でも味的には大変バラエティーに富

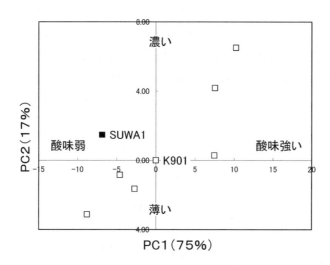

図4　異なる酵母で醸造した酒の分析
□：協会901号およびその各種変異株，■：SUWA1

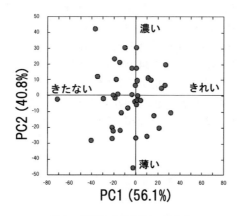

図5　長野県内吟醸酒の味分布

んでおり，きれいさの軸が非常に重要であることがわかった[11]。さらに㈱酒類総合研究所が全国清酒鑑評会の吟醸酒について分析したところ，評価の高かった酒と低かった酒とを，味センサで明確に区別することができた[10]。これは香り重視の吟醸酒でも，最終的な評価には味の微妙な違いが重要であることを示唆するものと思われる。

6 おわりに

　おいしい酒とは，消費者にも醸造者にも喜ばれるものであって欲しい。吟醸酒は香り重視の酒であるが，香りを蓄積することに大変な苦労を要していた。その点，酵母の育種技術によって，容易に香り高い清酒を醸造できることは大きな力となる。一方，米の7割近くを精白によって捨てるようなやり方は，資源や環境を考えると問題も見える。それほど精白しなくても同等な吟醸酒が醸造できるようになって欲しい。醸造方法についてみると，日本酒が日本の文化とともにあることからか，昔ながらの方法，またはそれを模したものに戻りつつある。これは嗜好品である酒が舌だけでなく頭でもおいしさを感じるためかもしれない。そして味センサはおいしい酒を開発するツールとして，またおいしさを伝えるツールとして益々活用の幅が拡がってくるのではないかと思われる。

文　　献

1) 日本山海名物図会，長野電波技術研究所附属図書館蔵書
2) 嶋　悌司，醸協，**73**, 332 (1978)
3) 西谷尚道，大内弘造，醸協，**80**, 17-22 (1985)
4) 宇都宮　仁ほか，醸協，**101**, 730-739 (2006)
5) Y. Arikawa et al., *J. Biosci. Bioeng.*, **90**, 675-677 (2000)
6) 蟻川幸彦ほか，長野食工試研報，**31**, 37-38 (2003)
7) E. Ichikawa et al., *Agric. Biol. Chem.*, **55**, 2153-2154 (1991)
8) J. Inokoshi et al., *Mol. Gen. Genet.*, **244**, 90-96 (1994)
9) 蟻川幸彦ほか，長野食工試研報，**30**, 53-54 (2002)
10) 都甲　潔編著，食と感性，光琳，pp.161-170 (1999)
11) Y. Arikawa et al., *Sens. Mater.*, **7**, 261-270 (1995)

第31章　酵素による食品テクスチャーの制御

丹尾式希*

1　はじめに

　食品が提示された時，ヒトは色，形などの視覚情報で「おいしさ」を推定し，口腔で感じる甘味，塩味，苦味，酸味，うま味などの味や香りといった味覚・嗅覚に関する食品の化学的情報とともに，物理的特性についての触覚や聴覚情報も交えて，自分の嗜好と合致するか否かを判断し「おいしい」か否かを決めている。従って，味や香りなどの化学的特性に加えて，硬さ，粘り，サクサク感といった物理的特性であるテクスチャーも食品のおいしさを左右する重要な要素に位置付けられる。特に，日本食は，噛む事による，硬さ，軟らかさ，歯ごたえ，歯ざわりも重視する食文化であり，テクスチャーに関する語彙は他国に類のないほど多い[1]。食品テクスチャーは，食品の原材料や素材を構成する化合物が持つ固有の構造やその相互作用，加熱や混練などの調理・加工処理による構造変化などに依存している。それ故，意図的に食品を構成する化合物の分子構造を変化させることで，求めるテクスチャーに制御できる可能性がある（図1）。多くの化合物の混合物である食品において，その中の特定化合物のみを温和な条件で，かつ，意図的・特異的に構造改変する方法として酵素修飾が挙げられる。本稿では，食品テクスチャーの形成に大きく関わっているタンパク質とデンプンを修飾する酵素の開発事例を紹介することによって，酵素による食品テクスチャー制御技術を活用した製品開発の概説とする。

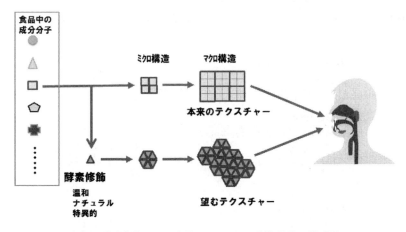

図1　酵素修飾による食品テクスチャー制御技術の模式図

＊　Noriki Nio　味の素㈱　イノベーション研究所　主席研究員

2 酵素によるタンパク質含有食品のテクスチャー制御

2.1 タンパク質架橋酵素「トランスグルタミナーゼ」

食品中のタンパク質架橋構造は、野菜の硬さやシャキシャキ感が細胞壁を構成するペクチンのカルシウム架橋によるところが大きいように、食感に大きく影響を与えると考えられる。いくつかあるタンパク質架橋構造の中で、ε-(γ-Glu)Lys結合は、翻訳段階後にトランスグルタミナーゼという酵素により生成されることが知られている[2]。トランスグルタミナーゼ（Transglutaminase, EC 2.3.2.13, 以下TGaseと略す）は、タンパク質及びペプチド鎖中のグルタミン残基のγ-カルボキシアミド基と各種一級アミン間のアシル転移反応を触媒する酵素と定義されており（図2a）、アシル受容体としてタンパク質中のリシン残基のε-アミノ基が作用すると、分子内・分子間にε-(γ-Glu)Lys架橋結合が形成される（図2b）。人為的にタンパク質に共有結合を介した架橋構造を形成させる手段で、食品加工に活用できるものは加熱などによるジスルフィド結合形成しかないので、TGaseにより意図的にタンパク質に架橋結合が生成できるようになれば画期的な方法となると考えられた。

TGaseのユニークな反応性を食品加工へ活用できないか検証するため、酵素学的研究が進んでいたモルモット肝臓由来TGase（Guinea pig liver transglutaminase, GTGaseと略す）を抽出分離し、食品加工への応用可能性を評価する試みが1980年代に活発に行われた。その結果、食品タンパク質の機能改変手段としてTGaseが有効であることや、各種食品タンパク質の高濃度溶液にGTGaseを作用させることによって、架橋構造形成に基づいて系全体がゲル化する現象（図3）が見出され、TGaseが食品加工手段として有効であることが示唆された[3〜5]。得られるタンパク質ゲルはSDS、尿素、β-メルカプトエタノールなどのタンパク質変性剤処理でも可溶化されないことから共有結合により高分子化しているものと考えられた。実際に、ゲル中にTGaseの作用によって形成されたε-(γ-Glu)Lys結合の存在も確認し、TGaseの作用によって

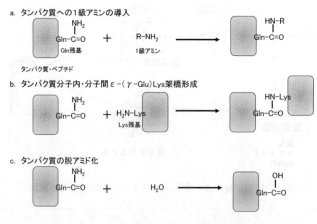

図2 トランスグルタミナーゼの反応様式

第31章　酵素による食品テクスチャーの制御

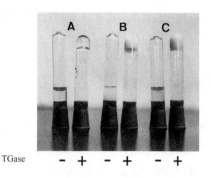

図3　TGase による食品タンパク質溶液のゲル化
A：α_{S1}-カゼイン，B：大豆 7S グロブリン，C：大豆 11S グロブリン
−：TGase 未処理，＋：TGase 処理

　ゲルが形成されることが証明された。TGase によるゲルは，加熱変性処理を施すと疎水性相互作用などの2次結合が相乗的に働き強度が増すことが見出された。このゲル形成性は接着，膜形成，繊維形成などにも応用でき，加熱に対してその強度が減衰することのない加熱耐性を有することもわかった。食品製造で重要な糖質，塩類などの各種食品成分が共存しても，ゲル形成性は阻害されず，実際の食品加工にも適用可能と判断された。
　このような TGase の量産化を目指し，味の素㈱と天野製薬（現天野エンザイム㈱）の共同研究グループにより，微生物起源 TGase の探索が試みられた。各地より採取した土壌から約 5000 株の微生物を分離し，それらの培養液中の TGase 活性を評価したところ，そのうちのひとつである *Streptoverticillium mobaraense* の亜種が TGase を産生することが見出された[6,7]。大量生産の容易な微生物起源 TGase（Microbial transglutaminase，以下 MTGase）の発見は，実用的なコストでこの酵素を食品加工などに利用可能とするものであった。そこで，本菌株を高生産させる培地・培養条件，コマーシャルプラントへのスケールアップといった発酵条件や精製工程の構築，ダストフリー化，さらには用途に合った副剤配合といった製剤化技術が確立され，MTGase の実生産システムの構築に成功した。入念な安全性確認とともに食品加工面での広範な利用開発が行われ，多くの需要家に食品物性改良酵素製剤として評価されるに至った[8]。このため，MTGase は世界各国で使用が認められ，タンパク質含有食品のテクスチャー改質を可能にする食品用酵素製剤として世界的にも注目される存在となってきている。

2.2　タンパク質脱アミド化酵素「プロテイングルタミナーゼ」

　一般に，タンパク質中のグルタミン及びアスパラギン残基を脱アミド化してカルボキシル基に変換すると，負電荷が増加し，その結果等電点が低下，水和力が増加する。さらに静電反撥力の上昇によるタンパク質間の相互作用の低下すなわち会合性の低下がもたらされる。これらの変化によりタンパク質の可溶性，水分散性は大きく増大する。また，タンパク質の負電荷の増加はそのタンパク質の折りたたみをほぐし，高次構造を変化させ，分子内部に埋もれている疎水性領域

を分子表面に露出させる。従って，脱アミド化タンパク質は両親媒性となり，タンパク質の乳化力，乳化安定性，起泡性，及び泡沫安定性が大きく向上することが期待される。実際，トランスグルタミナーゼの Gln 残基を脱アミド化して Glu 残基とする反応（図 2c）や化学的な手法を用いて脱アミド化タンパク質を調製[9]し，機能特性の改質を行う試みもなされ，電荷の改変も大きな効果があることが報告されている。しかし，これらの方法は，反応の制御が難しく，操作が煩雑で，コスト面からも実用化には程遠いものであった。そこで，タンパク質中の Gln 残基を特異的に脱アミド化する新規酵素の探索が天野エンザイム社で精力的に進められた。同社が保有するタイプカルチャー及び土壌分離菌の培養液から，Z-Gln-Gly 及びカゼインからアンモニアを遊離する活性を指標とし，タンパク質脱アミド化酵素（プロテイングルタミナーゼと呼称）が見出された[10,11]。本生産菌は，*Chryseobacterium* に属する新菌種と同定され *Chryseobacterium proteolyticun* と命名された。得られた酵素は短鎖ペプチドよりも，タンパク質や長鎖ペプチドに良く作用し，グルタミン残基を脱アミド化してグルタミン酸残基に変換する性質を持っており，タンパク質に作用する微生物由来のプロテイングルタミナーゼ（Protein-glutaminase，EC 3.5.1.44，以下 PGase と略す）であることが検証された（図 4）。

　このような PGase によるタンパク質の脱アミド化に基づく機能特性の改変について，カゼインや小麦グルテンをモデルにして詳細に検討された。予想通り，溶解性，乳化特性，泡沫特性などの機能特性が向上することが確認された。さらに，実際の食品加工での活用を意識して，スキムミルクなどを基質にした試みもなされている。スキムミルクの PGase 処理により脱アミド化率が上昇するにつれて，カゼインミセル粒子のサイズが小さくなることが観察された（図 5）。それに伴って，乳化特性やカルシウム可溶化能が増すことが報告[12]されている。実系での効果検証が進んできた PGase について，2011 年 9 月に食品安全委員会食品添加物専門調査会の安全性評価が終了した段階にある。審議結果（案）では，「添加物としての摂取において問題となるような病原性，毒素産生の懸念はない」と評価されたが，ADI（Acceptable Daily Intake，一日摂取許容量）を実質的に本酵素が使用不可となる厳しい値に定めた案となった。PGase は，既に米国における GRAS，フランスでのポジティブリスト収載がなされ，ADI の設定なしに欧米各国で使用が認められており，海外で使用できるが日本では使えないという状況が発生する可能性が出てきた。PGase は，新規酵素についても指定添加物として申請するように定められてから初めて申請された酵素であり，今後の新規酵素開発の基準となる可能性がある。このような規制の問題も，食品用酵素を開発する際の課題となるので，PGase について食品用酵素の適切な指定添

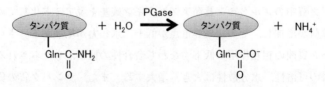

図 4　プロテイングルタミナーゼの反応様式

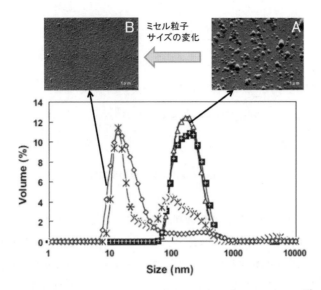

図5 PGase 処理スキムミルク中のカゼインミセルの粒度分布[12]
脱アミド化率　0%(−)，15%(△)，34%(＋)，75%(◇)
カゼインミセルの走査型電顕写真　A：PGase 未処理，B：PGase 処理

物許可基準について今一度論議されることが期待される。

3　酵素によるデンプン含有食品のテクスチャー制御

デンプンは α-D-グルコースのみで構成されるグルカンであり，直鎖状分子のアミロースと，高度な分岐鎖を有するアミロペクチンの2種類の多糖で構成されている。水の存在下，デンプンを過熱すると次第に膨潤し，デンプン鎖内に水を多数取り込み糊化デンプンとなる。逆に，糊化したデンプンを放置しておくと，次第に白濁し水に不溶の状態に変化する。このような現象が，デンプンの老化である。老化はアミロース，アミロペクチンが水素結合により凝集し再結晶化することだが，元のデンプンと同じ状態にはならず，硬くぼそついた食感となる。従って，デンプンの老化はデンプンを含む食品のテクスチャーに関する最大の課題と言える。

デンプンはグルコースが多数連なった α-グルカンであるため，グルカンに作用する酵素を選択し，老化抑制効果を評価した。各種糖質関連酵素（α-グルコシダーゼ，α-アミラーゼ，β-アミラーゼ，グルコアミラーゼ）を米と共に浸漬水に添加し，炊飯して冷蔵保存したものを室温に戻した状態で評価を行った。米1粒のかたさ，粘りについて物性評価したところ，麹菌由来 α-グルコシダーゼ（α-glucosidase, EC 3.2.1.20, 以下 AG と略す）の添加により，米飯に粘りと柔らかさが付与され，冷蔵保存後もそのような物性が保持される老化抑制効果が確認され，官能評価結果ともよく一致した。この効果は，他の糖質関連酵素では見られず AG に特異的な効果で，米飯以外のデンプン含有食品でも老化抑制効果が確認された[13]。

食品・医薬品のおいしさと安全・安心の確保技術

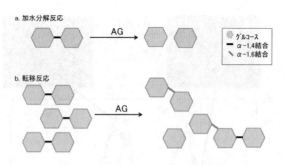

図6　α-グルコシダーゼの反応様式

　このような AG によるデンプンの老化抑制の要因について検討が加えられた。AG は，糖の α-1,4-グルコシド結合を加水分解する反応と，グルコースを非還元末端に転移させて α-1,6 結合を形成する両方の反応を触媒する酵素（図6）で，マルトース（2糖）を基質とした AG の反応機構に関しては多くの報告がなされている。しかし，それよりも重合度の高い基質に対する反応性については詳細報告がなく，より長いグルカンに対する反応性の解明が課題であった。そこで，^{13}C ラベルしたマルトースとマルトヘプタオースやデキストリンに AG を作用させ，どのような反応生成物が生じるのか追尾された。その結果，10 糖以下のオリゴ糖では，転移と分解を繰り返して最終的には α-1,6 結合からなる 2～5 糖のイソマルトオリゴ糖に変換され[14]，10 糖以上のグルカンには転移反応は起きづらいと結論された[15]。さらに，AG のデンプンに対する作用を，アミロースとアミロペクチンを区別して各々の構造変化を観察できるヨウ素電流滴定法を用いて検証した[16]。その結果，AG 処理によりアミロースは影響を受けないが，アミロペクチンが構造変化していることが示唆された。そこで，イソアミラーゼでアミロペクチン側鎖を切り出し，アミロペクチン鎖長分布を AG 処理の有無で比較したところ，AG 処理により DP（重合度）10～18 鎖長位の中鎖部分が分解されて減少するという特徴的な鎖長変化パターンを示した。よって，AG によりアミロペクチンの中鎖部分が選択的に加水分解されていると推定された[13]。アミロペクチンの鎖長分析が比較的容易にできるようになり，デンプンの糊化・老化特性と鎖長分布パターンの関係について解析がなされ，老化の度合いは DP10～22 の側鎖比率との間に正の相関があることが知られている[17]。炊飯後しばらく放冷した冷飯の硬さは，アミロペクチンの側鎖の長さと関係があるとされ，中鎖比率が高いと餅や炊飯後のご飯が硬くなるとされている。よって，AG によるアミロペクチン中鎖の分解が老化抑制に働いているものと考えられた。さらに，各種デンプンゲルを調製し，老化が促進される冷蔵保存条件で硬さがどのように変化するかを見た。デンプンの老化＝硬化ととらえ，ゲルの破断応力を経時的に評価した。コントロール，AG 添加区共に，保存日数に従ってデンプンゲルが硬くなるが，AG を添加したゲルはコントロールに比べて硬くなりにくく，保存するほど差が顕著に現われた。以上から，AG はデンプンに直接作用していることが明らかとなった。このような性質を活用し，デンプン含有食品の経時劣化を抑制するという特徴を有する AG 含有酵素製剤が開発された。デンプンについて酵素を用いることで

第31章 酵素による食品テクスチャーの制御

老化抑制が可能になり,好ましいテクスチャーの維持に貢献できるものと考える。

4 おわりに

本稿にて,タンパク質やデンプンを意図的に構造修飾できる食品用途酵素とその手法について紹介した。酵素により食品の成分分子の構造をわずかに変化させることにより,食品テクスチャーを大きく改質できることは明確である。このような酵素による食品成分の意図的構造改変についての事例を積み重ねて,酵素を用いて食品テクスチャーを制御する技術を活用した製品開発が進むことが期待される。

文　献

1) 早川文代, 豆類時報, (**52**), 42-46, 2008-09
2) J. E. Folk and J. S. Finlayson, "Advances in protein chemistry", Vol.31, ed. By C. B. nfinsen, J. T. Edsall and F. M. Richard, Academic Press Inc., New York, pp.1-133 (1977)
3) N. Nio, M. Motoki and K. Takinami, *Agric. Biol. Chem.*, **49** (8), 2283-2286 (1985)
4) N. Nio, M. Motoki and K. Takinami, *Agric. Biol. Chem.*, **50** (4), 851-855 (1986)
5) N. Nio, M. Motoki and K. Takinami, *Agric. Biol. Chem.*, **50** (6), 1409-1412 (1986)
6) H. Ando, M. Adachi, K. Umeda, A. Matsuura, M. Nonaka, R. Uchio, H. Tanaka and M. Motoki, *Agric. Biol. Chem.*, **53** (10), 2613-2617 (1989)
7) K. Seguro, N. Nio and M. Motoki, Macromolecular Interactions in Food Technology, ACS Symposium Series 650, American Chemical Society, pp.271-280 (1996)
8) 鷲津欣也, 梅田幸一, 丹尾式希, 本木正雄, バイオサイエンスとインダストリー, **60** (1), 11-16 (2002)
9) M. Motoki, K. Seguro, N. Nio and K. Takinami, *Agric. Biol. Chem.*, **50** (12), 3025-3030 (1986)
10) S. Yamaguchi and M. Yokoe, *Appl. Enviromental Microbiology*, **66**, 3337-3343 (2000)
11) S. Yamaguchi, D. J. Jeenes and D. B. Archer, *European J. Biochem.*, **268**, 1-13 (2001)
12) N. Miwa, K. Yokoyama, H. Wakabayashi and N. Nio, *Int. Dairy J.*, **20**, 393-39 (2010)
13) 岡本武, 日本農芸化学会2011年度第1回関東支部例会要旨集, pp.28-32
14) M. Ota, T. Okamoto and H. Wakabayashi, *Carbohydr. Res.*, **344** (4), 460-465 (2009)
15) M. Ota, T. Okamoto, W. Hoshino and H. Wakabayashi, *Carbohydrte Polymers*, **78** (2), 287-291 (2009)
16) 小林芳江, 岡本武, 井出博之, 丹尾式希, 第59回日本応用糖質学会年会要旨 (2010)
17) 梅本貫之, 日本作物学会記事, **78** (1), 107-112 (2009)

第32章　薩摩鴨の安全性とおいしい商品創り

野口愛子*

1　はじめに

　鴨の肉は野鳥の中で最もおいしいとされ，8世紀初頭に編纂された『播磨国風土記』にも鴨肉を食していたとする記載が残されている。日本各地にも鴨を用いたさまざまな郷土料理が伝えられており，古くから貴重でおいしい食材として扱われていた[1]。

　本章で取り上げる「薩摩鴨」とは，鹿児島大学農学部が5年半にわたって選抜淘汰を繰り返し，研究された新種の鴨である。日本有機㈱では1996年に同大学から技術移転を受け，自社の飼育場で産卵，孵化，飼育，鴨肉の加工，販売までの一貫体制を構築している（図1）。これらの取り組みは，地域の1次産業が食品加工，流通販売，サービス業といった2次，3次産業にも踏み込む6次産業化のビジネスモデルとして注目されている。本章では，薩摩鴨のブランド化に向けた取り組みと，肉質と脂質の特徴を生かした商品づくりについて紹介するとともに，機能性について若干触れる。

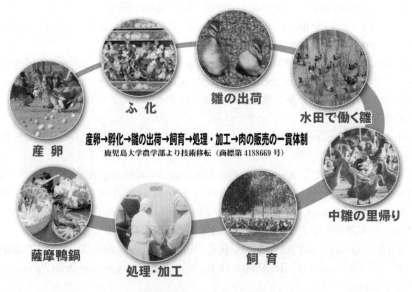

図1　鴨のトータルシステム

＊　Aiko Noguchi　日本有機㈱　代表取締役社長

第32章　薩摩鴨の安全性とおいしい商品創り

2　アイガモ農法に適した「薩摩鴨」誕生の経緯と飼育法

2.1　「薩摩鴨」誕生の経緯

　薩摩鴨は，鹿児島大学農学部家畜生産学の萬田正治教授を中心とする研究室が，アイガモ農法に最も適した品種を開発するため，中国系在来種を基礎に，5年半かけて選抜淘汰して作出した新しい品種である。薩摩鴨は，①水田での水慣れも良く，かつ活動量も多く，水田での働きに優れる，②成長が早く，成体重は2kgを超え，胸肉・もも肉も大きく，脂質や食味も良くて，畜肉性に優れる，③卵は年間250個と多く，受精率・孵化率も良く，雛も丈夫で育雛率が高く，雛の生産力も抜群，④成鳥になっても飛ばないため，捕獲しやすい――などの利点を備えている[2]。

　日本有機㈱では，1996年に鹿児島大学より技術移転を受け，1997年から薩摩鴨の生産と全国各地のアイガモ農家への雛の出荷を始めた。当社では，1977年に創業以来，有機肥料の製造・販売を行ってきたが，萬田教授からの強い要望もあり，環境保全型農業を拡大するため，薩摩鴨を活用した新たなアイガモ農法を推進することにした。

　アイガモは，一般的には野生種のマガモに家禽化したアヒルを交配させた交雑交配種のことを指すが，その定義は確定しておらず，特定の品種を表すものではない[3]。わが国におけるアイガモ農法では，薩摩鴨のほか，チェリバレー種，青首種，大阪改良アヒル，アイガモなどが利用されるが，食肉として流通する約8割は輸入物が占める。

　通常，アイガモ農法として利用される鴨は，稲の収穫後，すぐに食肉加工されるが，当社では飼育管理を工夫することで，安心・安全で引き締まった肉質とおいしい脂肪を有する鴨を生産することに成功した。

2.2　飼育法の特徴

　薩摩鴨は自社の飼育場で産卵，孵化させた後，無農薬の米を栽培する全国約500戸のアイガモ農家に3万羽のヒナを出荷している。2ヵ月後に除草や害虫駆除の役目を終えた約8,000羽の鴨を引き取り，広々とした養鴨園の中でクラシック音楽を聴かせながら放し飼いで3ヵ月飼育する。飼育に与える餌は，トウモロコシを主体とした自家発酵飼料で，天然素材のみを利用し，抗生物質などの薬品は一切使用しない。飼育後，自社工場で加工処理する。薩摩鴨の最終体重は2～2.5kgで，枝肉量は1.2kgとなる。

　加工処理した肉は，自社商品に利用するほか，中抜きト体（1羽当たり1.5kg前後），丸肉（1羽分／ムネ・モモ・ササミ各2枚）にして業務用途での販売も行っている（図2）。鴨肉は流通過程で肉の組織や細胞が壊れることがないよう，急速冷凍処理を施している。

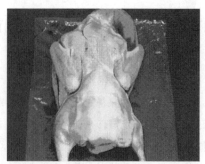
中抜きト体
（1羽当り1.5kg前後）

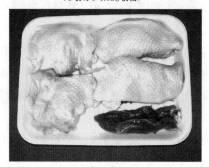
丸　肉
（1羽分／ムネ・モモ・ササミ各2枚）

図2　薩摩鴨肉の各スタイル

3　肉質・脂質の特徴と味の深み

　食肉素材としての薩摩鴨の特徴は，不飽和脂肪酸を多く含み，ビタミンA，B_1，B_2も高含有する点にある。またカルシウム，鉄，カリウム，亜鉛などのミネラルも豊富に含んでいる。

　薩摩鴨の脂肪酸組成を調べるため，牛脂，豚脂などの脂肪酸含量と比較したところ，鴨脂はn-6系の多価不飽和脂肪酸であるリノール酸と，一価の不飽和脂肪酸であるオレイン酸の含有量が高いことが明らかとなった（表1）。さらに動物性，植物性油脂中に含まれ，動脈硬化の原因とされる飽和脂肪酸のパルミチン酸の含有量が少ないことも分かり，生活習慣病予防が期待できる脂肪酸組成であることが示唆された。脂肪酸の融点も低く，体温より低い14℃で溶けるほどキメが細やかで，浸透性も高いことから，料理が冷めても，おいしさが損なわれることはほとんどない。鴨を含め，畜肉のおいしさを決める大きな要素として，肉に含まれる脂肪の質が重要とされる。薩摩鴨の脂肪のおいしさは料理の専門家からも高い評価を得ているが，不飽和脂肪酸を高含有する点や低い融点，キメの細やかさなどがその裏付けとなっているものと推察される。

　鹿児島大学農学部の高山耕二准教授らの研究によると，インディアンランナー種，中国系在来種，合鴨の3品種の産肉性を比較検討したところ，中国系在来種が最も優れており，繁殖能力も高いことが分かった。本試験では，肉の歯ごたえと多汁性に比べて風味が総合評価に大きく影響

第32章　薩摩鴨の安全性とおいしい商品創り

表1　薩摩鴨の脂肪酸分析と牛・豚との比較

脂肪酸名 メチル	鴨脂	バター	牛脂	豚脂
酪酸		3.60		
カプロン酸		2.00		
オクタン酸		0.50		
デカン酸		2.30		
ラウリン酸		2.50		
トリデカン酸				
ミリスチン酸	0.67	11.10	2.00	1.10
ミリストレイン酸	0.11			
ペンタデカン酸	0.05			
パルミチン酸	23.19	29.00	32.50	30.40
パルミトレイン酸	3.97			
ヘプタデカン酸	0.12			
ステアリン酸	6.40	9.20	14.50	17.90
オレイン酸	51.00	26.70	48.30	41.20
リノール酸	12.95	3.60	2.70	5.70
リノレン酸	1.34			
アラキジン酸	0.13			
イコセン酸	0.07			
ベヘン酸				
ドコセン酸				
	100.00	90.50	100.00	96.30

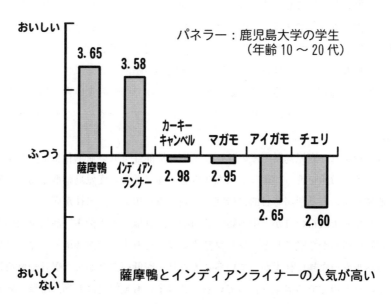

図3　家鴨5品種のムネ肉（挽き肉）の食味テスト

しており，風味の高かった中国種に対する嗜好性が高いことが示された。また，人の味覚による官能評価として，鹿児島大学の学生約40人を対象に薩摩鴨を他の品種とともに試食したところ，食味テストにおいて常にトップを占めた（図3）[2]。

なお，鴨肉の機能性については，韓国における研究が盛んで，循環器系疾患の予防や滋養強壮，解毒作用，血液循環，肝・腎機能改善などへの影響が示唆されている。韓国の古い医学書である『東医宝鑑』にはすべての部位が薬用および食品として利用できることが記されているほか，『本草綱目』にも虚弱体質の改善や冷え性，むくみなどを治癒するとの記述がある。薩摩鴨も同様の機能性が期待されると考えられるが，今後より詳細な検討を行うことが必要である。

4 鴨肉の特性を生かした商品化

薩摩鴨の引き締まった肉質，鴨脂のうまみ，コク，風味を生かすため，鴨肉スライス，鴨肉つみれ，鍋つゆの素，さつまいも澱粉麺などをセットにした『薩摩鴨鍋セット』を商品化した。鍋つゆの素は化学調味料を用いず，薩摩鴨のエキスを閉じ込めた醤油ベースとした。つみれは，鴨肉，タマネギ，パン粉，鴨卵，醤油，ショウガ，塩を使用し，スープとの相性に考慮して手作りで製造している。

薩摩鴨鍋のおいしい食べ方は，つゆや野菜が煮立った後，鴨肉を入れ，軽く火を通し，しゃぶしゃぶの要領でさっと湯にくぐらす程度で食べることである。鴨肉は煮すぎると硬くなるため，鍋に肉を入れたままグツグツ煮ると風味や食感は半減してしまう。

また炒め物で利用する際も，火の通しすぎは厳禁である。薩摩鴨肉は牛，豚，鶏に比べ，肉と皮に不飽和脂肪酸を豊富に含むため，炒める際に油をひく必要がなく，火が通ったらすぐに食べるのがおいしく食べるコツである。薩摩鴨は鴨特有の臭みがほとんどないが，通常，鴨肉の臭いをとるには，鍋に油をひかずに鴨肉を入れて空炊きし，皮から脂が出てきて，鍋にくっつきそうになったら，火を弱める。またスープや煮物にする際は，鴨肉を熱湯にさっとくぐらせると表面が白くなり，臭いと濁りを取り除くことができる。炒め物で相性の良い香辛料は，桂皮，八角，ニンニク，ネギなどで，バジル，コリアンダー，ミント，フェンネル，パセリの茎などハーブとの相性も良い。

さつまいも澱粉麺は，鹿児島県特産のサツマイモの機能性（低い血糖化指数）を生かし，日本で初めてサツマイモ澱粉を使って練り上げた新食感の麺である。鹿児島県農産物加工研究指導センターが，地域資源の有効活用を目的に研究した澱粉麺を用いて，当社が商品化した。

原材料はサツマイモ澱粉のほか，中力粉，卵白粉末，食塩，食用油脂，酒精を用いた。従来の麺とは違う独特の滑らかな喉ごしと，プリプリするコシを有するのが特徴で，見た目にも美しい透明感のあるヘルシーな麺に仕上がっている。カロリーが低いことから，美容や健康に気をつかう人や，ダイエット用途での提案も行っている。さつまいも澱粉麺は温麺，冷麺の両方に対応した商品化を進め，『鴨スープラーメン』，『さつまいも冷麺』などを上市した（図4）。

第 32 章　薩摩鴨の安全性とおいしい商品創り

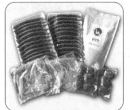
薩摩鴨鍋セット

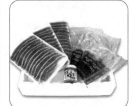
薩摩鴨鉄板焼・さつまいも冷麺セット

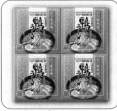
鴨スープラーメンセット

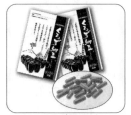
くろず納豆

図 4　薩摩鴨を活用した商品群

　さつまいも澱粉麺の研究成果に対し，第 13 回安藤百福賞発明発見奨励賞を受賞したほか，農林水産省・経済産業省が進める農商工連携事業の成功事例として「農商工連携 88 選」にも選ばれた。

　このほか，商品化にあたっては，一般食品のほか，アイガモ農法により，無農薬・無化学肥料で栽培された黒米と玄米を原料とし，壺づくり黒酢の発酵過程で得られる黒酢もろみ末に納豆粉末とニンニク粉末を配合したカプセルタイプのサプリメント『くろず納豆』も開発した。黒酢もろみ末はアミノ酸，ペプチド類，食物繊維を高濃度に含むのが特徴で，健康維持・増進が期待できるサプリメントとして，高いリピート率を確保している。国内のサプリメント市場は 1 兆 1,500 億円に上り，多くの産業が人口の減少と高齢化で後退を余儀なくされる中，健康産業には大きなチャンスが広がっているとされている[6]。

5　おわりに

　本章では，薩摩鴨を例にとり，安全性とおいしい商品づくりに向けた取り組みを紹介した。これまで，薩摩鴨を使用した鴨鍋，ラーメン，薩摩鴨で栽培した無農薬の玄米と黒米を使用した『くろず納豆』のサプリメントなどを開発してきたが，今後は薩摩鴨の肉・皮・骨をまるごと有効利用した食品開発（機能性おやつ等）も大きな研究テーマとなっている。乾燥技術などを活用し，風味やおいしさを保ち，少子高齢化に伴う消費嗜好の変化と高付加価値化のニーズをとらえた商品開発も重要と考えている。薩摩鴨のおいしさと安全・安心の確保に向けて，飼育管理や飼料の改良・改善，鴨肉のおいしさに関する科学的な研究を一層推進するとともに，家庭でおいしく食べてもらうため，メニュー提案の充実化を図ることも求められる。

こうしたおいしさや安全性，商品開発などに焦点を当てた産学官連携による研究に加え，薩摩鴨肉が健康に良いとされる理由を科学的に解明することで，「美しく健康で長生き」という消費者ニーズに対応するとともに，薩摩鴨を身近に感じて頂くための普及・啓発活動も並行して進めることも肝要だと考えている。

文　　献

1) 全国合鴨水稲会編，わが家でつくる合鴨料理，pp.24-27 (2000)
2) 萬田正治，農文協，現代農業，**77** (3), 194-197 (1998)
3) 地域食材大百科第4巻（乳・肉・卵，昆虫，山菜・野草，きのこ），農文協，pp.3-10 (2010)
4) 高山耕二ほか，日本家畜管理学会誌，**34** (3), 87-93 (1999)
5) 健康産業新聞，**1418**, pp.1-3 (2012)

第33章 多変量解析を用いたアイスクリームの品質設計

井上恵介*

1 はじめに

アイスクリーム類とは，厚生労働省の「乳及び乳製品の成分規格等に関する省令（乳等省令）」によって「乳又はこれらを原料として製造した食品を加工し，または主要原料としたものを凍結させたものであって，乳固形分3.0％以上を含むもの」と定義される乳製品であり，嗜好性の高いデザートとして知られる。

原料はバターやクリーム，脱脂粉乳などの乳製品，砂糖や水あめなどの糖類，卵黄などが主体となるが，フレーバーの種類によって，チョコレートやフルーツ類，ナッツ，抹茶，コーヒーなど多彩な素材が加えられる。これらの原料が混合され，殺菌，均質，エージング，フリージングなどの工程を経て，アイスクリーム製品となる。

食品開発者から見れば，おいしさは原料素材の選択と製造条件により制御可能である。"適切"に配合された原料を，"適切"に加工することでなされるが，この"適切"な条件を得るために，製品の試作と風味評価が繰り返される。そして，この試行錯誤は食の安全保護を目的とした食品衛生法やJAS法，公正競争規約など食品に関わる法規の遵守，さらに設備や人的・時間的コストを抑え，消費者のニーズや市場のトレンドを的確に捉え，市場の拡大及び顧客の創造，利潤追求に貢献できるものでなければならない。この限られた枠内で競合他社品と差別化された製品開発が求められる。それゆえ，食品開発者はおいしさを最大限に引き出すために，原料配合や製造のより適切な"最適条件"を迅速に把握し，製品へと応用することが重要となる。そこで，アイスクリームの製造工程のなかでも特に重要な工程である"フリージング"とアイスクリーム製品特性及びおいしさの関わりを，多変量解析を用いて関係を数値化し，定量的理解を可能とした著者らの取り組みについて紹介する[1~4]。

2 フリージング

アイスクリーム独自の製造工程であり，製品品質を左右する製造の要である。その目的は，①空気を混入させて攪拌し，気泡を微細化する ②アイスクリームミックス（以下，ミックス）中の水分を凍結する ③固体，液体，気体の各相を均一に分散させる，の3つである。

＊ Keisuke Inoue　森永乳業㈱　食品総合研究所　副主任研究員

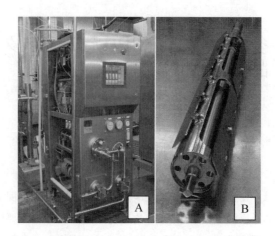

図1　連続式フリーザー（A）とダッシャー（B）[1]
A：連続式フリーザーCS-200（SOREN社）
B：#30ダッシャー（スクレーパーブレード付）

　フリーザーにはバッチ式と連続式があるが，産業的には主に連続式（図1）が用いられる。バッチ式が常圧下でフリージングするのに対し，連続式は加圧下で凍結するため，大気下の冷却と比較すると，氷点降下などによりシリンダーの伝熱壁からの熱伝導が極めて良好となり，高オーバーランでも非常に低温でのアイスクリーム製造が可能である。また，オーバーランとはアイスクリーム中の空気の含量を表し，（（ミックス比重－アイスクリーム比重）／アイスクリーム比重）×100（％）で算出される。

　連続式フリーザーでのアイスクリーム製造は，連続式フリーザー内にミックスが定量的に投入されると同時に，オーバーランとなる空気も混合される。その後，シリンダー内に充満したミックスが，冷媒によって冷却されたシリンダー内壁の接触面から凍結し始める。そして，掻き取り刃を装着したダッシャーがシリンダー内で回転することで，この凍結部分を掻き取り，さらに空気をせん断・攪拌することで微細な気泡を作り出す。このとき，均一で効果的な冷却が行われるようにシリンダーの一端から他端へ循環させ，充分に混合されながらアイスクリームとして排出される。フリーザーから出たばかりのアイスクリーム温度（排出温度）は－3～－7℃程度である。フリージングで設定可能な主な条件には，ミックス流量（処理能力）やダッシャーの回転速度，シリンダー内の圧力，オーバーラン，排出温度がある。その中でも，より影響の大きい排出温度とオーバーランの与える影響について説明する。

3　アイスクリーム組織への影響

　フリージングによって得られたアイスクリームは，気泡，凝集や部分的に会合した脂肪球，氷結晶が分散し，これらが糖類やたんぱく質，灰分および水分の未凍結相に覆われることで組織が

第33章　多変量解析を用いたアイスクリームの品質設計

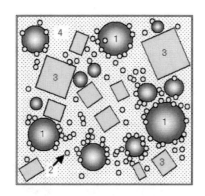

図2　アイスクリームの構造[1]
1：気泡，2：脂肪球及び脂肪凝集体，3：氷結晶，4：未凍結相

構成される（図2）。氷結晶はおよそ直径1～150μm（平均35μm），脂肪球は2μm前後，気泡は20～50μmであるとされる[5]。この組織要素が互いに影響を及ぼし，食感や味，香り，外観などのおいしさにも重要な影響を与える。

　脂肪凝集率とは，フリージングにより脂肪球同士がぶどうの房状に集まって凝集する割合である。その脂肪凝集率は排出温度が支配的であると同時に，オーバーランの影響も顕著である（図3A）。即ち，排出温度が高くかつオーバーランが低い場合には脂肪凝集しにくく，排出温度が低温でオーバーランが高い場合に脂肪凝集は促進される。気泡径は，オーバーランが80％程度を境にして，それより数値が大きい条件では，排出温度がかなり支配的であるが，それより小さい領域ではオーバーランの影響が認められ（図3B），氷結晶径（図3C）は，排出温度が高温付近で最大となり，排出温度が-6.0℃付近，かつオーバーランが100％を超える領域で最小となっているが，排出温度が-5.0℃を低下した辺りからオーバーランの影響が急激に大きくなる。オーバーラン70％以上の場合は，均一な気泡分散が氷結晶間の衝突機会をより減少させる為に，最終的に微細な氷晶となる[6]。即ち，これら3つの組織状態は互いに影響を及ぼしあいながら，フリージング条件によって連続的に変化することを表している。

4　アイスクリームの物性への影響

　アイスクリームに関係のある物性指標には，かたさと溶けやすさがある。かたさとは，外的な力による変形に対する応力であり，かたすぎるアイスクリームはさじ通りが悪くなる。かたさを測定する方法の1つにペネトロメーターがある[7,8]。ペネトロメーターとは円錐形プローブを一定時間沈降させ，その深さを計測する装置であり，数値が大きいほど，やわらかいことを表す。一方，溶けやすさとは，口溶けや滑らかさといった食感を評価するために用いられると同時に，コーンやバータイプのアイスクリームでは，喫食中にアイスクリームが溶けて衣服を汚す危害を発生させることもあり，製品品質上の観点からも有用な指標となる。評価にはメルトダウンとい

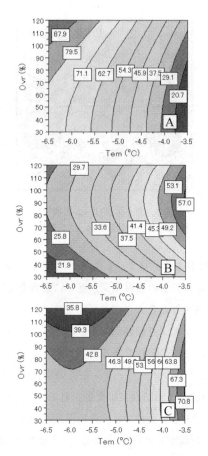

図3　フリージング条件が組織に与える影響[4]
Tem：排出温度（℃），Ovr：オーバーラン（%）
A：脂肪凝集率（%），B：気泡径（μm），C：氷結晶径（μm）

う手法が用いられる。これはアイスクリームをワイヤーメッシュ上に常温放置後，融解および離水したアイスクリームがメッシュ下に滴下することを利用して評価する手法である（図4）。

　一般的なフリージング条件範囲内において，もっともやわらかくなるのはオーバーランが最大時であることがわかるが，排出温度の場合は最低温度である−6.5℃ではなく，わずかに高い温度である−5.5℃周辺時に最大となっている（図5）。これはオーバーランに比例してアイスクリームはやわらかくなるが，排出温度には最適値が存在することを示している。かたいアイスクリームとやわらかいアイスクリームの代表的な電子顕微鏡画像を示す（図6）。かたいアイスクリームでは，粗大な氷結晶が観察されるのに対し，やわらかいアイスクリームの氷結晶は微細である（表1）。フリージング条件と氷結晶径の関係図（図3C）から，排出温度が最低である−6.5℃かつオーバーランが最大の120%の時に，氷結晶径も最小であった。その曲面形状はかたさの局面形状（図5）とよく似ていることから，排出温度を低温にすることで氷結晶径が小さくなり，か

第33章　多変量解析を用いたアイスクリームの品質設計

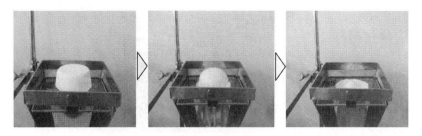

図4　メルトダウン試験

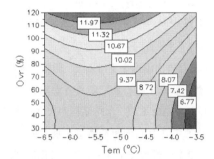

図5　フリージング条件がかたさに与える影響[3]
Tem：排出温度（℃），Ovr：オーバーラン（℃）
＊図中の数値はペネトロメーターの値（mm）

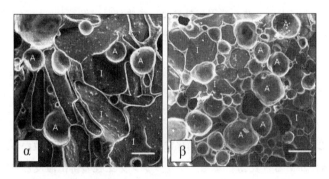

図6　かたさの異なるアイスクリーム組織（Bar＝50.0μm　A：気泡，I：氷結晶）[3]
（α）：かたいアイスクリーム，（β）：やわらかいアイスクリーム

表1　かたさの異なるアイスクリームの組織比較

	脂肪凝集率（％）	気泡径（μm）	氷結晶径（μm）
かたいアイスクリーム（α）	5.2	45.8	81.3
やわらかいアイスクリーム（β）	82.4	24.9	46.0

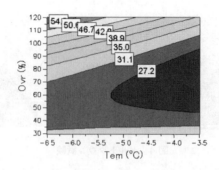

図7 フリージング条件が溶けやすさに与える影響[2]
Tem：排出温度，Ovr：オーバーラン
＊図中の数値は溶出開始した時間（min）

たさは低下すると考えられる。また排出温度を下げると，脂肪の凝集も促進されることを述べた。その脂肪凝集体がネットワークを形成することでかたさが増大することが知られている。つまり，空気の含量が大きいとやわらかくなるが，氷結晶径が大きいとき，または脂肪凝集が過度に進行した場合はかたくなる。そしてこれらの組織構造を総合的に満たし，やわらかいアイスクリームとなる条件が，オーバーランが最大の120％かつ，排出温度が−5.5℃周辺の場合であることがわかる。

溶けやすさの評価には，−20℃にて調温したアイスクリームを常温に保持後，アイスクリームが融解し，滴下した時間（min）を溶けやすさの指標とした。排出温度が低く，かつオーバーランが最大である120％の時に時間が最も長く，54分程度であった（図7）。本条件の組織は，脂肪凝集が最大に進行しており，また常温保持によって氷結晶は融解していることからも脂肪の凝集がアイスクリームの形状保持に寄与していると考えられる[9]。

5 おいしさへの影響

アイスクリームの官能項目として，"バニラ感"と"ミルク感"，食感を表す"ふんわり感"と"冷たさ"を例として，フリージングとの関係について述べる。相関係数から，官能項目とオーバーランは高い関係がある（表2）。また，フリージング工程の排出温度と食感を示す"ふんわり感"，"冷たさ"との相関が比較的高いことから，排出温度は食感に影響を与える要素であると推察される。排出温度が高いアイスクリームは，冷たい食感を有する傾向にある。

アイスクリームの脂肪凝集率，氷結晶径及び気泡径と，官能項目との相関係数を示す（表3）。食感を表す官能特性である"ふんわり感"と"冷たさ"と，氷結晶径が高い相関があることから，氷結晶の大きさがアイスクリームの食感に重要な働きを及ぼすことを意味する。特に，アイスクリーム中の氷結晶が大きい時に，"冷たさ"が増加することが裏付けられた。一方，脂肪凝集率と"冷たさ"の負相関から，脂肪が凝集することにより，アイスクリームの"冷たさ"は抑制さ

第33章　多変量解析を用いたアイスクリームの品質設計

表2　フリージング条件と官能特性の相関係数

官能特性	排出温度	オーバーラン
バニラ感	0.36	−0.86
ミルク感	−0.35	0.86
ふんわり感	−0.52	0.80
冷たさ	0.65	−0.66

表3　組織特性と官能特性の相関係数

官能特性	脂肪凝集率	気泡径	氷結晶径
バニラ感	−0.41	0.18	0.63
ミルク感	0.43	−0.18	−0.63
ふんわり感	0.56	−0.33	−0.77
冷たさ	−0.64	0.47	0.87

れる傾向にある。一方，気泡径と官能特性との相関は見られず，オーバーランと"ふんわり感"は高い相関係数を持っていたことから考慮すると，空気の大きさよりも量のほうがこの官能特性に重要であるといえる。

これらの結果から，例えば"バニラ感"を増大させたいときには，オーバーランを低下させ，排出温度を高く設定したほうが良いということがわかる。それは，アイスクリームの氷結晶径と気泡径が増大し，脂肪凝集率は低下することに起因する。これは同じ原料組成であっても，その製造条件によっておいしさを制御できることを意味する。

6　総括

今回紹介した内容は，多変量解析によって作成した統計モデルから得られる情報の一部である。実際には，さまざまな設定に応じた情報を得ることが可能である。たとえば，目的のおいしさを得るためにどのようなフリージング条件が効率的か，また，そのおいしさを得るための組織や物性はどのようなものかも知ることが可能である。現実的に"目的とするおいしさ"は，唯一のものとはなり得ない。それはおいしさとは食品の絶対的な指標ではあるものの，そのおいしさを最大化する要素は各人の属性に起因するという特殊な性質による。食品に関わる要素を数式として把握することは，おいしさの成り立ちを定量的に理解することであり，目的とした顧客グループの要求する製品コンセプト・おいしさを瞬時に製品特性へと落とし込み，その製品特性を得るための製造条件の効率的把握を可能とする。

文　　献

1) 井上恵介, *Milk Science*, **59**, 37 (2010)
2) 井上恵介ほか, 日本味と匂学会誌, **17**, 355 (2010)
3) K. Inoue *et al.*, *J. Dairy Sci.*, **92**, 5834 (2009)
4) K. Inoue *et al.*, *J. Dairy Sci.*, **91**, 1722 (2008)
5) K. L. K. Cook and R. W. Hartel, *CRFSFS*, **9**, 213 (2010)
6) A. A. Flores and H. D. Goff, *J. Dairy Sci.*, **82**, 1399 (1999)
7) M. R. Muse and R. W. Hartel, *J. Dairy Sci.*, **87**, 1 (2004)
8) R. P. Sofjan and R. W. Hartel, *Int. Dairy J.*, **14**, 255 (2004)
9) M. M. R. Koxholt *et al.*, *J. Dairy Sci.*, **84**, 31 (2001)

第34章　おいしさの可視化

小柳道啓[*1]，荒谷和博[*2]

1　おいしさとは

　食品は実に様々な側面を持っており，いわゆるおいしさを語る上で複雑な要素を加味する必要がある（図1）。とはいえ，最も重要な基礎となっているのは『味覚』である。味覚は5つの基本味（甘味，塩味，酸味，苦味，旨味）と辛味，渋味を加え，7つの味で構成されている。

　さらに，味の広がりや深みに関する『こく』や，においや香りといった『嗅覚』が与える影響を受ける。特に『嗅覚』については，砂糖水にオレンジの香料を添加すると「オレンジジュース」に，リンゴの香料を添加すると「リンゴジュース」に感じられると言われる程，人の感覚に与える影響は大きい。また，音（『聴覚』），色や光沢（『視覚』），テクスチャーや温度（『触覚』）も重要な要素である。たとえば，中華料理のおこげを食べるときにあんが掛けられるが，その時発せられる「ジュワー」という音に食欲をかき立てられるであろう。『視覚』については，青い色素を使って色付けするだけで食欲を減退させるという例えもある。

　また，食べた時に口の中で感じる温度やテクスチャーであるが，例えばパリッとした食感の煎餅を食べたときに感じる歯ごたえは，なんとも幸せな感じさえするものである。料理は出来上がって直ぐに食べる方がおいしいというのも，温かいものは温かいうちに，冷たいものは冷たいうちにその温度を感じながら食べることの重要性を表している。

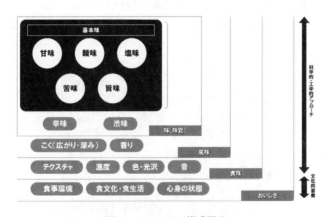

図1　おいしさの構成要素

---

*1　Michihiro Koyanagi　㈱味香り戦略研究所　代表取締役社長
*2　Kazuhiro Araya　㈱味香り戦略研究所　研究開発部　部長

食品・医薬品のおいしさと安全・安心の確保技術

このように，人間は五感全てでおいしさを感じているのであるが，最終的には食環境や文化的な要素も含めることで，おいしさの本質を理解することが出来るのである。単純なことであるが，お腹が空いた時に食べる食事はおいしいものである。逆に満腹感を持ちながら無理やり食べる食事をおいしいと感じることが可能であろうか。また，普段の食環境が与える影響として，例えば濃い味付けの食事ばかりの人は，薄味の食事はおいしいと感じないものである。地域によっても食生活に差があり，文化的な背景を含めておいしさを理解する必要があろう。

2 味認識装置を利用したおいしさの可視化，事例1

とはいえ，先に挙げた文化的背景にまで踏み込みながらおいしさを論じることは非常に困難を伴う。そのため，重要な要素の一つである『味覚』を数値化する味覚センサー（味認識装置）による味の計測データに基づき，おいしさを可視化する試みを紹介する。

一例として，図2は市販されているビール類（ビール，発泡酒・リキュール類）の2次元散布図である。商品カテゴリーは嗜好品であり，人によって好みが大きく異なる。ビール類は日本で一番多く消費されるアルコール飲料であるが，その中でもビールは消費の低迷が続いており，各メーカーはその状況を打破するため，いわゆる本格・高級路線であるプレミアムビールの投入を行っている。一方，発泡酒・リキュール類については各メーカーとも製法や原材料の工夫を行うことによって，麦芽量の上限が決められているにもかかわらず味を著しく改良し，その市場規模を更に拡大させている。

プレミアムビールは中でも苦味や旨味が強い傾向があり，本格志向の強い消費者に指示されている。売上についても各社がしのぎを削っている状況である。発泡酒・リキュール類は比較的苦味や旨味が弱く，酸味を高めることによって爽快感を高めている。

この図は味わいのバランスから各製品のポジションを比較するものであるが，例えばハレの日

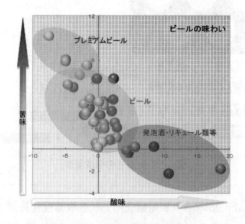

図2　ビール類の味わいバランス

第34章 おいしさの可視化

にはプレミアムビールを,気軽に飲むならば発泡酒やリキュール類を選ぶことで,食環境による選択指標を示すことに利用することが可能である。また,いつも飲んでいる商品の味バランスを知ることで,おいしいと感じるポジションあるいはそうでないポジションを確認することもできる。つまりは数値化された味データを用いて,おいしさの可視化を行うための基礎は整いつつある。

また,図3～5は,2008年～2010年にかけての市販チルドカップコーヒーの2次元散布図を比較したものである。図3は2008年のチルドカップコーヒーであるが,「マウントレーニアカフェラッテ」と「スターバックスシアトルラテ」は全体(30サンプル)よりも「ミルク感」がやや強い位置にある。苦味の強い製品,ミルク感の強い製品,と様々な味の商品が見られるが,

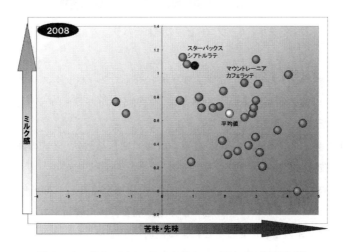

図3 チルドカップコーヒーの味わいバランス(2008年)

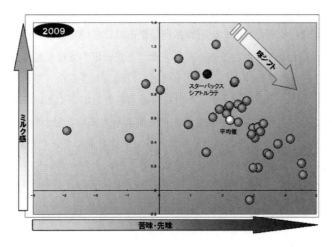

図4 チルドカップコーヒーの味わいバランス(2009年)

267

食品・医薬品のおいしさと安全・安心の確保技術

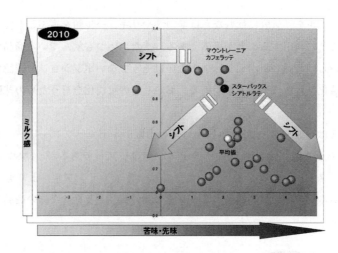

図5 チルドカップコーヒーの味わいバランス（2010年）

　平均値を見ると，「マウントレーニアカフェラッテ」や「スターバックスシアトルラテ」にやや近く，「ミルク感」の強い商品が多い。2008年は，女性をメインターゲットとした「ミルク感」の強い商品が主流だったと考えられる。

　図4は2009年のデータであるが，全体37サンプルのほとんどが，苦味の強いゾーンに位置している。前年と比較してチルドカップコーヒーのターゲット層が広がり，各メーカーがやや苦味の強い商品を市場に投入したと考えられる。しかし平均値を見ると，2008年のポジションとほとんど変わっていない。これは，ミルク感にかなり強弱をつけた製品やコーヒー感が弱い製品など味の面でバリエーションをもたせることによる差別化が原因であろう。

　味の一極集中が見られた2009年とは違い2010年上半期（24サンプル）では，各商品の味にバラツキが見られる（図5）。ミルク感の強かった2008年に対して，2010年はミルク感が弱まっている商品が多く見られる。無糖・微糖系の缶やペットのコーヒードリンクが流行ったことを受けて，チルドカップコーヒーでも新しいゼロ系商品が市場に登場しはじめた。

　また，「シンプル」「ナチュラル」といったコンセプトが一定の支持を集めている食品市場全体の流れもあり，クリームや乳製品よりも生乳を使用した商品も多くなってきた。

　味のバランスとしては，余計なミルク感や甘味をそぎ落としていくという傾向がしばらく続くと考えられる。しかし，濃厚な甘味やコクを求める消費者も多いと思われるので，「キャラメリゼ」「モカ」といったスイーツ風味のサブバリエーション化も進んでいくであろう。

　このように，味データと消費動向を併せて解釈することにより，おいしさの方向性を可視化することが可能である。

3 味認識装置を利用したおいしさの可視化, 事例2

味認識装置の特徴として, 食品の後味を測定することが可能である (図6)。これは, 人の口内の状態を模倣していることで測定が可能であるが, 図中『③基準液で3秒間・2回共洗い』という手順では, 人が食品を食べた後に唾液によって舌上の味成分が徐々に洗い流されていく様を想定している。この手順を工夫し, 基準液を他の飲料 (お茶・アルコール等) に置き換えて測定を実施することによって (図7), 食品を食べた後に飲料を飲む状況を仮定したデータを取得することが可能である。この際, 後味が強ければ洗い流し効果が相対的に小さく, 逆に後味が弱ければ洗い流し効果が大きいと解釈することが出来る。

比較的簡単な調味料を日本酒で洗浄した測定結果を示す (図8)。特にオイスターソースやケチャップで日本酒の違いにより「洗浄後の旨味の後味」が大きく変化しており, 料理の味わいの残り具合によって, 料理と酒の相性を解釈することが可能である。ただし, 食品カテゴリーや料理の種類及び飲料との組み合わせによって, 洗浄効果の大小とおいしさの解釈は一様ではない可

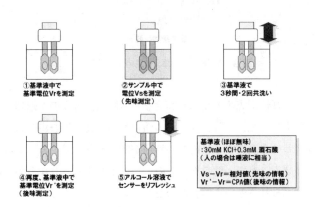

図6 味認識装置による測定の概略Ⅰ (通常測定)

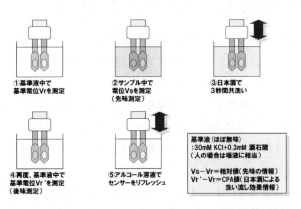

図7 味認識装置による測定の概略Ⅱ (洗い流し効果測定)

食品・医薬品のおいしさと安全・安心の確保技術

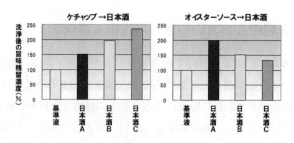

図8　日本酒による洗い流し効果

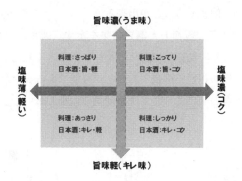

図9　料理及び日本酒の味わいバランス

能性があるため、別途嗜好性調査等と組み合わせながら解釈を行うのが適切であろう。

この測定手法を応用することで、特に味わいの強い料理を食べ進む場合に、できるだけ食べ飽きしない飲料の組み合わせを調査する目的での利用が既に成されている。この場合、洗浄効果が大きい飲料と組み合わせることで、飲料を飲む際に口の中がすっきりする効果が高く、結果的に次の食事がおいしく食べられるという解釈がなされている。

4　味認識装置を利用したおいしさの可視化、事例3

前述した洗い流し効果も含めて、お酒と料理の相性はおいしさという観点では非常に興味の持てる内容であろう。しかしながら、現実的には実際に料理を食べながらお酒を飲んで、相性を検討している場合がほとんどである。おいしさが主観的である以上、必要なプロセスではあるが、より分かりやすくおいしさを表現することが求められていることから、味認識装置から得られた味データを用い、そのバランスの組み合わせについて、簡単に表現を行った（図9）。これは、料理と日本酒を4つの区分に分けており、その組み合わせによって料理と日本酒の相性を探る試みである。

料理と酒が同じ区分にある場合は、同一の味が重なるため味わいが増すと考えられる。一方料理と酒が正反対の区分にある場合、逆の風味の対比効果によって食味が改まり、食べ飽きしない

第34章　おいしさの可視化

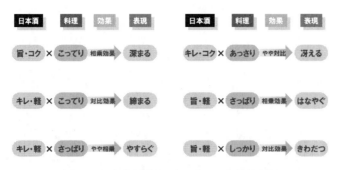

図10　日本酒と料理の組み合わせと相性表現

のである。また料理と酒が片側の区分に並ぶ場合，酒が料理を引き立てる傾向がある。

このうち6種の組み合わせについて，図10に示す。これは日本酒と料理の組み合わせによってどのような効果が得られ，最終的な相性を表現する言葉になるかを示したものである。このように，味覚データを数値としてだけではなく，そのポジションやバランスの組み合わせとして解釈を行う事で，主観的な『おいしさ』という概念を可視化することに大きく寄与するものである。

このような食品の相性については，何もお酒と料理に限定されるものではなく，様々な食品の組み合わせとその相性が考えられる。大量の味覚データの組み合わせは膨大な量であり，またその相性を導くロジックは完成されている訳ではないが，近い将来には多くの食品についてその相性を導き出すことが可能となるであろう。

主観的なおいしさを可視化するためには，上記の味情報に個人の嗜好性の情報を加味することも必要である。様々なセンサにて人の感性が数値化されることが可能となっても，本質的なおいしさという概念は，やはり人の心の中に存在するものであろう。

文　　　献

1) 都甲　潔著，感性の起源，中央公論新社（2004）
2) 都甲　潔著，味覚を科学する，角川書店（2002）
3) 長沢　伸也編著，感性をめぐる商品開発，日本出版サービス（2002）
4) 都甲　潔著，旨いメシには理由がある，角川書店（2001）
5) 味トレンドシフトレポート 2010，㈱味香り戦略研究所（2010）